④必要な「症例」を集める

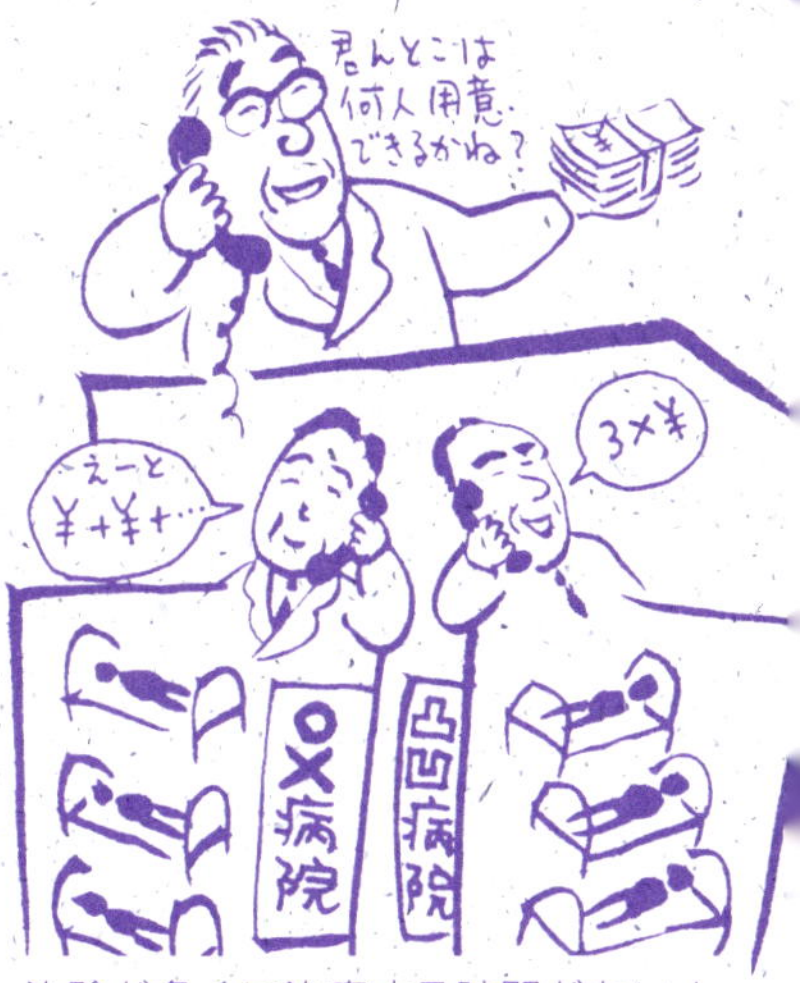

治験が多くて治療する時間がない！
感染症死も増えると現場の医師の声

毒性

⑤第一相試験開始 p.172参照

いきなりがんの患者さんで。
特に狙われやすいのは
再発した第４グループ。

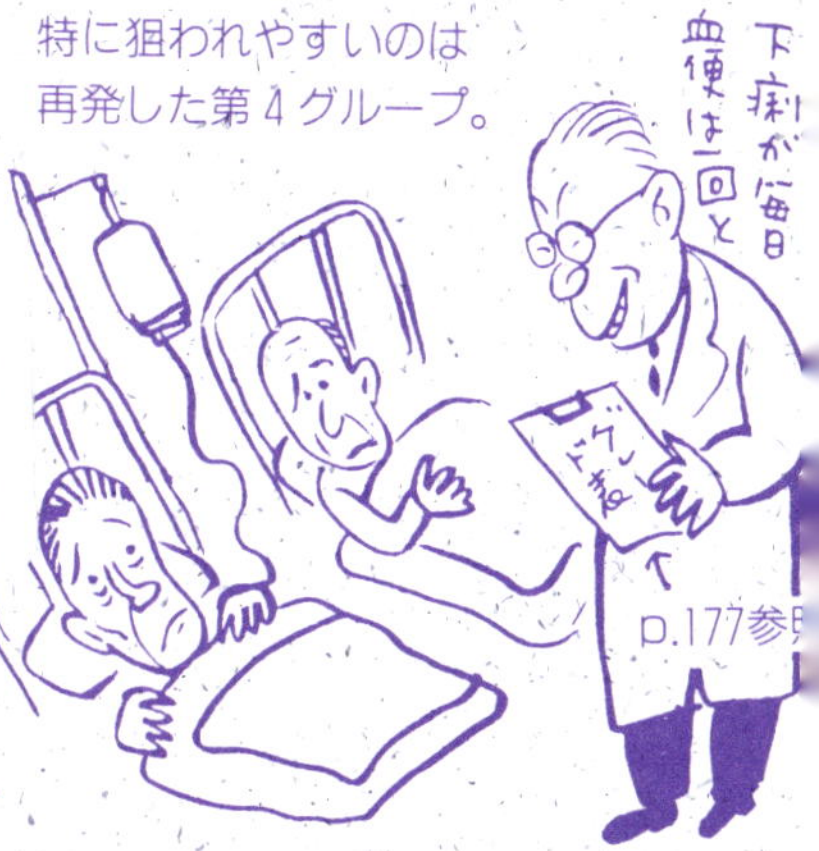

p.177参照

死ぬ患者さんが出るあたりまで
段階的に薬を増量して「危険な量」
の当たりをつける。治療目的はない。
条件●毒性を観察する期間＝あと
１か月！は生きていそうな患者さん

⑥前期第２相試験
やっぱり毒性試験

当たりのついた「危険な量」
で本当に大丈夫か、もっと
多くのいろいろながんの
患者さんで試す。p180参照

どの
がんで
しこりが
縮むか

p227参照

⑦後期第２相試験

後ろへ続く

しこり縮小効果を出すために
しこりが縮小しやすい種類の
がんの患者さんが狙われる
たとえば…… p.190参照

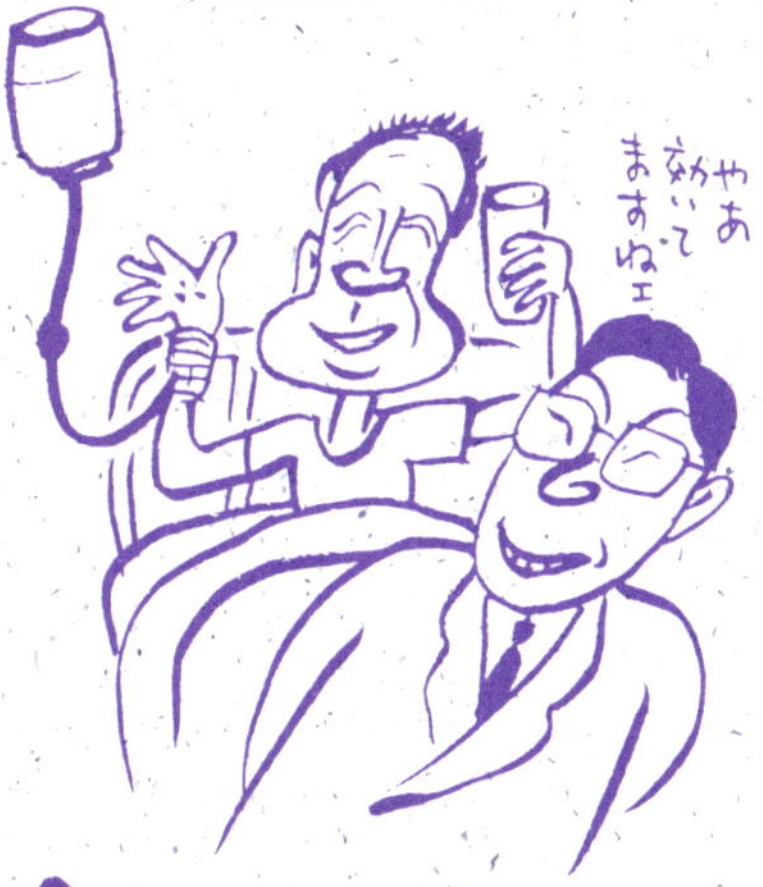

慶応病院放射線科
近藤　誠

新・抗がん剤の副作用がわかる本

三省堂

装画・装幀　貝原　浩

目次

2章　こんな副作用（毒性）が命を縮める

3章　データでみる抗がん剤で治るがん・治らないがん

4章　抗がん剤が有益な第一・第二グループ

5章　抗がん剤が不要・有害な第三・第四グループ

6章　なぜどのがんにも「効く」と思い込まされたのか

7章　不要・有害なフルオロウラシル系経口抗がん剤

8章 治験をめぐる厚生省・製薬会社・医師の三極構造

●どんな患者さんが実験台にされるか…185

●口頭同意、家族の代理同意というGCPの抜け道…203

9章　抗がん剤をやめたいと思ったら

「あぶない言葉」キーワード目次

●五十音順

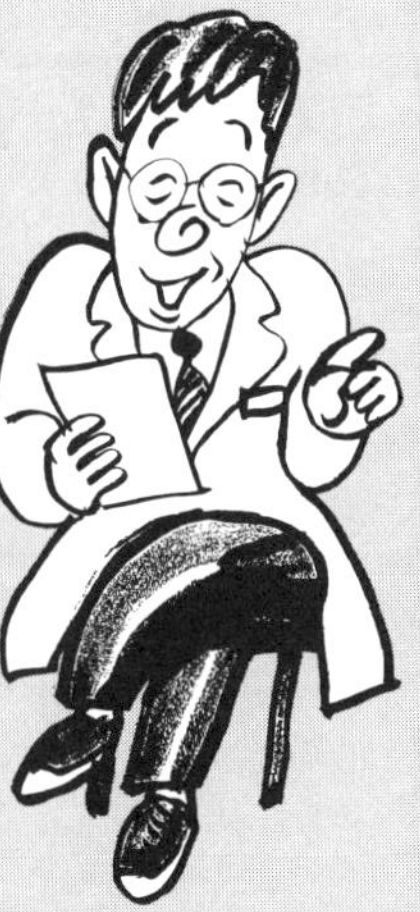

がんがなくなった状態を維持するために続けよう 37 138 278	急にやめたらあぶない 278	抗がん剤は小出しにしたほうが効果的 89 279
がんが半分の大きさになった。続けよう 113 93 100	薬の組合せを変えてみよう 194 195 280	最後にもう一回、挑戦してみたい人もいる 34 42 267 276
患者さんの気の済むようにさせてあげたい 276	薬を増やしてみましょう 174 182 241 283	最善を尽くしたい 272 260
がんにならないように、予防のために飲もう 277	経口でもがんが消失する患者さんはいる 273	在宅でも抗がん剤治療はできます 276
効く。有効だ。奏効率は30％です 134 137 126	抗がん剤で痛みを取ろう。腹水を取ろう 275 122	再発予防のために飲もう 150 277

サインしてください 214 281 282	何もしないよりは何かやったほうがいい 198 250 272 274	白血球増多剤があるから大丈夫 179 242 283 104
しこりが小さくなる人もいる 274 221 117	入院しましょう 186 282	副作用はほとんどないマイルドな薬です 21 153
手術の補助に使います 279	念のためやっておこう 250 273	やれば楽になる。やれば長期生存できる 131 273 274
点滴しよう 276	飲まないならもう来なくていい 279	ゆっくり説明しましょう 208 284
統計学的に一番公正な方法で決めます 285 223	吐き気止めがあるから心配ない 284 242 104 116	私なら受ける私の家族なら受けさせます 32 279

新版にあたって

本書を刊行してから一〇年になります。十年一昔とも、十年一日の如しともいいますが、抗がん剤治療（＝化学療法）に関しても、変わったことと変わらないことがあります。

大きく変わったのは、がんという病名や、抗がん剤だということを本人に告げ、治療するようになったことです。抗がん剤で治るがんでは、これは朗報です。患者が病気や治療法をしっかり理解することができれば、治療にも前向きに取り組め、治る率が多少とも上がるはずだからです。

しかし抗がん剤で治らない種類のがんでは、どうでしょうか。データ上はメリットが認められない場合に、再発や死への恐怖から、化学療法を延々と受け続けている人が大勢います。また患者本人は抗がん剤をやめたいけれども、医者が、病名を告げたので、ためらいがなくなったのか、「再発したらどうする」などと言って、化学療法が一向に終わらないことも多いのです。

またこの間、相当数の抗がん剤が新たに認可されました。そのため、薬をとっかえひっかえして化学療法を続けることが、以前よりたやすくなっています。ただし、それを続けていくと、がんで死ぬより先に、蓄積された抗がん剤の毒性で先に死ぬことになります。

この一〇年の間に、吐き気止めなどを用いた副作用対策が若干上手になったのも、変わった点でしょう。しかし、抗がん剤が「百％毒物」であるという本質は変わらないので、使い続ければ諸臓器に毒性が蓄積していき、回復不能の障害を引き起こす、ということは変わっていません。そうであれば抗がん剤の害作用を、回復可能な「副作用」と、回復不能な「毒性」に分けて論じるのがベターかもしれません。ただ社会では、「副作用」という用語に毒性まで含めることも多いこと、また本書は題名に「副作用」を入れているので、この新版でも「副作用」には毒性を含めます。

抗がん剤の効力に関しては、この間、何も変わっていません。一〇年前に抗がん剤で治らなかった種類のがんは、現在の薬をもってしても治らないのです。それゆえ、本書中の「抗がん剤の効力別がん分類」は、今日でも基本的に妥当します。ただ少し変更すべき点があるので、この前書きの最後に変更点をまとめておきます。

本書を一〇年前に出版した目的の一つは、医者たちの実験体質や、抗がん剤にかかわる臨床試験の問題点を患者や社会に知らしめることにありました。ソリブジン事件やイリノテカン事件を冒頭に置いたのもその意味です。

出版後、抗がん剤を開発・認可するための「治験《ちけん》」の、全国共通の実施規則が新たに定められました。そこでは、被験者たる患者から書面で同意を取るなど、手続き要件が厳格になっています。それでは、治験にまつわる問題は解消したのでしょうか。

患者のからだを使って試される物質が毒物であり、第一相試験が毒性試験であるという治験の本質に変わりはありません。これらの本質は、規則をいくら厳格化しても、なくなることはないのです。

そのうえ、医者たちの実験体質も変わっていません。そのため規則を変えても内実が伴わず、治験の実際が杜撰《ずさん》なものとなり、以前同様の薬害事件がくり返されています。肺がんに対する特効薬と期待されたゲフィチニブ（商品名イレッサ）が市販されたあと、副作用のために大勢が亡くなって社会問題化しました。この事件も、治験の最中に判明した副作用情報を軽視したために起こったもので、一〇年以上前と事件の構造は変わっていません。

結局、患者が抗がん剤で苦しみ亡くなることを避けようとしたら、これらのことについてよく知っておく必要があります。ただ実験体質については、この間、患者や社会の目から隠すのが巧みになってきています。実験体質の真実に迫ろうとすると、どうしても医者たちの言葉を紹介する必要があるのですが、医者が内心のことを言うのに慎重になっているのです。一〇年以上前の状況や発言を収録した本書によってしか、実験体質の真実に迫れない理由はそこにあります。本書では、臨床試験と呼ばずに、あえて「臨床実験」と呼んでいますが、これも読者に、人体実験であるという側面を認識してもらいたいため、あえてそのままにしました。

したがって、新版でも、本文は初版当時（一九九四年）のままとしました。巻末の「副作用情報」は、この一〇年間に認可されたものを加えて全面的に新しくしました。また、抗がん剤の効果について、臨床データにもとづいて詳述した本を新たに書き起こし、同時に発売しました。本書の巻末に内容を紹介してあります（『データで見る抗がん剤のやめ方始め方』三省堂）。

また、必要以上に再発転移を恐れるあまり、抗がん剤治療を選択するということのないようにするには、がんの再発・転移の仕組みを理解しておくことが大切です。がんのメカニズムから再発・転移までを、患者との会話体で易しく書いた拙著『再発・転移の話をしよう』（三省堂）もあわせて読めば、安心の境地に至れることでしょう。

これらの本を活用して、抗がん剤治療を受けるかどうか、妥当な結論に達してください。

●抗がん剤の効果に関する変更

本書の初版刊行(一九九四年)以降に発表されたデータなどの影響で、「抗がん剤の効力別がん分類」に対する筆者の考えは少し変わりました。以下に、変わらない点を含め、ポイントを述べますので、三章ないし五章を読むときには、念頭においてください。本文には注記をつけました。

①抗がん剤の効力(効き方)によって、がんを四つのグループに分類する点は変わりません。この分け方は、大筋では、化学療法を専門にしている医者たちの分け方と同じです。

②第一グループ「抗がん剤でよく治るがん」に分類した悪性リンパ腫は、もう少し厳密に、「ホジキンリンパ腫および、中・高悪性度の非ホジキンリンパ腫」と限定しておきます。

それと関連して、第三グループに「低悪性度の非ホジキンリンパ腫」を追加します。

③乳がん(臓器転移がある場合を除く)は第二グループ「抗がん剤で治る率が上がるがん」に分類していましたが、第三グループ「抗がん剤で延命する?がん」に変更します。

これまでに行われた術後乳がんに対する化学療法のくじ引き試験データを分析した研究結果(メタアナリシス)が発表されましたが、どこかに微小な転移がある患者に、抗がん剤を使っても、治せることが証明できなかったからです(Lancet 1998;352;930-940)。

④第三グループ「抗がん剤で延命する?がん」は、どうやら抗がん剤では延命させられないことがより一層明瞭になってきました。これらの乳がんや、卵巣がんなどについてのデータ的根拠は、『データで見る抗がん剤のやめ方始め方』(三省堂)に書きました。

はしがき（一九九四年初版刊行時）

もし、あなたががんにかかったら、まず間違いなく、抗がん剤治療をされるでしょう。なぜなら、日本では、老若男女を問わず、どの部位にできたがんでも、早期だろうと末期だろうと、なんらかの抗がん剤治療が行われるのがふつうだからです。

しかし、このようなことは、日本だけの現象なのです。

実は抗がん剤治療は、受けて得するか、逆に損して命を縮めるか、どっちかしかない危険な賭けです。日本では治療が不十分なため、抗がん剤で治るべきがんでも、命を縮めている人がまだまだいる一方、受けないほうがいい場合でも治療が続けられて、命を縮めている人がおおぜいいます。「有益か有害か、どっちかしかない。中間はない」という厳しい選択が、抗がん剤治療の第一のポイントです。そして、得するか損するかは、今までのデータで、ほぼ予測がつきます。それなのに、抗がん剤についての本当の情報は、今までタブーとして一般に公開されていませんでした。

選択が厳しいものなら、なおのこと、患者さんには十分な情報が必要でしょう。そう考えて、本書は、どんながんだったら抗がん剤治療を受けて得するか、その場合でも、どんなことに気をつけたらいいのか、あるいは、どんながんだったら、治療を受けないほうが楽に長生きするのか、その見分け方や、対処の仕方の指南番になることを目指したものです。

副作用に関する知識、判断の筋道、臨床試験のことなど、かなり専門的な知識も、できるだけやさしく説明しましたから、それらを総合して考えれば、自分の場合にはどうしたらいいか、答えが得られるはずです。私が診ている患者さんの多くは、抗がん剤治療を受けるかどうか、受けるとするとどのくらい続けるかなどを自分で決めていますから、本書を読む患者さんにも、それができるはずです。

本書は、とくに、あなたが「抗がん剤をやめたい」と思った時に、納得できる理論的な根拠と、これまでのデータを示しました。どんながんでも抗がん剤治療が当たり前のように行われている現状では、「やめる」と決めることは、患者さんとしても勇気がいります。信頼している医師に勧められたら、判断の基準も分からないので、受けたほうがいいかな、と思ってしまうでしょう。専門家や家庭医学書、マスコミの流す情報も、ほとんどすべてが抗がん剤の可能性に期待を抱かせるものばかりです。

しかし、「やめたい」というあなたの直感は、たいていの場合、正しいのです。というのも、抗がん剤が命を縮めることになるがんのほうが、圧倒的に多いのが事実だからです。

もし、「抗がん剤治療をしましょう」「抗がん剤治療という選択肢もありますよ」と言われたら、返事をする前に、この本を読んで考えてみてください。

医師に今後の治療方針をまだ示されていない人は、抗がん剤治療を予定しているかどうかを聞きましょう。

今すでに抗がん剤治療をしている人は、自分のからだと相談して、いつやめるか考えてみましょう。今現在、抗がん剤治療をしている人の中には、治療ではなく臨床試験の実験台にされている人もいます。実験中に死亡したり死期を早める危険もあります。八章で詳しく解説しましたので、参考にしてください。

病名も知らず、薬の名前も知らされていないで、どうも処方された薬を飲むと具合が悪くなるという人は、医師に何の薬か聞きましょう。聞けない場合は、自分の薬が抗がん剤かどうか、巻末の索引を頼りにして、まず調べてください。飲んでいる薬の名（一般名、索引では太字）が分かったら、副作用情報（一般名五十音順）を読んでみてください。わけも分からず苦しんでいた症状が、抗がん剤の副作用だったと、あとで思い当たることばかりだったという人もいます。

抗がん剤の第二のポイントは、言葉にあります。世の中で問題が起こる時は、たいてい言葉がからんでいるものです。抗がん剤では、「効く」「有効」「延命」「QOL《キューオーエル》（クオリティー・オブ・ライフ）。生活の質ないし人生の質」などが問題の言葉です。抗がん剤の専門家たちは、皆さんの常識的な理解を超えた特別の意味をこれらの言葉にもたせていますから、皆さんは素直に受け取ると、まったく誤解することになります。

たとえば「抗がん剤が効きますよ」と聞いたら、皆さんは「それで治る」と受け取るのが自然でしょう。しかし多くの場合、単にしこりが縮小するだけで、医師は「治る」とはまったく思ってもいないのです。「延命する」も、一か月ほど命が延びるという程度のこともありますから、医師が「延命」と言った場合は、まず治らない、五年やそれ以上の長期生存は望めない、と理解するほうが間違いが少ないのです。本書では、これらの言葉の本当の意味についても解説しました。

第三のポイントは、臨床試験（治験《ちけん》ともいう）です。日本の抗がん剤治療は、皆さんが驚くほどたくさんの問題を抱えています。そのそもそもの元凶は、今まで長い間、そして今も、患者さんに無断で行われている臨床試験にあるのです。この臨床試験を支えているのは、利害を共通にした医師（ことに専門家)、製薬会社、厚生省の三極構造です。本書ではこの三極構造についても詳説しました。新しい薬(抗がん剤)が必要なのは、患者さんではなく、実は専門家や製薬会社だということが理解できないと、抗がん剤問題の本質はつかめません。患者さんとしても、主治医から勧められた時に「命を縮める無駄で苦痛な抗がん剤治療や臨床試験」を拒否することに、自信が持てないことにもなるでしょう。

本書は、患者さんが自らの判断で、納得して決められるように、私が知る限りの情報を洗いざらい患者さんに提供すべく企画しました。現状がひどければ、まずひどいということを認識することでしか先は開けないと思うので、医師たちの言葉もふんだんに引用しました。それらの言葉の裏側にあるものを、自分の頭で考えながら読みすすめる必要があります。

注意してほしいのは、本書は抗がん剤に視点をおいて書いたものですから、「治る」とか「治らない」というのは「抗がん剤で」という前提つきでの話です。抗がん剤で治らないがんでも、手術や放射線だけで治る人や長生きする人が大勢います。それを忘れずに読んでください。

本書によって、あなたや、あなたの家族の抗がん剤問題が解決することを願っています。

近藤　誠

引用文献●引用文は、途中で略した場合は「…(略)…」とした。英語は訳を( )に入れ、著者の注は(注・)とした。医師の所属・肩書は引用文献に書いてある発言当時のもの。文献は一部略称とした。

文献1＝『薬物療法を主体とする固形がんの集学的治療の臨床試験研究』九一年(協和企画通信)

文献2＝『医療機関におけるGCPの実際』九二年(ミクス)

文献3＝『癌化学療法の進歩』九三年(メジカルビュー社)

1章

元気だったお母さんがなぜ急死したのか

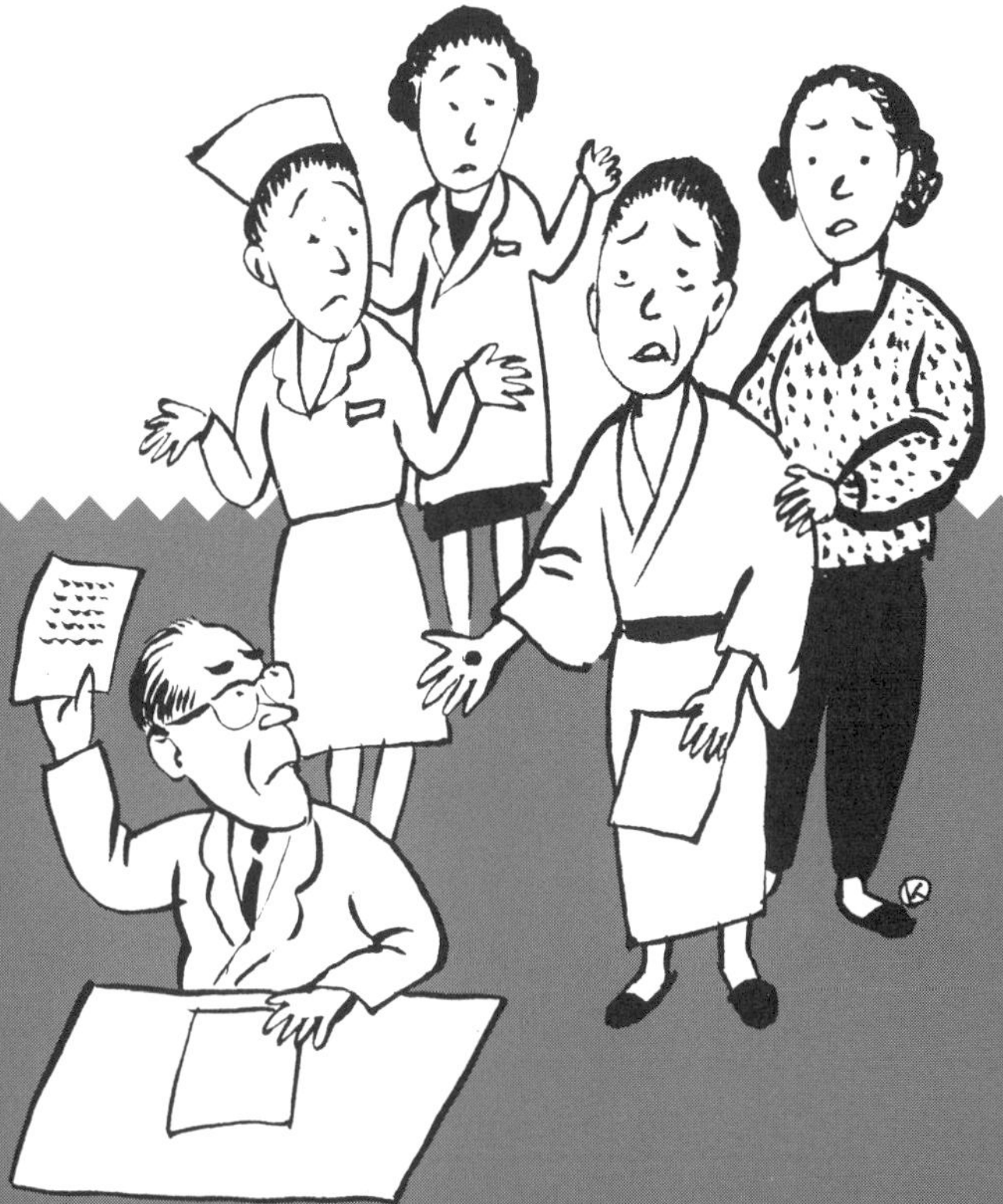

ソリブジン事件の真犯人は経口抗がん剤

●二つの死亡事件は氷山の一角

九三年末に、抗がん剤をめぐって、二つの事件が報道されました。

一つは、ソリブジン事件。ヘルペス（帯状ほう疹）治療の新薬である、抗ウイルス剤「ソリブジン」（商品名・ユースビル）によって、発売後一か月で一五人（翌年の報道で一人増えて一六人）の死亡事故が起きたというものです。亡くなった患者さんは、全員、フルオロウラシル系の経口《けいこう》抗がん剤を服用していました（経口は飲み薬という意味）。

もう一つは、イリノテカン事件。塩酸イリノテカンという新しい抗がん剤を開発するための臨床試験（治験《ちけん》という）で、たくさんの患者さんが死亡していたことが報道されました。どちらも副作用による死亡事故が集中して起きたものです。ソリブジンはその後発売中止となり、塩酸イリノテカンは、その後認可され、商品名「カンプト」と「トポテシン」として販売されることになりました。

ソリブジン事件も、イリノテカン事件も、起きてはならない「事故」として報道されましたが、どちらも、起こるべくして起きた事故で、今後も起きる可能性があります。それはなぜか、以下、二つの事件の問題点をみていきましょう。

まず、ソリブジン事件でお母さんを亡くされた春日ひとみさん（横浜在住）から寄せられた手紙をご紹介しましょう。これは、「抗がん剤は効くか？」と題したセミナー（二八頁参照）の会場で読みあげられたものです。

●ある遺族からの手紙

「はじめまして。

本日皆様に直接お話ししたかったのですが、残念ながら都合がつかず出席できません。母の死を無駄にしないためにも、一人でも多くの方に、この事実を知ってもらい、改めて『薬の怖さ』について、考えていただければ幸いです。

昨年の九月一九日、母は、急性腎不全、再生不良性貧血、敗血症という三つの死因をつけられて帰らぬ人となってしまいました。『帯状ほう疹』で病院にかかってから、わずか一三日目のことでした。

三年前の九〇年九月、母は、乳頭からの出血があり、十月乳がんと診断されました。十一月、親戚の紹介で京都の病院で、左の乳房を全摘する手術を受けました。二週間の入院の後、補助療法として5FU（ファイブエフユー）とタモキシフェンを二年間服用しました（注・5FUは経口のフルオロウラシル系抗がん剤。タモキシフェンは乳がんでよく使われる経口の抗女性ホルモン剤）。

この病院は、関西方面では有名で、遠方からこの先生を頼って来る人も多いと聞いています。先生は、いわばカリスマ性のある方で、この先生の『大丈夫、心配はいりません』の一言で、患者さんは安心してしまうのだそうです。

母も非常に信頼していました。毎日薬を飲むたびに、『飲みにくいのよ』と言いながら、でも治すためには飲まなきゃと、きちんと飲み続けていましたから、二年後、薬から開放された時は本当に嬉しそうでした。

そんな母に、第二の衝撃が訪れたのは、昨年の七月でした。鎖骨の少し上のあたりに小さなしこりができたのです。『悪性かどうか検査しましょう』と言われ、しこりの部分を取る手術を、京都に日帰りで受けてきました。結果は、パチンコの玉大の悪性の腫瘍だったということで、医師の説明は、先の手術の残りが出たのでしょうということでした。

それからまた、抗がん剤の内服が始まったのです。フルツロン（注・フルオロウラシル系経口抗がん剤）、エンドキサン（注・抗がん剤）、ヒスロン（注・ホルモン剤）の三種類ですが、一か月後検診で白血球の数が下がったので、エンドキサンをやめ、ＩＮＳ-Ｆ（注・薬についている記号。薬剤名はイノシー）という白血球減少治療剤を渡されました。

それからまもなくして、発疹が右わき腹に出たのです。最初は、帯状ほう疹を知らないため、『抗がん剤の副作用かもしれない』ということで、京都の病院に問合せましたが、『抗がん剤で発疹は出ません』としか言われなかったので、近くの医院に行きました。この医院は、一人の医師が、皮膚科・内科・婦人科の看板を掲げており、母と私のホームドクター的存在でした。もちろん、母の乳がんのことも知っていたので、安心して診てもらったのです。

九月七日、今でもはっきりと覚えています。それまで、転移のこと、がんのせいで発疹が出たのでは？　と悩んでいた母が、ニコニコして医院から帰ってきたのです。『この発疹は、帯状ほう疹だったのよ』。医師が、この病名を書き込んだ紙を見せながら、そう母は話してくれました。つまり母は、がんとの関わりがないと知って喜んでいたのですが、それはとんでもない間違いで、この帯状ほう疹は、抗がん剤によって抵抗力が下がったためにできたものだったのです！

母は、『抗がん剤を飲んでいるけれど大丈夫ですか？』と質問したのですが、『九月三日に認可されたばかりの新薬だけれども、副作用もない良い薬』と医師は、製薬会社の受け売りどおり答えたのです。

帯状ほう疹は、三〜四日でみるみるうちに乾いて、良く効いていることが分かりました。私は、冗談半分に、『モルモットにされているんじゃないの？』とまで言っていたのです。そのうち、口内炎ができ始め、下痢が続き、日に日にひどくなっていきました。口内炎のせいで食事がとれず、通院して点滴を始めました。私は、素人考えで、体力が低下しているので口内炎の治りが遅いのだろうと思っていました。現に医師は、発疹はウイルス感染によるもので三〜四日で治ると言いました。

よく説明もしてくれ、母が信頼している医師を誰が疑うでしょうか。母は、亡くなる二日前までは、相撲中継を聞き、新聞も読んでいました。そして、亡くなる前日、私が部屋をのぞくと、母は抗がん剤を口に含んだまま、じっとしていました。口中がただれて、飲み込むことができなかったのです。まさか、死ぬとは思わずに、薬をきちんと飲めば治ると信じていたからです。ほとんど毎日通院していたにもかかわらず、医師は、口の中をろくに調べていなかったようです。

その日の昼頃、トイレで倒れ、白血球が二〇〇に下がってしまった母は、緊急入院した大学病院で、翌朝八時頃、静かに息を引き取りました。前夜、母は私に、翌日家から持って来てほしい身の回りのものを数えあげていましたし、担当医も、大丈夫ですからお帰りくださいと言っていましたので、まさかそんなに病状が急変するとは思ってもみませんでした。あまりにもあっけない母の死を、なかなか実感できないままでした。そして私たち家族は、母が亡くなってから約一か月後、新聞を見て初めて、母の死の本当の原因を知りました。

皆様の中にも、もしかしたら、犠牲になられた方がいたかもしれません。運・不運で片付けてしまうには、あまりにも悲しい出来事です。この出来事は、いろいろな問題を抱えているような気がします。母のように、がん告知されており、ソリブジンを処方した医師に、抗がん剤を飲んでいることも自分で告げていたにもかかわらず、このような悲劇が起きたのですから、いったい何を信じればよいのでしょうか？

ただ、今一つ言えることは、この事実をしっかり受け止めて、今後、二度とくり返されることがないようにしなければならないということです。たくさんの尊い命を無駄にしないためにも」

●弱い副作用でも、からだに毒がたまると死ぬ

帯状ほう疹は、死に直結するような病気ではありません。それなのに多数の死者が出たのは、ソリブジンとフルオロウラシル系の経口抗がん剤との相互作用のためでした。被害者たちは、ソリブジンそのものの副作用というより、むしろ「経口抗がん剤の副作用」で亡くなったといってよいでしょう。

フルオロウラシル系の抗がん剤（注射薬と経口薬とがある）には、もともと白血球を減少させる作用があります。そしてソリブジンには、フルオロウラシル系の抗がん剤の血液中の濃度（血中濃度）を高める働きがあるのです。したがって、両者を併用すると、本来、短時間でからだからなくなるはずだった抗がん剤の血中濃度が高まることによって、白血球がひどく減少してしまうのです。亡くなった患者さんたちの死因は、主に白血球減少による感染症などでした。

図1は、ソリブジンと作用の似た薬（ブロモビニルウラシル）をネズミに注射して、フルオロウラシル（5FU）の血中濃度の変化を調べたものです。図で分かるように、5FUの注射だけだと、5FUはすぐ体内で代謝されてしまい、血中に残りません。

そもそも抗がん剤の効き目（毒性）は、図の点線部分の下の面積に比例すると言われています（ピ

ークの高さではなくて)。この面積が大きいと、毒性もその分強くなるわけです。ソリブジンに似た薬のあとから5FUを注射すると、今度は実線のような濃度になり、5FUだけと比べて、面積で見ると八〜一〇倍くらいになります。毒性もそれだけ強くなったわけです。

この実験は注射薬ですが、経口のフルオロウラシルでも結果的に同じことが起きます。経口の場合は口から飲むので、消化管(胃や腸のこと)を通って血中に入りますから、だらだらと吸収され、ピークは注射・点滴の場合ほど高くなりません。が、一日に何回も、それに毎日飲むので、ピークが低くても、平均するとそれなりに高い濃度で持続するわけです。それがソリブジンの併用によって、一気にピークも平均濃度も高くなることになったのですから、当然、下の面積も広くなります。

とくに、春日さんのお母さんのように、口内炎ができて、口をあけられないほどになってからも、「からだに良い薬だから」と毎日まじめに飲み続けた人ほど、危険な抗がん剤が、からだに残り続けたことになります。残念ながらまじめな人ほど損をしたわけです。

●図1　フルオロウラシルのネズミの血中濃度とBVUra(ブロモビニルウラシル)の影響

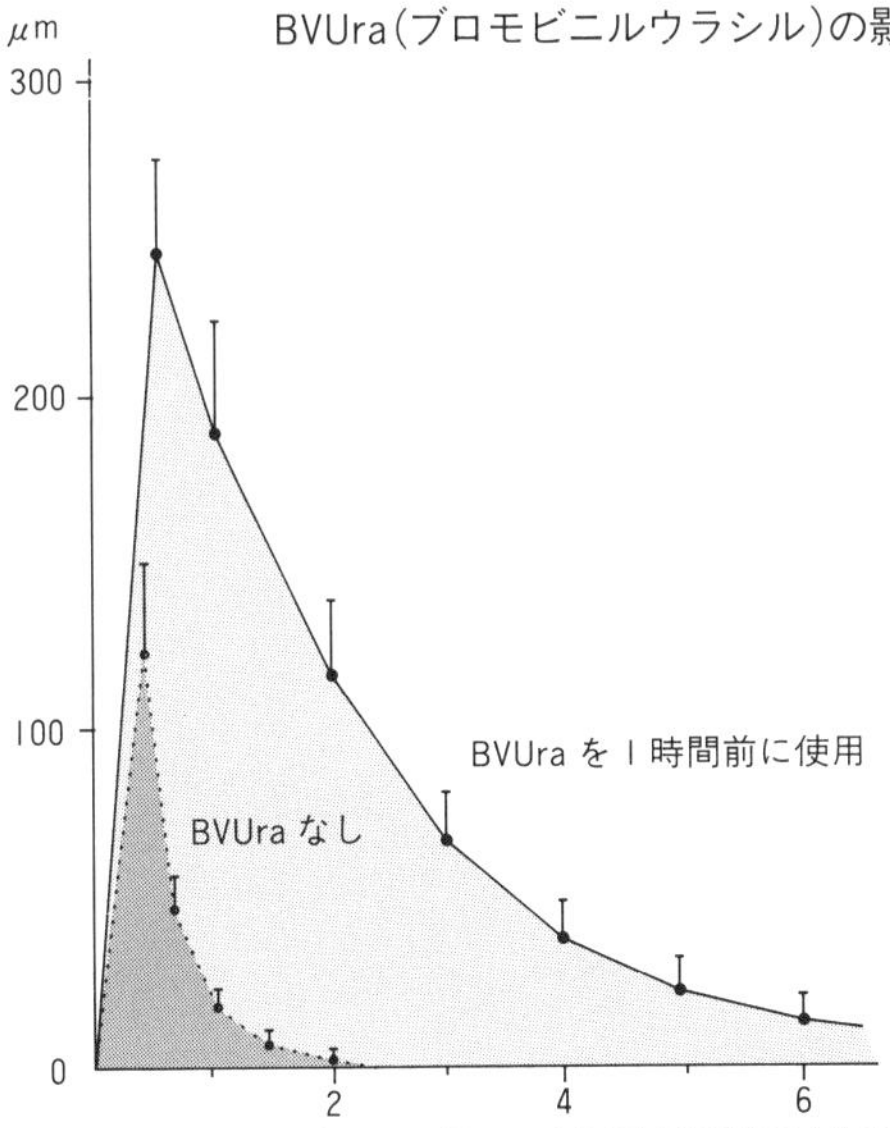

(出典:「Cancer Res」46巻1094頁1986年より改変)

●帯状ほう疹が抗がん剤の副作用と知っていたら、母は死なずに済んだ

それでも、春日ひとみさんのお母さんの死は、避けることができた死でした。まず、発疹のことを京都の病院に電話で問合せた時、医師が帯状ほう疹を思い浮かべ、「それは抗がん剤の副作用かもしれない」と伝えさえすれば、死は確実に避けられたはずです。

春日さんの家庭では、日頃から薬には気をつけていて、家族がなんらかの薬を服用する前には、ひとみさんが必ず家庭医学書で副作用を調べてから飲んでいたそうです。家庭医学書に「抗がん剤の副作用で帯状ほう疹が出ることがある」と、ひとこと書いてあれば、服用を中止して母は死なずに済んだのに、無念でならないと、ひとみさんは語っていました。日頃から十分注意していたにもかかわらず被害にあったのですから、なおさらあきらめきれない気持ちでしょう。

帯状ほう疹と抗がん剤との関係は、抗がん剤を扱う医師にとっては常識です。その京都の病院とは、乳腺専門のクリニックで、年間約二〇〇人という多数の乳がんを扱っているのですから、常識に欠けるか、危険な薬剤を使用している自覚に欠けるか、どちらかとしか考えられません。

春日さんのお母さんを診察した近所の医院の対応も、なっていません。被害者は抗がん剤を飲んでいることをその医師に伝え、フルツロンの実物も渡しています。それなのに、医師が漫然とソリブジンの使用を続けたのは、ソリブジンの医師向け添付文書（薬の注意書き。製薬会社がつくることを法律で義務づけられている）にあった「フルオロウラシル系の抗がん剤との併用を避けること」を見落としたためで、やはり医師の責任は免れません。

その医師は、アメリカ帰りのエリートと自称しながら、「フルオロウラシル系の薬と併用すると危険

といったって、がんの専門医以外で、それ（注・フルオロウラシル）が抗がん剤のことだと分かる医師はいませんよ」とひとみさんに言ったそうです。何の薬か分からなければ、手元にある医師向けの医薬品集を引けば、すぐ分かるはずですから、医師として怠慢以外のなにものでもありません。が、実際、抗がん剤を使った経験のない医師に「フルオロウラシル」といって分かる人は、二割いるかどうかというのが日本の医療現場の実態です。

そういう背景を考えると、ソリブジンの添付文書の書き方には問題がありました。添付文書には、相互作用の欄にフルオロウラシル系経口抗がん剤との併用によって血中濃度を高めるおそれがあるので「併用を避けること」と書いてありますが、これでは、死亡につながるほど重大な相互作用だということを告げるには不十分です。後日、ソリブジンはすでに治験段階で三名の死亡者が出ていながら、製薬会社（日本商事）は「因果関係不明」ということで処理していたことが明らかになりました（朝日新聞九四年六月一六日付）。死亡報告を受けながら、因果関係について追及しないで認可した厚生省にも責任があります。

春日さんのお母さんの場合、病名が「がん」ということも、飲んでいる薬が抗がん剤ということも知っていたのに、それでも被害にあっています。副作用について十分な情報が得られなかったためです。死亡した他の人たちの中には、病名すら知らされていない人が少なくなかったといいますから、被害を避けるのはとうてい無理だったでしょう。

●「副作用が弱い」と言われている経口の抗がん剤でも副作用死がある

ところで、このソリブジン事件では、たまたまソリブジンに血中濃度を高める作用があるために、抗がん剤の毒が体内にたまってしまったわけですが、ソリブジンとの併用でなく、抗がん剤単独でも、同じような事態は起きるのです。

フルオロウラシル系経口抗がん剤は「副作用が弱い」といっても、経口の場合は、何年にもわたって毎日飲むことになるので、細胞分裂が盛んな骨髄が毎日たたかれ続けて、白血球数を回復させる余裕が生まれないことが理由の一つです。慢性的に白血球減少の状態が続いていて、知らないうちに感染症になり、気づいた時には手遅れ、ということがしばしばあると聞きます。しかしそれは医師仲間の伝聞なので、本書で引用するために文献を検索してみたのですが、驚きました。フルオロウラシル系経口抗がん剤を飲んで、感染症で死亡したという報告が一件も見当たらないのです。

それで方針を変えて、刊行されている副作用情報を調べてみると、全身・一般の副作用として「発熱」「死亡」とあるのに気づきました（「医薬品副作用情報」Ｉ二六九頁）。このケースではそれ以上の記載がないので、何が直接死因かは分かりませんが、これはと思い調べをすすめると、フルオロウラシル系経口抗がん剤の副作用によって死亡したケースが、いくつか見つかりました。

脳障害による死亡「乳癌の三九歳の女性。投与三週目頃より書字障害が現れ、次いで歩行障害、失見当識、尿失禁が出現し、投与中止。その後、右片麻痺、知覚・運動性失語症、口周囲不随意運動が現れ…（中略）…死亡。解剖では両側前頭部白質の軟化」（「医薬品副作用情報」Ⅶ一〇五頁）

肝障害による死亡「（子宮がん術後に抗がん剤を開始し）三か月後全身倦怠出現、軽度の肝障害を指摘され、肝庇護剤とともに本剤を継続、その後二か月目にさらに全身倦怠感が強くなり、入院。…（中略）…入院後急に意識障害をきたし、交換輸血、ＧＩ療法を施行したが死亡。組織像は中毒性肝炎を示唆する脂肪肝」（「国内医薬品副作用一覧」一九八六 II 二九三頁）

経口ではありませんが、フルオロウラシルの静脈注射で下痢が生じ、それで死亡した人もいました。

重篤な下痢による死亡「胃癌の五三歳の女性。術後一〇日目より5FU投与開始。二一日目まで異常なく全身状態良好。七回投与後の二五日目に突然頻回の下痢発現、腸管のぜん動がこう進し、その後血性下痢となる。二七日目には発熱（三九度）し、以後継続。各種止痢剤（注・下痢止め）が無効であった。三五日目には黄疸が出現し、三八日目には血痰を合併した。その後多呼吸が続き、四〇日目には呼吸不全に陥り死亡」（「医薬品副作用情報」Ⅳ二九五頁）

下痢とはいえ、あなどれません。それにしても、感染症で死亡したという記載は、あいかわらず発見することはできませんでした。しかし、感染症で死亡した患者さんがいないというのは、考えられないことです。経口抗がん剤の場合、注射薬でもあまり見られない脳障害や肝障害で死亡している点からみても、感染症死が生じているのに報告されていない、ということでしょう。報告しないのは、みずからのミスを公表するようなものだからです。他方、脳障害や肝障害で死亡するのは珍しいことなので、医師のミスという色彩は薄くなり、それで報告するのでしょう。また論文などで、「副作用が生じたが救命しえた」ことが報告されていたら、そのかげには多数の救命できなかった患者さんがいると思わなければなりません。

医学の世界では、ありふれた副作用は報告されにくく、珍しい副作用は報告されやすいという転倒した現象がみられます。ここは重大なタブーの領域なのです。したがって、皆さんが薬を調べる時には、注意が必要です。経口薬でも副作用死があるのに、添付文書には死亡した人がいたことはめったに書かれていません。どうやら、「なになにを避けること」とか、「重篤な障害が生じる可能性がある」と書いてあったら、死亡した人がいる、ということのようです。

「骨髄機能抑制等の重篤な副作用が起こることがある」という言葉も、死亡者が出ている可能性を表現しています。この言葉は、フルオロウラシル系経口抗がん剤の添付文書にも書かれていますから、やはり感染症死も起きているものと考えられます。

●「効果の高い新薬」という評判をうのみに

ソリブジン事件に話を戻しましょう。

実は、ソリブジンも、フルオロウラシル系の経口抗がん剤も、患者さんにとっては不必要な薬でした。

発売当初、ソリブジンは「効果が期待される新薬」として評判を呼んでいました。副作用がなく、飲む回数が少なくて済み、それまでの薬に比べてずっと便利だというわけです。私も実は、ソリブジンの論文を検索してみるまでは、ソリブジン自体の効果に疑問を抱いてはいませんでした。

もちろん、帯状ほう疹は、ほうっておいても二、三週間で治る病気ですから、その間、ぴりぴりする痛みとポツポツと赤く出る発疹をがまんできれば、自然の経過を

●ソリブジンの治験参加施設・すべて皮膚科

北海道大学医学部	順天堂大学医学部	近畿大学医学部
旭川医科大学	東京女子医科大学	大阪市立大学医学部
東北大学医学部	帝京大学医学部	神戸大学医学部
福島県立医科大学	杏林大学医学部	広島大学医学部
筑波大学医学部	富山医科薬科大学医学部	徳島大学医学部
埼玉医科大学	愛知医科大学	九州大学医学部
千葉大学医学部	藤田学園保健衛生大学医学部	長崎大学医学部
東京慈恵会医科大学	京都大学医学部	宮崎医科大学
東大医学部	京都府立医科大学	鹿児島大学医学部
東大医学部付属病院分院	関西医科大学	埼玉医科大学
慶應大学医学部	大阪大学医学部	埼玉医科大学第4内科＊

（出典：「臨床皮膚科」44巻447頁1990年）　（＊はコントローラー）

待っていてもいいわけです。また、帯状ほう疹が出るということは体力が落ちている証拠なので、その時点で抗がん剤をやめて様子をみればよいので、私自身は帯状ほう疹に治療薬はほとんど使いませんが、ソリブジンという薬の効果についていては、今までの薬よりはるかに良い薬との評判を聞いて、うのみにしていました。

あらためてソリブジンの論文(「臨床皮膚科」四四巻四四七頁九〇年)を探して読んでみてびっくりしました。一般の薬は、患者さんをくじで二群に分けて、片方に新薬、もう片方に偽薬《にせぐすり》(プラセボという)を飲ませて、効果を比較する形で最後の段階の比較試験を行い、その結果、同等以上の効果が出れば新薬として認可されていくのですが、ソリブジンの場合、発疹が増えていくスピードも、痛みが引いていくまでの期間も、偽薬を使った群とほとんど差がないのです。

この論文で強調していることの一つに、小水疱《すいほう》(発疹の一つの型)の消失スピードが速くなるということがあります。偽薬群では、小水疱がなかなか消えないというのです。しかし、同じグループが書いたもう一つの論文(「臨床とウイルス」一八巻一一五頁九〇年)では、偽薬群とソリブジン群では小水疱の消失速度はまったく同一でした。つまり両者の論文で偽薬群の成績には矛盾があり、ソリブジン群が偽薬より優れているという結論は導けないのです。

どうして矛盾したかを考えてみると、前者の論文ではプラセボ群の選び方に問題があった、もっと言えば、データ操作の可能性もある、ということなのです。詳細については、「治験という名の人体実験」(文藝春秋九四年一〇月号)の中で解説しました。それなのに発売後に使った医師たちの間で良い薬と評判をとったのは、帯状ほう疹が自然に治り始めるあたりから薬を使い始めたために、薬の効果と勘違いしたのだと思われます。また、ソリブジンに痛みを和らげる効果があるかどうかについては、ソリブジンの論文では、偽薬以上の効果はなかったと報告されていますから、これも、自然に治り始めたのをソリブジンの効果だと錯覚してしまったようです。

これは私自身反省しているのですが、薬には、「副作用なければ主作用なし」という鉄則がありますから、副作用がないとか弱いというふれこみの薬は、やはりどこか疑ってみなければなりません。いずれにしろソリブジンは、効果が証明されず、すでに従来からある薬（帯状ほう疹治療薬、アシクロビル）と比較試験をしていないという、ずさんなデータで認可された薬でした。

一方、フルオロウラシル系経口抗がん剤のほうはどうなのでしょう。

●薬の使用原則を守っていればソリブジン死亡事件は防げた

薬には、適応症、すなわち「こういう病気や症状があれば、この薬を使ってよろしい」という厚生省の許可基準があります。フルオロウラシル系の経口抗がん剤の適応症は、添付文書によると「（がんの）自覚的・他覚的症状の寛解」です。この「寛解」というのは「良くなる」「改善する」というほどの意味です。「治る」という意味はありません。

「（がんの）自覚的・他覚的症状の寛解」とは、それらの症状の元をたどれば、結局は、しこりがあるかどうか、それが縮むかどうかです。しこりがなければ、自覚的にも他覚的にも症状はないはずで、抗がん剤を飲む前提がないのです。他方、がんのしこりがあるような人は、やがてしこりが大きくなってきて亡くなるので、長期に飲んでいた人はしこりがなかったはずです。

この章の初めに紹介した春日さんのお母さんは、乳がんの最初の手術の時も、再発の時も、がんのしこりは切除してしまい、何の症状もありませんでした。取るべき症状がなかったのですから、「自覚症状・他覚症状の改善」は不可能で、適応症にはあたらず、したがって医師は、5FUやフルツロンを処方するべきではありませんでした。適応を無視して使っているこのような日本の現状からすれば、他の被害者の多くも、症状がないのに薬を飲まされていたことは、まず間違いないでしょう。

●効果うんぬん以前に、本当に飲む必要があったのか…薬害事件の教訓

WHO（世界保健機関）が認めた「エッセンシャル・ドラッグ」という二七〇の薬のリストがあります。これは薬効が証明されていて、これだけの薬を揃えてあれば診療に必要十分ですよというものです。このうち、がん治療に使われる薬は、抗がん剤として一四個、ホルモン剤として四個です（九四年現在）。その後については『世界のエッセンシャルドラッグ』（三省堂）参照。

そして、この中にはフルオロウラシル系の経口抗がん剤はまったく載っていません。フルオロウラシルの注射薬のほうは入っていますが、経口のほうは、がんに効くことが証明されていないので、欧米では使われず、認可すらされていないということです。たとえば、日本の抗がん剤の中で売上高が一番の「ユーエフティ」が認可されているのはスペインだけです。

ところが、日本では、他のどの種類の抗がん剤よりも、フルオロウラシル系経口抗がん剤のほうがずっとよく用いられています。ユーエフティは、九二年度は五三〇億円を売り上げて、全医薬品の中でみても第三位という突出ぶりです（「ドラッグマガジン」調べ）。エッセンシャルでない薬が、エッセンシャルな薬よりも多額を売り上げているところが、日本の問題点のエッセンスなのです。これについては七章で詳しく説明します。

ソリブジン薬害については、「ソリブジンそのものは効果が高く、確かにいい薬だった。だが使い方

が悪かった」というのが一般的な受け止め方ですが、そもそも自然に治ってしまう帯状ほう疹に薬が必要なのかという点は問われず、さらに、その帯状ほう疹の引き金となった経口抗がん剤についても、本当に使う必要があったのか、不問に付されています。結局、患者さんたちは、二つとも飲む必要のない薬を飲んで亡くなったというのが、ソリブジン事件の真相です。処方された薬が、本当に飲む必要があるものか、まずはそこから考える必要があるというのが、ソリブジン事件の教訓です。

イリノテカンの治験で多数の患者さんが副作用死

●初めて公開された臨床試験報告書

イリノテカン（治験段階の名前はCPT‐11）は、一九六〇年代後半、米国NCI（国立がん研究所）において抗がん剤として開発・臨床試験がすすめられたものの、強い骨髄機能抑制と出血性膀胱炎などの毒性発現のため、米国では開発を途中で断念したといういきさつがある薬です。

抗がん剤はもともと、「毒性」を利用してがんをたたくものですから、毒性が強いことは、がんに効く効果も強いと期待されるわけで、必ずしも毒性が強いことがそのままデメリットになるわけではありません。しかし、人間に使う以上、医師が毒性をコントロールできなければ危険なのです。場合によっては、がんより抗がん剤のほうがよほど怖いことになります。

厚生省は、九四年に初めて、今まで未公開にしていた日本の臨床試験報告書（正確には新医薬品承認審査概要・SBA＝サマリー・ベーシス）を公表しました。この報告書によると、イリノテカンの治験では、対象となった患者さん四七七人中、二七人が一か月以内に死亡し、このうち二〇人が副作用死であったと報告されています（副作用死亡率は四・二％にもなります）。

ところが、同じ薬を開発・試験中のフランスの関係者は、「副作用対策をしっかりしているので、以前のおびただしい副作用死亡（大部分は日本）は今日では見られない」と、薬害・医療被害情報センター（市民のための電話相談も受けている）の水間典昭さんの質問に手紙で答えています。逆に言えば、日本では副作用対策がおろそかだったわけです。治験に携わった医師たちの、知識と能力が問われるところでしょう（治験参加施設は二〇〇頁の表参照）。

これだけの死亡を出したものの、イリノテカンは認可されてしまいました。今後は、さらに経験の少ない医師が使い始めるでしょう。しかも抗がん剤は、他の薬剤と組合せて、多剤併用療法の形で使われるのがふつうですから、他の薬の副作用も加わって、「四・二％」に数倍する死亡が出るのではないかと危惧されます。

●「告知論議」に始まる情報開示の遅れが副作用死を増やす

抗がん剤に関しては、患者さん向けの情報がまったくないのが現状です。家庭医学書や「薬の分かる本」にも、抗がん剤はほとんど載っていません。病名を「がん」と伝えられていない患者さんが、自分に使われている薬が抗がん剤であると分かってしまったら、医師や家族が困るからだそうです。

しかし、患者さんは、自分が飲んでいる薬が抗がん剤であることを知らなければ、ソリブジン事件のような危険を避けようがありません。また抗がん剤であると知らされていても、どんな副作用が出るか知らされていなければ、症状が出ても、それを副作用と自覚できません。副作用に気づくのが遅れて、手遅れになったり、重篤な後遺症が残ることもあります。

最大の後遺症は副作用死ですが、副作用は弱いですよと医師に言われた薬に、まさか死の危険があるとは、患者さんは思ってもみなかったことでしょう。副作用死のような、まったく無駄な死を避けるには、なによりも情報開示を求め、病名も治療方針も、予想される副作用も知ることが一番です。

家族は「何も知らないほうが患者は幸せではないか」と考えがちですが、がんという病気は、知らなかったからといって幸せに死ねるわけではありませんし、病状の進行に合わせて、そのつど治療法を選んでいかなければ、無駄な苦痛から逃れようがありません。抗がん剤治療は患者さんが一番苦痛を感じるものですが、医師は副作用について、あまり関心を払っていないという事実も、認識しておいたほうがいいでしょう。何も知らずにお任せしていたら、もっと悲惨なことになります。

日本は、抗がん剤をはじめとして、世界一新薬の承認数が多い国ですが、それだけの数の薬が認可されるには、たくさんの患者さんで治験をしなければなりません。しかし、あなたの身の回りの患者さんで、「治験をしたいので協力してください」と医師に言われた人がいるでしょうか。

イリノテカンの臨床試験の報告書にも、患者さんの同意をどのような形でとったのか記載されていません。高い副作用死の危険も予想されると説明された上で、患者さんは治験に参加したのでしょうか。八章で詳しく説明しますが、結論を言えば、本人には「がん」と知らせず、無断で治験し、副作用も知らせず、遺族には「がんで死亡した」と告げて副作用死を隠す、かくしてどんどん新薬が認可されてきた構造、これが日本の抗がん剤が世界に比して異常に数が多い理由です。

被験者となった患者さんたちは、副作用で苦しみながら、がんの進行か副作用かのために死んでいくのですが、治験のやり方がずさんなので、医学に役立つ結果も出ず、患者さんは何のために苦しんだのか分からない、という実態もあります。ことさらに「告知」という怖い言葉を使って、病名を知らせるか否かという、本質的ではない議論にうつつを抜かしてきたことのツケを、患者さんたちが身をもって払わされているのです。日本で病名をはじめとする医療の情報開示がすすまない理由の一つは、何も知らせないほうが治験をするのに便利、という医師側の事情があるためです。

実際に、胃がん治療に携わる医師向けのアンケートでは、「治験の際にはインフォームド・コンセントはないほうがいいですか」という質問に対して、平均して三六％の医師が「はい」と解答したそうです（二三三頁参照）。

患者さんの命にかかわる薬が、世に出るまでにどのような治験が行われ、その結果どんな効果があったのか、どんな副作用が出たのかも、これまでは製薬会社の企業秘密の保護を名目として非公開でした。初めて公開したのが、イリノテカンの報告書だったわけです。とすると、未公開の他の臨床試験の報告書でも、イリノテカンのように大量の副作用死が出ている可能性も十分に考えられます。

またイリノテカンの場合、四％の死亡率が出たといってマスコミで問題になりましたが、今後日常診療で用いられる場合の死亡率のほうがずっと高いかもしれないのです。なぜかというと、抗がん剤は認可されたあと、たいてい他の抗がん剤と併用して用いられますが、併用となると、単独使用よりもずっと副作用が強くなって危険も増すからです。

●経口抗がん剤を飲まされている患者さんは「病的な状態」から脱け出せない

「国民のための医療シンポジウム」（九四年七月開催）で、副作用の集計をしている、ある病院の薬剤師さんが次のように報告しました。抗がん剤の副作用について医師のチェックが甘いのは、抗がん剤には強い副作用が「あって当たり前」という認識なので、患者さんから副作用の訴えがあっても関心を払わない。仕方なく、患者さんは薬剤師にいろいろ訴えてくるが、薬剤師も、患者さんの訴える副作用がすでに添付文書に書いてあれば、「ああそうですか」という程度の認識。一方、添付文書にない症状が患者さんから訴えられた場合、訴えた患者さんが一人だけだと、やはり、あまり関心を払わない。ところが、何人かの患者さんに同じ症状が出たという報告がたまると、副作用と認識し、今度はそればかりがクローズアップされてモニター報告にも増えてくる傾向にあるということでした。

しかし、次のように考えている専門家もいます。大腸がんに関する座談会で、司会の丸山雅一氏(癌研究会付属病院内科)は、フルオロウラシル系の経口抗がん剤が多用されていることについて、

「外来で、他施設で手術を受けて薬を飲まされているという患者さんがたくさんいたんですが、ほとんど病的な状態から脱しきれていない。ほとんどみんな、癌だと言われているんですが、経口剤をやめさせると即体重が増えてくるし、食欲が出てくるのがけっこういたので、外科医は手術だけやっていればいいのにと内心思っているんですよね(笑)。武藤先生もそう思いませんか。一度ぐらい同意してもらってもいいでしょう(笑)」(『消化器病の現況と将来』医学図書出版九三頁九一年)

引用文中の武藤先生とは、大腸がんの治療を専門とする外科医です。くだけた雰囲気の中で、丸山氏は外科医の本音をたずねているようです。

つまり患者さんは、具合が悪いのが薬のせいだとはつゆ知らず、まじめに飲み続けているわけです。薬のせいだと気がつかない理由の一つは、手術のあとすぐに抗がん剤治療が始められるためでしょう。手術で体力が落ちているところで始められるので、体力はずっと低迷したままになり、患者さんは低迷は手術のせいだと思い込んでしまうのです。これが、手術後、ある程度体力が回復したところで抗がん剤が始められるなら、体力低下は抗がん剤のせいだと患者さんも気づくはずです。

それに、自分の飲んでいる薬が抗がん剤であることを知らない(知らせてもらえない)患者さんが多いのですから、体調の悪さが「薬のせいだとは思ってもみない」わけです。

医師のほうも、患者さんから副作用の訴えがないので、いよいよ「副作用はほとんどないマイルドで便利な薬」と思い込んでしまいます。抗がん剤ではないことにして薬を出しているので、医師のほ

うから副作用をたずねるわけにもいかない、という事情もあります。それにそもそも、患者さんが話そうとするのをさえぎって話させない医師や、患者さんからみると「おっかなくて何もしゃべる気になれない」医師が多く、そういう医師は副作用などないものと思っていたでしょう。前出の京都のクリニックの医師もそういうタイプだそうで、それをよく言えば「カリスマ性のある方」、となるのだそうです。

外国では使われていないフルオロウラシル系の経口抗がん剤が、日本では今も何十万人もの患者さんに処方されているのは、こういった悪循環のせいです。この悪循環を絶つには、やはり、まずは病名を伝え、患者さんと医師とのコミュニケーションを回復することが必要なのです。

●患者さんも一般の医師も抗がん剤治療は必要だと思い込まされている

一方、大学病院やがんセンターのような専門病院では、「先端治療」として、大量の抗がん剤治療が行われています。その辺の事情を赤沢修吾氏（埼玉県立がんセンター）は、専門家どうしの座談会でこう語っています。

「消化器癌は難治性の癌の一つで、化学療法（注・抗がん剤治療と同義）も効かないことになっています。それでは化学療法の面から考えた場合に、われわれの当面の目的は何かということを考えてしまうわけですね。考えられる一つは、chemotherapy（化学療法）を徹底的に行なう、いわゆるradical chemotherapy（大量化学療法）です。これはあくまでも腫瘍（しこり）の縮小や、生存期間の延長を目的として、最終的にはＱＯＬの向上も目指すけれども、副作用の面からはかなり辛い面のある化学療法です」（「癌治療と宿主」五巻一〇頁九三年）

ＱＯＬというのは、クオリティー・オブ・ライフの略で、生活の質とか人生の質と訳される患者さんの日常生活の快適度を表す概念です。患者さんにとって最大のＱＯＬは治ること。そして治らないとしたら、次のＱＯＬは「苦しまないで済むこと」でしょうから、「副作用の面からはかなり辛い」治療が、果たして「ＱＯＬの向上」につながるものでしょうか。

　要するに抗がん剤の専門家たちは、消化器がんなどには効かないと分かってはいるが、自分たち専門医の存在目的からしたら、もっと徹底的にやるしかない。しかも、治ること（＝生存率の向上）は見込めないので、その他の目標（しこり縮小とか生存期間の延長とか）をつくって、ガンガンやるしかないというわけです（生存「率」と生存「期間」の差については、一三一頁参照）。

　効かないのにやるなんて、まさか、そんなはずはない、と皆さんは思うでしょう。しかし、抗がん剤治療では、薬剤量を増やしたり、組合せを変えたり、さらに注射の間隔を短くするなど、治療を強力にしてきたにもかかわらず、成績は向上していません。従来の薬剤にも、現在開発中の薬剤にも、「魔法の薬」はないことが分かってきたのです。

　それなのに専門家たちは、「効く」とか「ＱＯＬ」などの言葉のトリックやデータのトリックを駆使して、抗がん剤治療を勧めますから、患者さんのみならず、一般の医師も、抗がん剤治療は必要だと思い込まされています。患者さんと医師との間にもギャップがありますが、一般医師と専門家の間にもギャップがあるのです。

　のみならず、専門家と専門家の間にもギャップがあります。たとえば外科と内科と放射線科で、医師の知識、考え方、治療方針は違ってきます。日本では抗がん剤治療は、「医師」が「がん治療をする」限りはどの科でもできるのですが、科ごとの考えが違うので、そのつど患者さんは右往左往させられます。たとえば手術後には、手術した科の外来で経口の抗がん剤治療、再発すると内科に回って、今度は入院して強力な抗がん剤治療をされるということがよくあります。患者さんとしたら、どうして回されるのか不思議でしょう。この場合、外科の立場では、死ぬ前の大変なところにかかわらなくて済むようになって、せいせいしていたりするのですが、内科のほうは、再発してから送ってくるくらいなら、手術後に強力な抗がん剤治療をしておけば治る可能性もあったのに、あいつら俺たちをホスピス代わりに使っていると、不満を募らせたりします。うがって考えると、再発後の抗がん剤治療というのは、内科へ送ってやっかい払いをする、手術医の口実かもしれないのです。

また、それぞれの診療科の製薬会社とのつき合いの程度に濃淡があって、それが抗がん剤を勧める熱心さに影響を与えていることもよくありますし、最初から内科に回さないのも、自分たちのところで抗がん剤を出して、製薬会社からの研究費が自分たちのところへ入るようにするためだったりします。

ですから、患者さんは、原則を理解していないと、身を守れません。次に抗がん剤治療の大原則を示しますので、迷ったら、もう一度、ここに戻って考えてみてください。一度読んでも理解できないかもしれませんが、この原則については、本書全体でこれから説明しますので、すぐ理解できなくても大丈夫です。

●抗がん剤治療は二台の車のレース。「しこり縮小効果」と「寿命短縮効果」

抗がん剤には、がんのしこりを縮小させる効果と、その人の寿命を縮める効果があります。

「しこり縮小効果」と「寿命短縮効果」と呼ぶことにしましょう。「しこり縮小効果」は得られない人もいますが、「寿命短縮効果」は全員がもらいます。「しこり縮小効果」がめざましく、抗がん剤でしこりがすっかり消える人は、全員がもらう「寿命短縮効果」の分をさし引いても、おそらく、おつりが来る人です。それでも、うっかりすると「寿命短縮効果」で早死にするかもしれません。いわゆる「しこりは消えた。患者は死んだ」です。

注意しなければならないのは、検査で「しこりが完全になくなったと言われた人」の中からも、再発してくる人がいることです。検査で見つけられないほど微小ながん細胞が残っていて、それが育ってくるからです。消えるまでに至らない「しこりが縮小した人」はなおさらです。しこりはじきに大きくなってきますから、治る可能性はありません。両者とも、全員がもらう「寿命短縮効果」の分、命が縮みます。

おそらく、皆さんは「しこり縮小効果」があれば、すなわち「寿命が延びる」と思い込んでいたかもしれませんが、それは誤りで、「しこり縮小効果」+「寿命短縮効果」が正解です。この二つは別々に存在するのです。

これを車にたとえてみると、「しこり縮小効果」と「寿命短縮効果」は、いわば、目的地に早くつくことを競争している自動車のようなものです。どちらが先に到着するかで、治るかどうか、少しでも延命するかどうか決まってくるのです。

ですから、「しこり縮小効果」がめざましいといって喜んでいては危険です。強い「しこり縮小効果」があるような治療は、同時に「寿命短縮効果」も強いからです。

結局、抗がん剤治療をして得をする（寿命が延びる）人は、しこりが「本当に完全になくなる人だけ」なのだと考えたほうが安全です。あとの人は、原則として損する、命を縮めると考えておいてください。

では、誰が「抗がん剤治療をして得をする人」なのでしょうか。これについては、がんの種類によってほぼ見当がつきますので、三章で、がんを四つのグループに分けて説明します。第一グループと第二グループが「抗がん剤治療をして得をする人」に当たります。といっても、これらのグループのがんでさえ、「生存率が上がる」といってるだけで、あくまでも確率です。つまり、たくさんの人で調べたら、抗がん剤で治りやすい傾向があるというだけですから、「あなたが治る」「あなたが得する」と保証されたわけではないのです。抗がん剤治療で患者さんにとって確実なことは、副作用で辛くなる、ということだけです。

しかし抗がん剤が効かないからといって、がっかりする必要はありません。抗がん剤が効かないがんの人は、発想を転換して、むしろ、効かないんだから、あんな辛い抗がん剤治療をしなくて済むんだと考えたほうがいいでしょう。

そしてさらに、抗がん剤治療そのものが不要な人、しなくても治るがんもあるのですから、抗がん剤が本当に必要かどうかをまず先に考えましょう。

抗がん剤がもともと必要のない人、必要だけど効かない人にとっては、車は一台、「寿命短縮効果」しかありません。つまり、これらの人にとっては不要というより、抗がん剤は有害です。

「抗がん剤が有益ながん」と「抗がん剤が有害ながん」。このどちらかしかないのです。患者さんにとっては、大変厳しい選択です。医師や周囲の、あるいは自分の、あいまいな期待に身をゆだねている余裕はありません。本書をしっかり読んで、自分の頭で考えてみてください。

2章

こんな副作用（毒性）が命を縮める

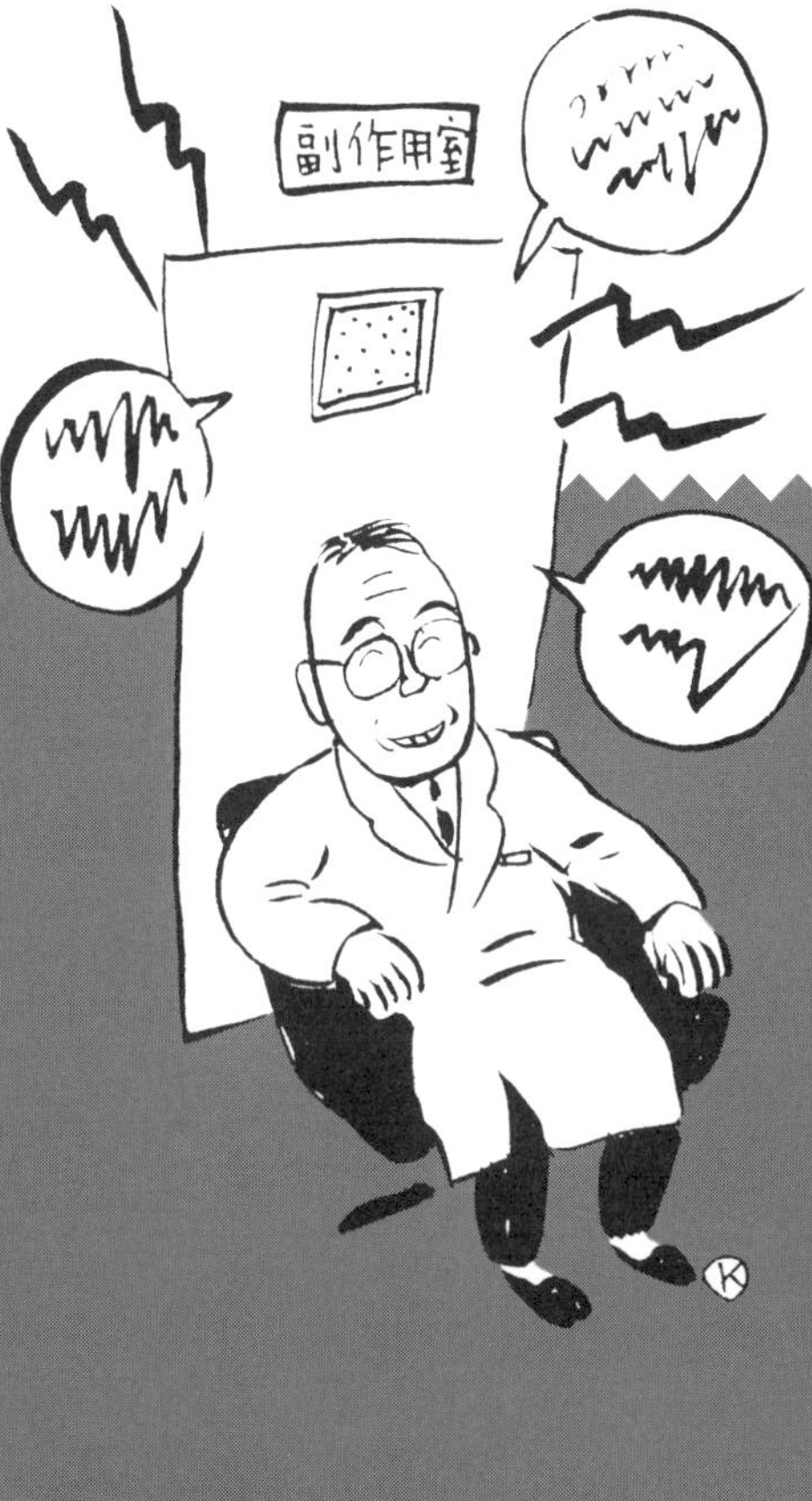

「誰にも相談できなかった」患者さんからの手紙

●患者さんは副作用で苦しんでいる

ソリブジン事件に関しては、相互作用を出したもう一方の責任薬である経口抗がん剤のもつ危険性については誰も指摘せず、報道からもすっぽり抜け落ちていましたので、私はそれを指摘する投書（「回収すべきは抗がん剤の方」朝日新聞九三年十一月二八日付声欄掲載）を出しました。すぐ、新聞の読者から何通かの質問が寄せられました。

その中には、がん治療のあと、途中で痛みを訴えたにもかかわらず長期にステロイドを処方され、その結果、大学生の娘さんの大腿骨がつぶれてしまい、松葉杖で通学しているが、今後どうしたら治るだろうか、というものや、私の夫は、進行がんであと数か月と言われていますが、さんざんいろいろな薬を使ったあげく、今までと違う「新しい薬を使ってみましょう」と言われています、本人は末期だということを知りません、このまま自宅療養を続けるべきか入院して新しい治療を受けるか迷っています、どうしたらいいでしょうか、など、いろいろありました。

その関係もあって、イデアフォーという医療問題を考える市民団体が、「抗がん剤は効くか?」というセミナーを開き（九四年三月）、私が講師として呼ばれ、抗がん剤について話をしました。

一〇〇人程度の出席を予定していた会場は、三〇〇人以上の人であふれ、皆さん身じろぎもせず熱心に私の話を聞いてくれました。講演のあとの質疑応答も、質問者が次々と立って質問が途切れることなく、あっという間に四時間がたってしまいました。その日のあとにも質問の手紙が数十通届きました。

質問の内容はだいたい決まっていました。経口の問題では、主として「飲んでいる薬が何か分からない」「飲むと体調が悪くなり動けない時もあるが医師に聞けない」「同じ薬なのに友人はホルモン剤と言われ、私は抗がん剤と言われた（なぜかは、二九八頁参照）」「マイルドな薬だから心配ないと言われたが」「味覚がおかしくなり、嗅覚がなくなったが元に戻るだろうか」「あなたのがんには数年は飲み続けたほうがいいと言われたが、主治医を信じて飲んだほうがいいか」「やめたいと言ったら責任持てないと言われた」「急にやめたらあぶないか」

注射・点滴の問題では、「いきなり点滴の色が変わった」「手術の前に抗がん剤をすると言われたが」「七サイクルと言われたが妻はぐったり」「がんが半分になった、あと何サイクル続けるべきか」「高齢の祖父が肺がんで抗がん剤を受ける予定だが大丈夫か」

つまるところ、「抗がん剤治療を受ける必要があるのか」「抗がん剤をやめてもいいのか」というものです。本来、抗がん剤治療をするか否か、抗がん剤を続けるかどうかは、主治医と相談すべき事柄です。しかし現実には、怒られそうで主治医には聞けないとか、質問しても納得のいく返事がない、と、私に質問をしてきたわけです。

私は、それらの切羽詰まった質問に接し、不要な抗がん剤治療で苦しみ、身も心もズタズタになっている患者さんが多いことを、あらためて実感しました。その中から、いくつかを紹介しましょう。

●患者さんからの手紙…飲まなくてもよい記念日になりました

「からだに良い薬だから忘れずに続けて飲むように」と言われて飲んでいた薬が抗がん剤であることを知ったのは昨年、区の薬剤師会の薬の相談会の会場で、手術してから三年八か月目でした。

それまでは「何の薬ですか」と主治医に聞いても、おなかのあたりを指さして「ここに良い薬」と言われ、大学病院の薬剤師に聞いても「主治医に聞いて」との返事に「それでも薬剤師か！」と幾度も言い争ったものです。「がん」と宣告しておきながら、また三年六か月目に「もう治ったも同然…」と言われているのに、なぜ抗がん剤を飲まなければならないのかと伺ったところ、「免疫性…」「再発・転移防止…」等々説明（難しかった）のあと、「栄養剤だと思って、これからもずっと飲み続けてください」と言われてすごいショック！　この先生は本当にお医者様なのかと思いました。

その後、ソリブジンと抗がん剤との併用による死者が出たこと、朝日新聞の社説、近藤先生の新聞への投書を読み、診察日に「飲んでいる薬が抗がん剤であることを知っていてよかった」と主治医に言ったところ「教育界にも反面教師がいるのと同じように、医学界にも反面教師がいる。なにかとすぐ騒ぐ連中がいる。あなたはそういう人の言うことを聞くのか？」と言われてまたショック。先生はどうして、あなたにはこの抗がん剤が効くのだと効能を強調してくれないのだろう。そう思うなら新聞に近藤先生の言っていることや朝日新聞の記事は間違っていると、なぜ投書しないのだろう！

抗がん剤を十二月から飲むのをやめました。今現在、おなかがすいて食事がおいしく、一日中口を動かしています。体重が四七kgだったのが四九kgを保っています。四九kgになったのは手術後初めて。便がまともな太くて立派なのが毎朝出て嬉しくて、一人でトイレで拍手しています。下痢ばかりに悩まされ、軟便、嘔吐のくり返しでした。主治医に訴えても気のせい、精神的なもの、気にしない、体重が減らなければたいしたことない、と受けてもらえませんでした（つい最近、卵巣がんだった友人が同じ薬を、強い薬だからと、医師から飲むのをやめさせられたそうです）。

薬は粉末で一袋一㎎をコップ一杯の水で溶かして飲むのですが、私にとってコップ一杯を飲み干すのは至難のわざ。少しずつ飲んでも一杯は無理。内緒で一日二回に分けて飲んでいました。昨年九月、薬袋をあけたら、なんと一袋二㎎に。びっくりして聞くと「一袋を二回に分けて飲むように」とのこと。そう言われたって量は倍。「困る。飲みにくい」と言ったら、翌月から白い錠剤に変わりました。ところが飲み始めて三日間、真っ黒い便と「生きてゆくのが辛く死にたくなった」の症状が現れ、二週間後の診察日に症状を話したら「今はなんでもないのなら大丈夫、飲みなさい」と言われました。

「薬が変わったら教えてくださいませんか」と丁寧に申し上げたのですが、「中身が同じだから、心配ないから、安心してください」と医師。

術後四年目の全部の検査で「異常なし」でしたので、黙って抗がん剤を飲むのを中止するのもと思い、近藤先生の本の中にあった「がんであることを忘れたい」という言葉をお借りして伝えたところ、医師は「気の持ち方一つなんだけれど…」私は「でも抗がん剤を見るとどうしても意識してしまうんです」。主治医は四年前の手術のカルテを取り出して「リンパ節の転移もないから、一応、がんは三年五年というけれども飲むのをやめましょう」とあっさり言われました。半年前の検診の時には「抗がん剤は五年間だけ飲めばいいのですか」と尋ねたら「あなたの場合はずっと飲み続けなければならない」とおっしゃったばかりなのに。本当に患者のことを思ってくださるのだろうか、と思いつつ帰宅しました。これで、飲まなくてもよい記念日になりました。

●患者さんからの手紙…知り合いの医師は自分だったら飲まないと

私はある大学病院の婦人科に通院しています。そこで卵巣がんの手術後、抗がん剤の点滴治療を三クール受け、その後、二年間くらいUFT（ユーエフティ）の服用をしたらどうかと勧められました。その説明では、以前学会で長期抗がん剤の服用によって、がんを誘発したとの報告があったが最近では見ないから大丈夫でしょうということと、副作用は多少吐き気が報告されたが、ほとんどないということでした。卵巣がんだから服用を勧めると言われました。

近藤先生の抗がん剤セミナーでお話を聞いた後、やはりきちんと担当の先生方に聞かなければならないと思い、①卵巣がんの転移について、②UFTの効果について、③UFTの副作用、④長期服用した人に発がんがあったという学会報告について、⑤服用していてデメリットと思われる症状が出たらどうしたらよいのか、以上の五点について、同病院内の三人の先生にうかがいました。

A先生の回答「UFTは弱いものだから気楽に考えてよい」「制がん効果がある」「正常な細胞は傷つけない」「デメリットはほとんどない」「自分の妻だったら服用させる」

B先生の回答「二%か、もしかしたら五%は再発を防ぐ効果がある」「点滴が効いてよれよれになっているがん細胞が残っているかもしれない。その場合には、それをたたくことができる」「副作用については、『吐き気』を訴えた人が少しいた程度である」「発がんについては、昔UFTを七～一〇年間も飲み続けた人達がいて、その人達に発がんが見られた。いくら良い薬でも七年も飲み続けると良くないので、現在はほどほどの期間（それがだいたい二年間だそうです）飲むようにしているので、発がんの心配はない」「デメリットと思われる症状が出たら中止する」

C先生の回答（担当医ではありませんが）「自分の担当している患者さんに白血球数が減少した人

や、嗅覚がなくなったという方がいたが、服用をやめたらすぐ元にもどった」

三人の先生は各々このように教えてくれました。また私の知人の医師（婦人科ではありません）は、「自分だったら飲まない」と答えてくれました。

これらのことを総合して考え、夫ともよく話し合い、UFTを服用しようと決めました。先日病院に行った時は幸いにも胃の調子が良くなかったので、一か月後から服用するように言われました。その後、近藤先生からお返事いただき、同封されていたUFTの添付文書を読むにつれて、気楽になんか考えてはいけない薬だとよく分かりました。次回病院に行くまでに日数もありますので、これから夫ともよく相談して決めようと思っています。

●患者さんからの手紙…口内炎が副作用とは思ってもいなかった

私は昨年二月に子宮体がんの手術をしました。がんは子宮の半分の厚さであったということで、卵巣とリンパ節も摘出しました(転移なし)。手術後、放射線治療を行いました。毎日下痢に悩まされました。今後の治療として、放射線科の先生は抗がん剤の点滴は必要ないとの意見でしたが、婦人科の先生は今後の予防として点滴は必要と言われ、三回行いました。白血球が一〇〇〇近くまで減少し、白血球の増える注射のために一日おきに通院しました。十一月より二年間抗がん剤を飲むように言われ、現在も飲んでいますが、二年間も薬を飲む必要があるのかと常に疑問を持っていましたが、近藤先生のお話や本で、抗がん剤はよくないとのことでしたので、もう薬は飲むのをやめることにしました。口内炎ができていましたが、薬の副作用だとは思ってもいませんでした。

●患者さんからの手紙…やめるとはっきり医師に伝えた

私は、先日、突然電話で経口抗がん剤についてお尋ねしたものです。おかげさまで、昨日、主治医との打合せで、今後経口抗がん剤を投与されないことで話がつきました。妻は黙って薬を受け取り捨てる方法を勧めましたが、女にはできても、男の私には二年も三年も主治医をだまし続ける自信がなく、正面きって飲まない意志表示をしました。結果がどうであれ、悔ゆるところはありません。

●患者さんからの手紙…薬の説明は何もなかった

私は昨年胃のほとんどを切る手術をして一年がすぎようとしています。半年あまりは下痢、洗髪時の抜け毛、倦怠感、食欲不振、無気力、体重減少と苦痛でしたが、それよりは段々と回復し、今ではだいぶ元気になりました。退院以来NR422、二〇〇mgという薬を飲み続けておりますが、主治医から説明も何も聞いていませんので、調べてくださるということでしたので、お願いします。薬はピンクと白のカプセルです。（注・NR422はフルオロウラシル系経口抗がん剤のフルツロン）

●遺族からの手紙…末期の抗がん剤で母は苦しみの末に亡くなった

二年前、母を亡くしました。胃にできた硬性がんということで、六か月半の闘病の末、あっという間に亡くなりました。母はがんであること、それが米粒大のもので切除すれば治るとの説明に納得し、手術を受けました。開腹の結果、切り取ることのできないがんで、そのまま縫合した旨を家族に知らされました。本人にはそのような重篤ながんであることは一切知らせず、家族も話すことができませんでした。抗がん剤治療の結果、苦しみの中で亡くなっていきました。ホスピスへの転院を考えた時にはもう手遅れの状態で、何よりも全面告知されていないということで、私としては身動きのできない状態でした。私一人の判断ですべてを打ち明けることができませんでした。かけがえのない命を失って、今、その尊さと痛みを、怒りとともに感じております。

●患者さんからの手紙…副作用と知って思い当たることばっかり

自分が受けた手術がハルステッド手術であること、ノルバデックスがホルモン抑制剤であることも近藤先生の『乳ガン治療あなたの選択』で知りました。ただ一剤（TC434）、これが分かりませんでした。この薬の服用のために白血球が二二〇〇になり、増やす薬と思うのですが、（セファランチン、イノシー、粉薬）で尿酸が高値になっていたと思うのです。送っていただいたメーカーの説明書で薬がフルオロウラシル系経口抗癌剤のユーエフティ（UFT）と分かりました。説明書（添付文書）読みまして思いあたることばかりです。下痢のためカリウム不足になり、倦怠感で寝てばっかりでした。血小板減少（八万）、血尿、口内炎、腹痛、現在も紫の斑が出ます。でも、自分の服用している薬がどんな効果があって、どんな副作用が出るかを知ることで安心いたしました。

『患者と語るガンの再発・転移』の本で再発・転移のメカニズムが分かり、楽しく毎日仕事ができるようになりました。本に書いてあるように、今の体力を落とさない現状維持を考え生活していきます。母と二人暮らしなので母より一時間でも長く生きることがなによりの親孝行と思っております」

●患者さんからの手紙…これ以上の抗がん剤は断る決心がつきました

八回目の抗がん剤治療を終えて退院して先生のお返事拝読しました。これで九、一〇回目はハッキり断る決心がつきました。次回、外来日に主治医にそう申し上げるつもりです。

飲んでいる薬の件ですが、ここ二か月前より視力低下と、かすみがかかったように感じました。主治医の話では、『今までこの薬でこのような症状を訴える人はいなかった』とか。その時点では私の気のせいかもしれないと思いましたが、今まで見えていたカレンダーの文字が見えなくなったりして、身をもって確実に感じることなので、主治医に正直な気持ちを申し上げましたところ、『やめてみましょう』ということになりました。退院して近藤先生から送って頂いた資料を見て、タモキシフェンには、まれに眼に副作用が出る人がいると書かれているのを見て、私の気のせいばかりでなく、副作用のためだと思いました。二種類とも二、三か月やめてみましょうとのことでしたが、この先、また飲むように勧められた時は断ってもいいのでしょうか。

薬をやめて二週間くらいで、かすみがかったような症状もだんだん取れてきましたが、主治医が眼科に紹介状を書いてくれたので、退院後、受診しました。結果は、目自体はとてもきれいな目で失明の心配はないとのことでした。受診が退院後になった理由は、抗がん剤使用中は副作用がとてもひどく、治療五日間中、三、四日間は全く何も口にできず、ずっと嘔吐をくり返すばかりで、カイトリル(吐き気止め)も使用してもらってもダメでした。初回より八回まで同じ症状でした。今では、抗がん剤治療の日が近づくにつれ食欲もなくなります。

手術後、がんに関する書物・文献をいろいろ読みましたが、やっと先日の近藤先生の講演と『患者と語るガンの再発・転移』を読んで、心が落ち着きました。素人の私にも、がんのメカニズムが理解でき、一番心配していた再発・転移も理解できました。何度も何度も読み返しております。がんだといわれ、何がなんだか分からない時点で覚悟した時とは違う意味の覚悟ができ、主治医の先生とよく相談して治療してゆく決心がつきました。

●患者さんからの手紙…維持療法を続ける必要がありますか

「七年前、三一歳の時にホジキン病NS型、二期以上と判明。縦隔腫瘍摘出手術後、化学療法を続けています。入院中MOPP二クール後、白血球減少のため治療中断、退院。その後通院にてMOPP二クール、一年後、MOPP一クール、半年後CHOP二クール、その後八八年以来順次MOPP二クール、CHOP二クール、MOPP二クール、CHOP二クール、MOPP一・五クール、CHOP二クール、MOPP一クール。手術後の一回目がそれほど強力でなかった？　ためとはいえ、とりあえず寛解状態のまま維持療法を今後も続けていくのは疑問なのですが。副作用の説明も治療後の選択の自由もなく、不妊症にさせられて大変失望しています。病院を替えるとしたら、維持療法に否定的な医師をどうやってみつけたらよいのでしょうか」

私の返信「もう維持療法は必要ありません。あまり続けていると、今度は白血病が出たりします。これほど長期に維持療法をする医師は少ないのではないかと思います。つまり、医師を替えれば、その医師は維持療法をやっていない可能性大です」

注●『患者と語るガンの再発・転移』は二〇〇三年に新版になり、書名が左記に変わりました。『再発・転移の話をしよう』近藤誠＋イデアフォー著（三省堂）。

治る副作用・治らない副作用

●どんな時に副作用(毒性)で死亡するか

治療による副作用死は、基本的に、どんな抗がん剤にもつきまといます。

副作用かどうか原因ははっきりしないまま、体力が落ちて老衰のように死亡する場合などもありますが、もともとのがんが進行しないのに死亡した場合は、まず副作用死で、「治療関連死」とも呼ばれます。副作用のうち、心不全、肺不全、腎不全などは、死に直結しがちで、白血球減少による感染症も生死にかかわることが多いのです。

「不全」というのは、原因はなんであれ、その臓器の本来の機能が駄目になった状態を指します。たとえば肺不全といった場合、肺全体が硬くなって、ふくらんだりしぼんだりができなくなっても肺不全ですし、肺へいく気管がつまって呼吸できなくなっても、あるいは溺れて肺が水びたしになっても肺不全、というわけです。

下痢でさえも、前述したように、重い下痢の場合は危険です。イリノテカンの臨床試験報告書でも、下痢による死亡が何人も報告されています。

意外な死亡原因としては「自殺」があります。腎がんや血液がんに使われるインターフェロンでは、うつ状態、不安、不眠、焦燥などがよく生じますが、中に自殺を企てる人がいます。日本では、これまで三二人が自殺を企て、一二人が自殺していたと報道されました(九四年三月二三日付朝日新聞)(C型肝炎の治療で使われた分も含みます)。どういう時に副作用死するか整理しておきましょう。

●治療が強すぎて死ぬ場合、治療が弱くても死ぬ場合がある

イリノテカンのように、新薬であるために、まだ適切な使用量が分からず、治験中に使用量が多すぎて死ぬことがあります。治験が済んだ薬でも、まだ標準的な使い方が決まっていない薬の場合にも同じようなことが起きます。

こういう場合、一剤だけでも、一回使用しただけでも、死ぬ可能性があります。イリノテカンでも、早期死亡が報告されています(「癌と化学療法」一七巻一一五頁九〇年)。あるいは一回の使用量は適切でも、どのくらい続けたらいいか分からないので、回数を重ねすぎて死ぬこともあります。また医師の処方の不適切から、一回の使用量も回数も明らかに多すぎて死ぬこともあります。

他方、経口抗がん剤のように、とりあえず現れる副作用は弱くても、弱いがゆえにダラダラと長く使われる傾向があり、そのために毒性がたまって死亡する場合があります。脳障害や肝障害での死亡は前述しました(一〇頁)。経口抗がん剤にしても、注射・点滴での抗がん剤にしても、副作用を自覚した時にはすでに手遅れのことが多い点が重大です。

たとえば腎不全も、からだがだるく顔や足がむくんできて初めてそれと知った時には、一生透析が必要になっていたりしますし、そのまま死んでしまう人もいます。抗がん剤の重大な副作用としてもっともポピュラーな白血球減少や血小板減少も、減っていることを自覚できません。それら血球の数が減るだけ減って感染症や出血が生じて検査した時に、初めて気がつくものなのです。

抗がん剤は、ふつう「多剤併用療法」のかたちで用いられます。数種類の抗がん剤を組合せて、そ

れぞれの薬の量も多くした、強力な治療法のことです。がんは、ふつうは、一つの抗がん剤を使っただけでは治りません。例外的には、一つの抗がん剤だけで治ることもありますが、そういうがんほど、多剤を併用すればもっと治る率が上がるので、多剤併用療法が行われるわけです。

現在、日本でよく使われている抗がん剤は数十種類ありますから、その組合せは無数にあることになり、実際に、さまざまな組合せ方の多剤併用療法が用いられています。当然ながら、副作用も、組合せた薬によって千差万別です。それぞれの薬の副作用が、全部、重なってくるわけで、副作用が打ち消しあうわけではありません。足し算になると考えてください。

副作用による死亡率は、薬剤の組合せ方によっても変わります。当たり前ですが、数多くの抗がん剤を組合せて、それぞれの抗がん剤の量が多いほど危険になります。たとえば、悪性リンパ腫の多剤併用療法は、組合せる抗がん剤の種類や量によって、いくつかのグループに分けられます。グループは古い順に大きく第一世代、第二世代、第三世代と呼ばれ、世代が進むほど強力になり、第三世代の副作用死亡率は、第一世代の数倍にもなります。したがって、第一世代の抗がん剤で治療すれば治ったはずの人の中からも、第三世代の組合せで副作用死する人が出てくることになります。

もっとも危険なのは「最後の注射」「最後の一錠」です。一度やってみて効いたからと、どんどん続けたり、欲を出してそのつど量を増やしてしまって、結局「最後の注射」「最後の一錠」によって死んでしまうわけです。

●治療のレベルが低くても死ぬことがある。死亡患者続出で中止となる治験も

また、治療した病院のレベルが低かったり、副作用が出た場合の対処の仕方に十分習熟していない

医師にあたると、危険度が増します。ですから、先のイリノテカンでも、日本では副作用死が多発し、フランスでは問題にならなかったのです。

あまりにも死亡例が続出して、治験が途中で中止になる場合もあります。

たとえば国立がんセンターが中心になって行った治験（非小細胞肺がんⅢA期の患者さんに対するプロトコール研究（注・予備的な研究）で、肺がん手術の前と後に抗がん剤治療をして効果を調べた）では、「二六例登録中術後死亡が五例生じ、術前死亡が二例発生した。術後死亡五例中四例は一施設から発生し、すべて全摘例であった。その施設の肺全摘率は七一％で、他の施設の平均一三％に比し異常に高かった。二六例中術前術後あわせて七名の死亡が生じ…（中略）…このため、このプロトコール研究を中止し、組織、方法を含めて改善再出発することにした」（「癌と化学療法」一八巻一五一一頁九一年）と言います。患者さんの三割もが死亡する危険な治験が無造作に行われていることに、あらためて驚きます。

どの抗がん剤でも比較的共通して起きる副作用は「白血球減少」で、白血球の数が減ると抵抗力が落ちて、細菌、ウイルス、カビなど種々の感染症にかかりやすくなります。それで、「大学病院のように病床の回転を早くするために、術前あるいは術後化学療法を関連病院に依頼する事も多い。必然的に患者管理能力に差を生じ、化学療法に基づく感染症死が増してくる」（「癌と化学療法」一八巻一五一一頁九一年）ということにもなります。

白血球増多剤を使った場合にどれだけ強い抗がん剤治療が可能になるか、それで効果が上がるかを調べた治験で、白血球数には注意していたが、他の重篤な副作用（血小板の減少）が出て、患者さんが死亡してしまった場合もあります（一〇四頁参照）。前述のように、フルオロウラシル系の経口抗がん剤のような「弱い治療」でも、副作用による死亡がありますが、そもそもこのような薬を使うこと自体が医師のレベルの低さの現れなのです。

●体力がない人、お年寄りはさらに危ない

同じ抗がん剤治療で医師のレベルも同じであれば、副作用死には、患者さんの年齢、体力、諸臓器の機能が一番影響してきます。抗がん剤の注射・点滴のサイクル数も一サイクル当たりの量も適切で、感染対策などの管理も十分だが、患者さんが弱すぎて死ぬ、という場合です。

寝たり起きたりという状態の患者さんは、命を縮めることが多いといえます。むかし私たちの病棟（慶応病院放射線科）でも、最後の最後まで抗がん剤を使っていたことがありますが、そういう場合、患者さんは、決まって、抗がん剤を使った次の日ないし数日後に死亡しました。その時の経験から、寝たり起きたりになったら、抗がん剤は使わないほうがいいと言えるのです。

高齢者も不利で、たとえば悪性リンパ腫の、ある第三世代の組合せの死亡率は、六〇歳未満では二％なのに、六〇歳以上では一三％、という報告もあります（「Semin Hematol」二五巻補二号四一頁八八年）。それは、その治療法を開発・工夫した、最先端の病院での率ですから、他の不慣れな病院では、もっと高くなることでしょう。

ある最先端の病院からの論文では、肺がんで「一九％」という副作用死亡率（約五人に一人が死亡）が報告されています（「JCO」九巻四五三頁九一年）。これは放射線と抗がん剤とを併用して、その効果を調べた臨床試験ですが、放射線治療だけでは副作用死はまず出ませんので、抗がん剤を使ったせいだとみなしていいでしょう。

死ぬのは、抗がん剤治療を受けた直後とは限りません。何か月もしてから、たとえば肺炎で死んだりした場合、誰も抗がん剤のせいだとは思いません。しかし実際には、抗がん剤の影響で、からだや肺が弱っていたために死んだ、ということもあります。

どういう人が危ないか、ある専門家は、「PS4（注・寝たきり状態）、腹水、胸水の大量貯留、重症感染症、高齢者、高度な臓器障害（肝、腎、心）、高度黄疸、中枢神経系転移などでは、一般に化学療法は禁忌（注・行ってはいけないこと）とされる。無理をして抗がん剤を投与すれば、予想以上の副作用を引き起こし致命的になることがあるので注意を要する」（「臨床消化器内科」六巻二三三頁九一年）と言っています。

●医師向けの添付文書には、副作用がぎっしり書かれている

本書の巻末に掲げた副作用情報は、現在（二〇〇四年）、日本で認可されている抗がん剤の添付文書から引用転載したものです。添付文書とは、各抗がん剤に添付された医師向けの説明書で、適応（その薬をつかって治療してよいがんの種類）、使う用量、効能、副作用や使用上の注意、動物実験の結果、臨床試験の成績、参考文献名などが書かれています（巻末参照）。

どのような副作用が出るかは、薬によって異なりますから、このような医師向けの添付文書をつけて薬を販売することが、法律で義務づけられているわけです。しかし抗がん剤は町の薬局では売っていませんから、この添付文書に記載された内容を患者さんが直接見る機会はありません。

添付文書は、治験段階で出た副作用を元にメーカーが作成したものです。この他にも実際に治療で使ってみたら予期せぬ副作用が出る場合もありますし、ソリブジンで起きたように、メーカーが重篤

な副作用や死亡事故を隠している可能性もあります。添付文書に書かれていない副作用や、まだ気づいていない副作用があることも考慮しながら、巻末にあげた薬剤別副作用を参考にしてください。

よく、どの副作用がどのくらいの頻度で出るか書いてないと、全部心配になってしまって困るじゃないかという人がいますが、「頻度」は言わば医師側の論理です。患者さん一人一人にとっては、その副作用が出れば一〇〇%、出なければゼロ%なのですから、何か症状を自覚したら、副作用ではないかと気をつければいいわけです。

●経口と注射・点滴で副作用の出方に差があるか

食欲不振・吐き気・嘔吐・口内炎・腹痛・下痢・味覚異常など、これらは、注射でも経口でも出ますが、量が同じなら、経口の抗がん剤のほうが強く出がちです。なぜかというと、経口の場合は飲んで胃に入って腸(消化管)から吸収されるので、全量が消化器系に集中します。消化管の細胞に接触したフルオロウラシルは、消化管の細胞を横切って吸収されるわけで、その時に細胞の機能が障害され、死滅するものもあります。それで消化器の症状が真っ先に強く出てくるのです。

注射なら、薬は全身血流に乗って諸臓器に分散しますから、薬の一部しか消化器に回らないので、消化器系の副作用は軽度で済むわけです。もっとも、吐き気については、注射のほうが強く出ると考えてください。中枢神経への作用が一番の原因のようだからです。

●抗がん剤の毒性は全身に出る

抗がん剤で見られる副作用は、よく知られている吐き気や脱毛だけにとどまりません。ほぼ全臓器にわたってなんらかの副作用が出ます。注射の場合はいきなり血液に入るので、すぐ全身に回るわけですが、経口の抗がん剤も、吸収されたあとは全臓器に回ります。

一つの薬で数十の副作用が出ることはしょっちゅうです。抗がん剤の種類によって、とくに出やすい副作用もあります。副作用には、脱毛や口内炎のように、抗がん剤をやめれば治るものと、腎不全や肺不全のように、抗がん剤をやめたあとでも治らない、後遺症として残るものがあります。肺線維症・腎不全・聴力障害・心不全・発がん・無月経などです。

最大の副作用は「死亡」ですが、死なないまでも、こうした重篤な後遺症をかかえて生きている患者さんはたくさんいます。

●副作用の出方には個人差があるから、同じ量でも重篤になる人もいる

抗がん剤で治るがんの場合、同じ抗がん剤の組合せでも、確かに薬剤量が多いほど治る率は向上します(ただしそれで死ななかった場合)。薬剤量が多いということは、副作用も強いわけですから、「副作用が強いほどよく治る」というのは本当です。

そう聞くと、抗がん剤で治るがんの人でも、副作用をあまり感じなかった人は効かないのではと心配したりしますが、副作用の出方には個人差があるわけで、副作用をあまり感じなかったからといって、治療が不足しているとはいえません。

重篤な副作用が出る量にも、人によって差があります。薬によっては、それ以上使うと危険という目安が一応分かっているものもありますが、人によって副作用の出方は違うので、その量よりずっと少ない量でも、重篤になってしまう人もいます。

たとえば、アドリアマイシンで心不全になる量の目安はありますが、それ以下の量でも、人によっては心不全が生じます。なぜ同じ薬でも人によって副作用の出方が違うのかという理由は、まだよく分かっていません。

●主な副作用と対策（一七七頁に副作用のグレード表あり）

●肺線維症ないし間質性肺炎（肺不全）

多くの抗がん剤で起きますが、とくにブレオマイシンでよく起きます。

突然、呼吸困難になって死亡したり、亡くならなくても、一生、肺の呼吸障害をかかえて車椅子生活になったりします。寝たきりの人もかなりいるでしょう。私も過去にこの薬を使って、あっという間に患者さんを肺炎で死なせてしまった苦い思い出があり、最近は、なるべくこの薬の入っていない組合せを使うことにしています。日本全体では、まだずいぶん使われていますから、どのくらいの人が後遺症をかかえて生きているか分からないくらいです。

●腎不全

さまざまな抗がん剤で起きますが、とくにシスプラチンでよく起きます。それで死亡したり、一生透析を続けることになったりします。

それを避けるには、点滴をして尿がたくさん出るような状態にした上で、シスプラチンを入れて、早く尿中に排泄されるようにします。

●聴力障害

とくにシスプラチンでよく起きます。

●心不全

アドリアマイシンでよく起きます。心臓の筋肉が障害されて、心不全となるのですが、筋肉の細胞は分裂しないので、抗がん剤が細胞分裂をじゃまするのとは別のメカニズムが関与して心筋が障害されたと考えなければなりません。

●神経症状

有名なのはビンクリスチンによる手足のしびれ感ですが、シスプラチンが広範に使われているので、シスプラチンによる手足の強いしびれ感が問題になっています。ビンクリスチンのしびれ感は、だんだん軽減していきますが、シスプラチンのはなかなか治らないようで、手先仕事ができなくなることもあります。

●白血球減少

白血球減少はどんな抗がん剤でも起きます。イリノテカンでも、これでずいぶん亡くなりました。白血球といっても、リンパ球や顆粒球などいろいろありますが、顆粒球について考えてみます。顆粒球は、感染症にならないようにする、いわばボディーガードの役目を果たしています。その寿命は大変短く、一日ないし二日程度しかありません。それでも、体内の顆粒球の数がだいたい一定に保たれているのは、骨髄で盛んにつくられているからです。

抗がん剤は、その骨髄をたたき、顆粒球の補給を一時的に断ってしまいます。骨髄が真っ先にやられるのは、細胞分裂が盛んな細胞ほど抗がん剤の影響を受けるからです。同じ骨髄の中にあっても、分裂を終わって成熟を待っている顆粒球ではなく、まさに分裂しつつある顆粒球の前身を抗がん剤がたたくわけです。

したがって抗がん剤の影響が、血中の顆粒球の減少、あるいは白血球の減少として認められるようになるには、ふつう一週間以上の日数がかかります。が、抗がん剤の種類によって、この期間には幅があり、一週間程度のもの、二週間かかるものなど、まちまちです。

抗がん剤の量が多ければ多いほど、白血球減少の程度が強くなることは当然です。そして、中にはゼロに近くなる人もいます。しかしそれは、必ずしも危険ではありません。CHOP（チョップと読む）という多剤併用療法をすると、人によって白血球数はゼロ近くまで減少しますが、そんなに低下しても、危険はほとんどありません。それは白血球数がすぐに増加してくるからです。抗がん剤でたたかれた骨髄には、その後、細胞分裂を盛んにする刺激物質が出回り、それで白血球がどんどんつくられるわけです。そして、最初のCHOP療法をしてから三週間たつと、次のCHOP療法ができるまで白血球数が回復します。

危険なのは、抗がん剤を続けて使用した場合です。たとえば一回抗がん剤を使用したあと三日後にもう一回抗がん剤を使用すると、せっかく回復しかけた骨髄が再びたたかれてしまい、白血球の生産が遅れてしまいます。結果として、一回だけ抗がん剤を使った場合に比べて、白血球が低いままにとどまる日数が、最低でも三日分は長くなります。こうした白血球の低い期間が長ければ長いほど、危険になるわけです。ですから、ソリブジン事件の場合も、医師が気づいてソリブジンをやめさせても、フルオロウラシル系経口抗がん剤のほうまでやめさせなかった患者さんは、死亡しています。

といっても、標準的な抗がん剤治療であれば、そして対処法が適切ならば、白血球減少による危険はほとんどありません。たとえば乳がんに使われるCMF（シーエムエフと読む）という多剤併用療法では、二度目の注射を一週間後に行い、それで一サイクルとしていますが、私たちの放射線科ではこれまで六〇〇人以上に行ってきて、死亡は一人もありません。ただこの場合、高齢者には行わず、最大四サイクルに制限しているのが、死亡事故がない理由の一つになっているはずです。これを六サイクルとか一〇サイクル続けていけば、相当な危険があると思います。

なお白血球増多剤については、使ったからといって抗がん剤治療の効果が上がるという証明はありません（一〇二頁参照）。

●骨髄機能抑制

白血球減少が真っ先に出てくることが多いので、骨髄機能抑制というと、ふつう白血球減少のことを指します。が、血小板が減って、いろいろな組織・臓器に出血することもあります。抗がん剤を長期に使っていると、赤血球が減って貧血になります。

●脱毛

抗がん剤の種類によって、毛が抜けやすいものと、そうでないものとがあります。たとえばアドリアマイシンは、一度で髪の毛がほとんど抜けてしまいます。しかし個人差もあって、アドリアマイシンでもなかなか抜けない人もいます。年齢も関係し、高齢になるほど抜けやすくなります。

脱毛の予防としては、抗がん剤の血中濃度が高い間、頭皮にいく血流を減らす、という方法があります。髪の生えぎわをギュッと縛ったり、氷を乗せて冷やしたりして血流を減らそうというものです。私も一時期、患者さんに試みたことがありますが、なかなかうまくいかず、結局抜けてしまうので、いまは放棄しています。でも、治療が終われば、抜けても必ず生えてきて、元と同じようになりますから、安心してください。

●吐き気

シスプラチンによる吐き気が有名ですが、どんな抗がん剤も多少なりともこの副作用をもっています。シスプラチンの辛さについては、航空評論家の故青木日出雄さんが、その著書の中で、次のように述べています。

「シスプラチンの点滴が終わると、直後に腸の下の方から強い締めつけが始まる。そのうちに胃が両方から万力で締めつけられて真四角になる、と思ったとたん、猛烈に吐く。病棟中にきこえるような大きな音をたててゲーッと吐く。胃液が出て、中にあるものをすべて吐き出しても、まだ足りなくて吐き続ける。三、四回吐いてしまうと胃の中のものはなくなるが、吐き気だけはおさまらない。涙と汗と、鼻汁と吐瀉物とで、顔中がぐしょぐしょになってしまう。この吐き気がきっかり三十分おきに襲ってくる。それが翌朝まで続く。七転八倒の苦しみである」（『ガンを見すえて生きる』講談社）

吐き気が出るメカニズムは、主として、中枢神経系を介するものだと考えられています。中枢神経にある受容体を抗がん剤が刺激して吐き気を感じる、というものです。その他に、抗がん剤が消化器の細胞に働きかけて、その影響が中枢神経に及んで生ずるものもあるでしょう。

最近では、吐き気を効果的に止める薬が開発され、臨床でも用いられています（カイトリルやゾフラン）。シスプラチンの吐き気も、かなり抑えることができます。が、完全ではなく、吐き気が強い人もいますし、また抗がん剤を何度も使っているうちに効きにくくなるようです。

なお、吐き気を止めても、がんを死滅させる抗がん剤の効果には変わりありません。ということは、吐き気止めを使ったからといって、効果が増えるとも減るとも証明されていないということです。

●下痢

フルオロウラシル（経口でも注射でも）によって生じるものが有名です。抗がん剤が腸粘膜の細胞をたいてしまい、水分が吸収できなくなるか、体内の水分が漏れ出すかして生じます。下痢がひどくなると、死にいたる危険までありますから、馬鹿にしてはいけません。

下痢がひどい場合、モルヒネ系の薬を使えば（モルヒネには痛みを止める作用だけでなく便秘を引き起こす作用がある）、下痢を止めるか軽減させることができますから、あとは水分補給をしておけばいいのです。しかし、イリノテカンによる下痢はとても頑固で、いったん生じると危険なようです。

ちなみにモルヒネを痛み止めとして使う時は、この便秘という作用はじゃまですから「副作用」と呼ばれます。このように、その時々の治療にとって都合のいい面を主作用とか作用と呼び、都合の悪い面を副作用と呼ぶわけですが、副作用も主作用も、どちらもその薬のもともと持つ本性なのです。

●口内炎

メトトレキサートによるものが有名です。口腔内の粘膜でも、活発な分裂が行われていて、古い細胞と入れ替わる新しい細胞が補給され続けています。その補給基地が抗がん剤でたたかれて分裂が一時的に止められると、古い細胞が脱落したあとを埋める新しい細胞が補給されません。それで粘膜がはげおちた状態になり、それが口内炎とかアフタと呼ばれる状態になるわけです。しばらくたつと、下から新しい粘膜細胞が育ってくるので、自然と回復します。

●発がん

がんは遺伝子に傷がたまって起きる病気ですが、がんをやっつける抗がん剤にも、遺伝子を傷つける働きがあります。したがって、たいていの抗がん剤に発がん性があるわけです。とくに強いのは、エンドキサン、ナイトロジェン・マスタードなどのアルキル化剤といわれる系統の薬です。

発がん性は、抗がん剤の種類によって程度に差があるようです。動物実験では、ほとんどの抗がん剤に発がん性が認められており、肺がん、乳がん、膀胱がんなど白血病以外のがんもよく見られます。

人間では、小児がん、悪性リンパ腫、卵巣がんなどで抗がん剤を使った場合、後年、白血病が増えることは証明されたと考えてよいでしょう。他のがんでも同じような抗がん剤の使い方をすれば、やはり白血病が増えるはずです。しかし、白血病以外の発がんについてはよく分かっていません。たとえば、胃がんや頭頸部がんでは、抗がん剤をしなくても肺がんや食道がんが生じてくる率がもともと高いので、抗がん剤の使用後に別の臓器に発がんしても、実際にそれが抗がん剤のせいかどうかは確認できません。計画的に何千人と調べなければ分からないからです。

乳がんの抗がん剤治療でよく使われるCMFでは、発がんはないとされていますが、それも調べ方が足りないのかもしれません。おそらく長期間使えば、発がん性が高まるでしょう。発がん性は、抗がん剤を使う原因となったがんの種類よりも、使う抗がん剤の種類と総量に左右される、と考えておいたほうが安全です。

またエイズのように、免疫力が低下した時にも発がんが増えることが知られています。遺伝子に傷をつけない抗がん剤（たとえばメトトレキサート）も、免疫力の低下はもたらしますから、その結果、発がんが増えるとも考えられます。白血病や悪性リンパ腫の治療の抗がん剤の組合せにステロイド剤が含まれていますが、正常なリンパ球にも作用してしまうので、ステロイドの免疫力低下作用によって別の悪性リンパ腫になったりする可能性もあります。

人間においてどのくらい発がんするかという研究は、日本では著しく立ち後れています。ことに、日本に特有の抗がん剤ともいえるフルオロウラシル系の経口抗がん剤は、多数が長期間飲んでいるにもかかわらず、ほとんど研究・調査がなされていません。しかし長く続けるほど、遺伝子の傷が増え、発がん性が高まるはずです。けっしてデータの出ない壮大な発がん実験が続いているようなもので、非常に危険な状態です。

発がんについては、添付文書の副作用欄に載っていません。これも重大なタブーの領域なのかもしれません。前述のように、どの薬の発がん性も、使う総量に比例するはずです。その意味でも、できるだけ抗がん剤治療は少なくし、がんによってはなくす方向へもっていくべきでしょう。

●不妊症

抗がん剤の種類と使い方によって、不妊症になるかならないかが決まります。男性では無精子症、女性では卵巣機能不全や月経異常（無月経）という形で不妊になります。同じ薬の組合せでも、無月経になるかどうか、無精子症になるかどうかには個人差があります。

妊娠可能な場合、男性と女性のどちらが抗がん剤治療を受けた場合でも、治療後であれば、子供をつくっても大丈夫です。抗がん剤治療を終えたあとなら胎児には影響しません。パートナーのいずれかが抗がん剤治療を受けていた場合、抗がん剤治療が終了して、その後妊娠できた場合には、子供に奇形が生じる率は、一般の人が産んだ子供に生じる率と変わらないとされています。

●無精子症

男性が抗がん剤治療をすると、かなり高い率で発生します。睾丸のがんなどで抗がん剤を使うとよけいに起きやすく、あらかじめ抗がん剤治療前に精子を保存して使う試みが米国などではありますが、保存した精子の力が弱いことが多く、あまり成功していません。

●無月経

ある患者さんは、こんな訴えをもって、私に相談にきました。

「抗がん剤治療中は妊娠しないようにといわれて数年治療を続けた。迷ったあげくやっと服用を中止したところ、今度は生理が来ない。妊娠したくてもできない状態になった。今後はどうなるか。医師はこんな重大な選択を勝手に決めてよいのか」

治療後に一年とか二年とか長期にわたってエンドキサンなどの抗がん剤を服用したりすると、無月経になることがあります。無月経の期間が長いと、どの年齢の女性でも、そのまま閉経してしまいます。エンドキサンを経口的に毎日飲んだ場合、一年以上続く無月経が出現し、月経は再開しないようです。三〇歳以下でも、総量が多くなると(二〇〇〇〇ミリグラム以上)、無月経の危険があるとされています。フルオロウラシル系の経口抗がん剤とタモキシフェンの併用によっても、無月経になることが報告されています(「日臨外医会誌」五〇巻一二六四頁)。

私の治療経験では、乳がんに対するCMF療法の場合、三五歳前であれば、永続的な無月経になった人はいませんが、今後も絶対に出ないという保証はありません。CMFを最大四サイクルにとどめていることも影響しているはずです。CMF療法程度の強さの抗がん剤治療なら、三サイクルとか四サイクルしても無月経にはなりにくいようですが、患者さんの年齢にもよります。当然ながら、閉経に近い女性は、簡単に無月経になってそのまま閉経します。六サイクルとか一〇サイクルとか増やしていけば、三五歳以下でも永続的な無月経が出てくるでしょう。

ただ乳がんの場合、抗がん剤によって無月経にもっていくのが生存率向上につながる、という説もあります。そう考える医師は、無月経になったことを、副作用ではなく主作用と考えるわけです。ある出来事を主作用とみるか副作用とみるかは考え方次第、という一例です。

副作用はなぜ出るか

●抗がん剤は毒物

抗がん剤は、言葉をかえれば、要するに「細胞毒」です。

抗がん剤の開発というのも、なにかしら毒性がある物質をみつけて、がん細胞に、その物質がとくによく効くかどうかを調べていくプロセスです。

日常生活では「毒物」と呼ばれているような物質が精製されたものが抗がん剤なのです。そもそも最初の抗がん剤は、毒ガスの研究から生まれたものでした（ナイトロジェン・マスタード）。

それゆえたとえば四谷怪談で、主人公のお岩さんが毒を飲まされ、だんだん体調が悪くなって髪の毛が抜けてくる、という場面がありますが、あの毒物は、今日研究すれば抗がん剤として使えるのではないかと思います。

●がんだけやっつける薬はない…正常細胞とがん細胞はもともと同類

副作用のない抗がん剤はないのかと皆さんは思うでしょう。残念ながらありません。がんにだけ働いて、正常細胞には働かない薬はまだ知られていません。

なぜかと言えば、がん細胞はもともと正常細胞から分かれたもので、細胞の構造、代謝の仕組、分裂のプロセスなどが共通だからです。ですから、がん細胞をやっつける薬は、必ず正常細胞をやっつけてしまい、がんだけやっつける薬は考えられません。

がん細胞に特有の物質や、特殊な代謝経路があるのではないかとして、それを探す研究が行われてきましたが、決定的な相違は見つかっていません。がん遺伝子やがん抑制遺伝子が見つかったではないかと言われるかもしれません。が、それらが発がんに関与していることは分かってきたものの、それらはたくさんある遺伝子のうちのごく一部を占めるにすぎません。がん細胞と正常細胞とはその構造や代謝の大部分が共通するわけです。そして、分裂の仕方も、ほぼ共通しているのです。

●秩序派の正常細胞のほうが、アウトローのがん細胞よりダメージが大きい

同じように抗がん剤にさらされても、正常細胞のダメージのほうが大きくなります。それはなぜか。ひとことで言えば、がんよりも正常組織・臓器のほうが秩序を重んじるからです。

正常細胞はいつも互いに秩序を保って、その組織・臓器の機能を維持しています。抗がん剤の攻撃を受けた場合に、一個だけが生き残ればいい、というわけにはいきません。一定数以上の正常細胞が残っていないと組織・臓器の機能を保てないからです。

一方、がん細胞のほうは無法者の細胞集団です。コントロールを受けずに好きなだけ分裂をくり返していくので、数も無限に増えていきます。抗がん剤によって仲間のがん細胞が死んでも、一個だけでも生き残れば、再び分裂を重ねることが可能です。

●分裂が盛んな細胞ほどダメージが大きく副作用も集中して出る

分裂する能力はあっても、とりあえずは分裂しようとしていない細胞を「眠っている細胞」と呼び

ましょう。

そもそも抗がん剤がどうやってがん細胞をやっつけるかというと、抗がん剤の種類によって異なりますが、がん細胞が分裂するプロセスをじゃまして、分裂できないようにするメカニズムが最もポピュラーです。分裂を邪魔するメカニズムにもいろいろなものがありますが、主なものは、遺伝子のコピーを邪魔するメカニズムです。

細胞分裂して二つの細胞になるには、遺伝子がもう一組必要です。ちょうど遺伝子をコピー機にかけて、そっくり同じものをコピーする作業に似ています。そこで抗がん剤は、たとえば遺伝子を分断したり、遺伝子のもとになる材料の合成を妨げたり、酵素が働けなくしたりして、コピーを邪魔します。

まるで、紙を隠したり、電源コードを切断したりしてコピー作業をじゃまするようなものです。ところが、がん細胞が分裂しないで眠ってしまっていると、コピー作業自体にとりかかっていないわけですから、じゃましようがありません。いったん細胞の中に入った抗がん剤は、代謝されてやがて細胞の外に出ていってしまいますから、抗がん剤が出ていったあとで目をさましてコピー作業にかかれば、がん細胞はりっぱに分裂できることになります。

がん細胞の分裂・増殖は、皆さんが思っているより実はのんびりしていて、正常細胞のほうがずっと活発に分裂していたりします。たとえば白血球や小腸の上皮細胞は数日から一〇日程度のうちに入れ替わってしまいます。もちろん全部のがんに当てはまる話ではありませんが、ふつう、がん細胞よりも、骨髄や小腸粘膜の正常細胞のほうがずっと盛んに分裂しているのです。

ただ、がん細胞と違って、分裂した分だけ古い細胞が死んでいくので、正常細胞の総数は増えません。がん細胞の場合には、無限に増えていくという特徴があるので、長い目でみればどんどん増大していくのですが、瞬間、瞬間をみますと、正常細胞の分裂速度のほうが速いことがあるわけです。ですから、イリノテカンでも、骨髄や胃腸が抗がん剤に先にやられ、白血球減少と下痢が生じて何人も死んだのです。

脳や筋肉とかのように、ほとんど細胞が分裂していない臓器は抗がん剤の直接の影響は受けにくいのですが、細胞が盛んに分裂している臓器、毛根、精巣、卵巣、骨髄、消化管、呼吸器、皮膚などはことごとく大きな影響を受けます。そして神経細胞や筋肉など分裂しない細胞も、活動はしているわけですから、抗がん剤によって活動のじゃまをされて、死滅することがあります（たとえば白質脳症）。

これまで、抗がん剤治療は、がん細胞をなるべくたくさん死滅させようとして臨床試験が続けられてきましたが、なるべくたくさんの正常細胞をやっつけようという試みであったということになります。

このように見てくると、なぜ、がんが抗がん剤で治りにくいのかということや、がんが治らないことは例外ではなく、むしろ原則なのではないかということが理解できるのではないでしょうか。

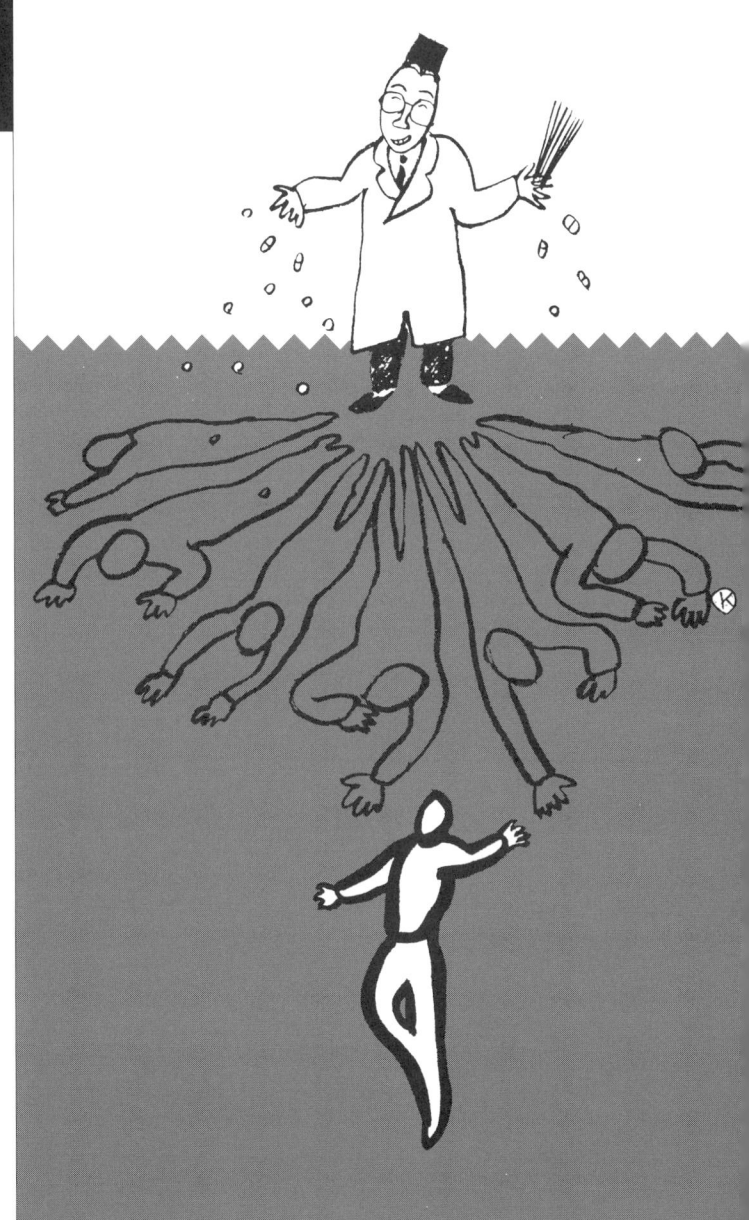

3章

データでみる抗がん剤で治るがん・治らないがん

●あえて四つのグループに分けた意味

この章では、抗がん剤治療の現在の到達点を示すことにします。

胃がん・肺がん・大腸がんなど、がんが発生する臓器は数多くありますし、胃がん一つとってみても、組織型もまちまちですし、同じ組織型にしても、早期がん、進行がん、末期がん、転移しているがん、転移していないがんなど、さまざまな進行段階に分かれます。ですから、あるがんが抗がん剤で治るとか治らないとか、あまりに割り切った議論は不適当ではないか、という疑問がわくはずです。

その疑問はもっともですが、あえて分類を行いました。そうしないと、抗がん剤によって治る可能性を、どのがんについても否定しないままで終わることになり、データで無効と出ているにもかかわらず、結局、どのがんにおいても、全員が抗がん剤治療を受けさせられ続けることになるからです。

まず、抗がん剤で治るかどうか（正確に定義すると生存率が上がるか否か）でみると、がんは四つのグループに分類できます。この章では、各臓器のがんがそれぞれどのグループに入るのか、またそう分類した根拠について述べます。↓（注・二〇〇四年の新版で、一部変更しました。七〇頁注参照）

第一グループは、抗がん剤でよく治るがん。これらは抗がん剤でしか治らないがんとも言えます。

第二グループは、第一グループほどではないが、抗がん剤で治る率が向上するもの。

第三グループは、抗がん剤で治ると言われているが、疑わしいもの。ただし、生存「率」でなく、生存「期間」は延びる場合もあるかもしれません。

第四グループは、抗がん剤では治らないもの。

そして再発・転移したあとでは、第一、第二グループのがんも、次の順位のグループに属します。

第一グループ＝抗がん剤でよく治るがん

・**急性白血病**
・**悪性リンパ腫**（ホジキン病・★非ホジキンリンパ腫）【新版で変更】★は中・高悪性度に限る→七〇頁　注②参照。
・**睾丸腫瘍**（こうがんしゅよう）
・**子宮絨毛腫瘍**（じゅうもうしゅよう）
・**小児がん**（ウィルムス腫瘍、横紋筋肉腫、ユーイング肉腫、骨肉腫など）

これらのがんについては、どの専門医も同じように、抗がん剤でよく治るグループに入ると書いています（例・「日本医事新報」三三四二号三頁八八年）。

たとえば、子供の急性白血病は、以前は長期生存率がゼロでした。文字通り不治の病でしたが、抗がん剤治療によって、六割あるいはそれ以上の患者さんが長期生存できるようになってきました。

●抗がん剤によって目覚しく生存率が上がった悪性リンパ腫

悪性リンパ腫とは、血液のがんの一つで、がん化したリンパ球が、五センチとか一〇センチのしこりになってしまうものです。ホジキン病と、非ホジキンリンパ腫に分かれ、どちらも、抗がん剤で治る率が向上します。ホジキン病は、以前、治療法のない時代には、一〇年生存率は一％程度でしたが、現在では、八割以上に向上しています（「日癌治」二四巻一〇四五頁八九年）。それは、放射線治療と抗がん剤治療がとても有効だからです。

ホジキン病は、他の多くのがんと同じように、進行度によって一期から四期までに分類されます。一期から二期までは主として放射線で治療され、三期、四期では抗がん剤治療が中心となります。ホジキン病は、他のがんに先がけて抗がん剤治療が研究されたがんです。

三期、四期の場合、抗がん剤治療によって、五割ないし六割が治ります。このグループのがんでは、抗がん剤治療の意義や効果は疑う余地がありません。別に多数の患者さんを治療しなくても、抗がん剤が患者さんを治しているということは実感できます。ほんの一人の患者さんを治療した段階でも、その手ごたえは実感できるほどなのです。

図1は、私が所属する慶応病院放射線科で治療した四期のホジキン病の患者さんの経過です。四期ですと、放射線治療では治らないので、抗がん剤治療をしました。高い熱が出ているのは、ホジキン病の影響によるもので、腫瘍熱と呼ばれます。血小板がひどく減少しているのは、がんが肝臓、脾臓、骨髄などにあるためだと思われます。

●図1　ホジキンリンパ腫4期のC-MOPPによる抗がん剤治療

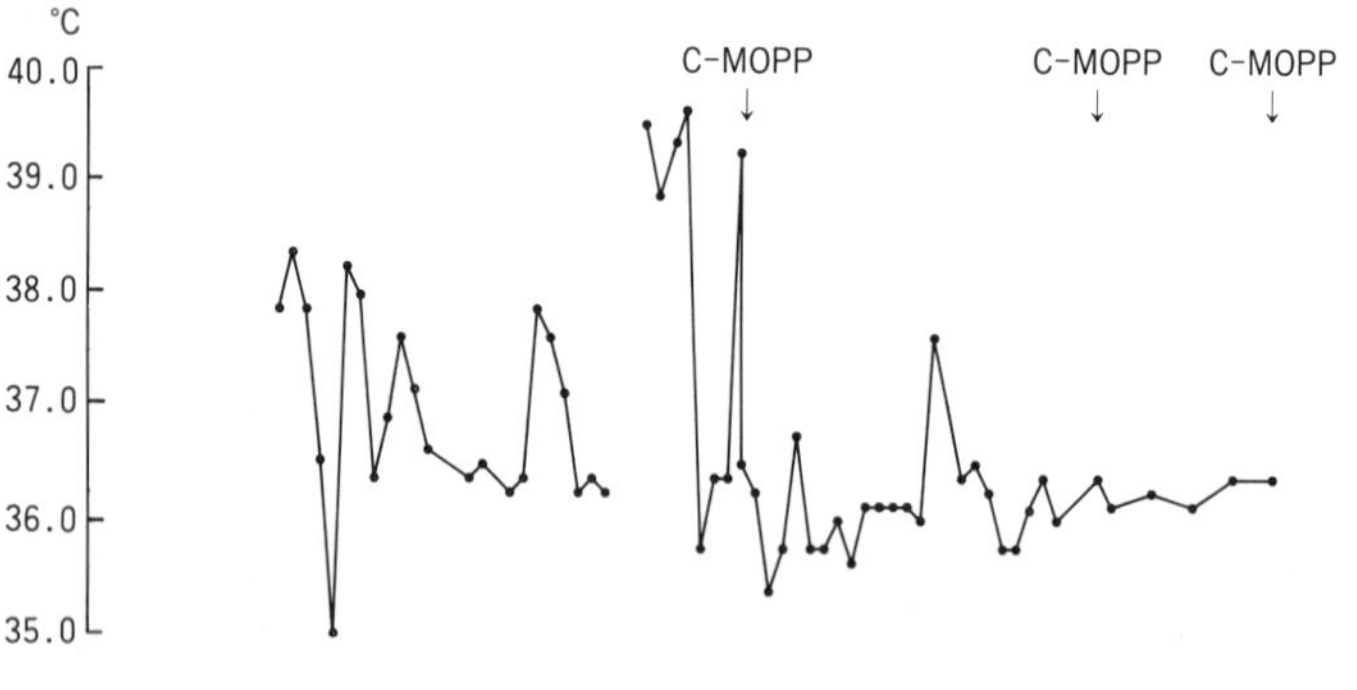

白血球数	2700	3200	2200	1800	4000	400	2300	800	900
血小板数(万)	11.9	15.7	16.3	6.2	2.1	4.9	9.9	22.4	14.5

2月　3月　4月　5月

(出典：慶応大学病院放射線科)

注・ホジキンリンパ腫＝ホジキン病

この患者さんには、エンドキサン、ビンクリスチン、プロカルバジン、副腎皮質ホルモン（プレドニゾロン）からなるC-MOPP（モップと読む）という組合せの抗がん剤治療（多剤併用療法）を行いました。

治療後、みるみるうちに熱が下がって、血小板も元に戻っていくのが分かります。この方は、八年後の現在（九四年）も、再発なく元気に暮らしています。

非ホジキンリンパ腫は、日本に多くみられるタイプで、悪性リンパ腫のおよそ九割を占めます。一期から四期までに分類され、一期、二期でも、治療全体の中で抗がん剤が占める役割が大きいことが、ホジキン病と異なります。**図2**は、慶応病院放射線科の非ホジキンリンパ腫の治療成績の一つで、一期、二期の非ホジキンリンパ腫に対して行われた、三通りの治療方法の成績を比較したものです。三通りとは「放射線治療のみで抗がん剤なしの群」「放射線治療に一～三剤の少ない量の抗がん剤を加えた、弱い抗がん剤治療群」「四種類の抗がん剤で、量もたっぷりの、強い抗がん剤治療群」です。

この図に示しているのは、非再発率、つまり再発して

●図2　非ホジキンリンパ腫Ⅰ期、2期の非再発率の抗がん剤による向上
それぞれ放射線治療を行っている

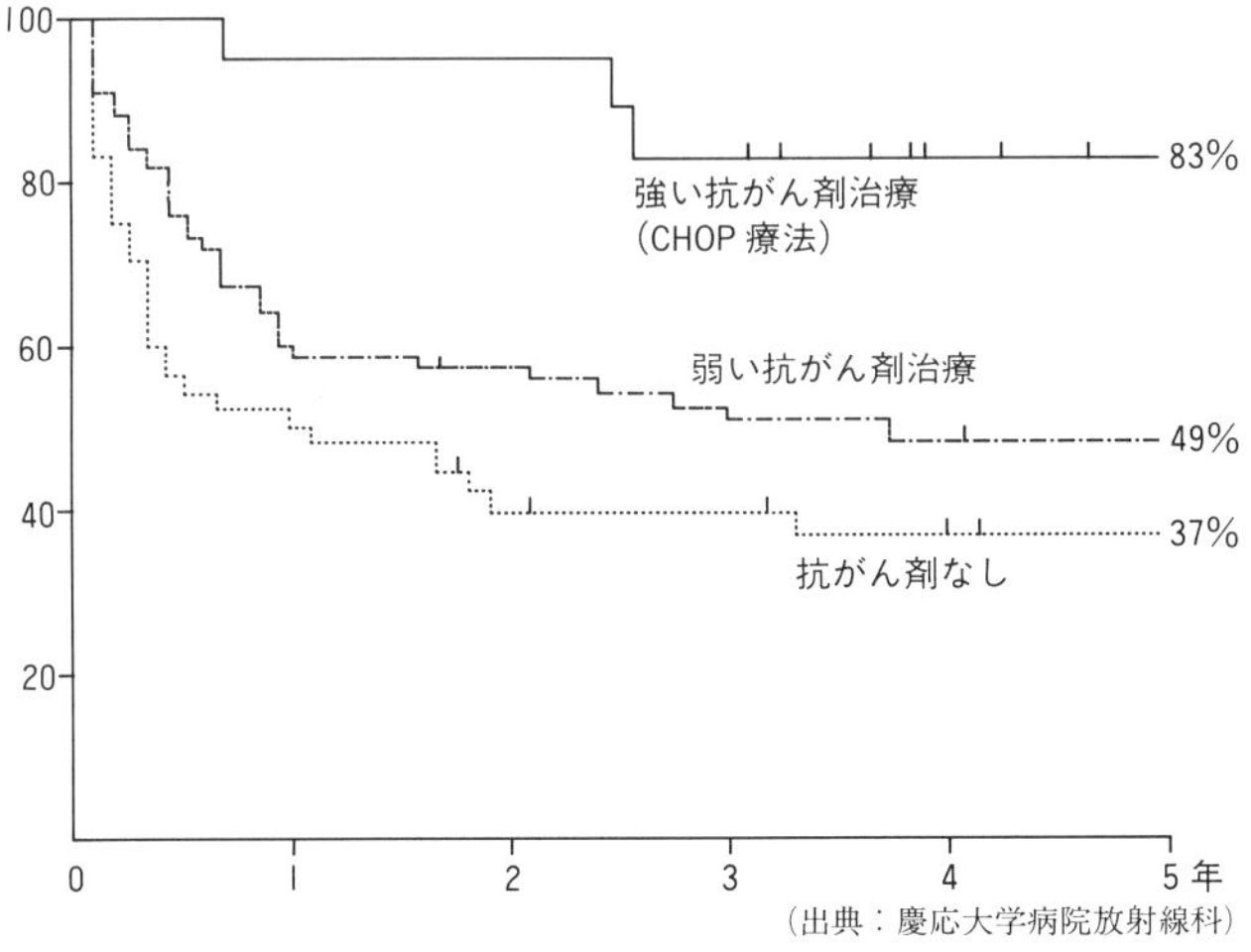

（出典：慶応大学病院放射線科）

いない率ですが、この時代には再発した患者さんは例外なく死亡しており、また他の病気で死亡した方はいませんので、非再発率イコール生存率と考えてください。非再発率（ここでは生存率）は、放射線治療のみの場合よりも、抗がん剤を加えたほうが良好ですし、弱い抗がん剤治療を加えた群よりも、強い抗がん剤治療を加えた群のほうがさらに良好です。強い抗がん剤治療というのは、ほとんどがCHOP療法という多剤併用療法です。

「CHOP」は、C＝シスロホスファミド（商品名エンドキサン）、H＝ハイドロクロライド・ドキソルビシン（アドリアマイシンのこと）、O＝オンコビン（ビンクリスチンの商品名）、P＝プレドニゾロン（ステロイドホルモン）の頭文字をとってつけられた名前です（二九九頁参照）。

●第一世代と第三世代…治療を強くすればするほど生存率は上がるか

三期、四期の非ホジキンリンパ腫の成績は、当然ながら、一期、二期よりも劣りますが、それでも成績はしっかり向上しています。以前、抗がん剤治療がない時代の長期生存率はほぼゼロでしたが、現在では、CHOPを使えば、長期生存率はおよそ四割になることが期待できます。では、それ以上にはならないのでしょうか。

CHOPは、歴史的には、第一世代といわれる組合せ方ですが、抗がん剤の組合せを増やしたり、量を増やして、より強力にしたら生存率が上がるのではというので、他の組合せが開発され、強さが増すに従って第二世代、第三世代と分類されました。

中でも有名なのが、MACOP-Bという第三世代の組合せです（メトトレキサート、アドリアマイシン、シクロホスファミド、オンコビン、プレドニゾロン、ブレオマイシンからなる）。進行した非ホジキンリンパ腫において、七割近い長期生存率が報告されたので（「Semin Hematol」二五巻補二号四一頁八八年）、第三世代による成績向上が証明されたと考えられました。私たち慶応病院の放射線科でも、一時期、MACOP-Bを進行した非ホジキンリンパ腫の治療に取り入れました。

しかし世界には、慎重というか懐疑的な人々もいるもので、本当に成績が向上したか否かを調べるために、第一世代のCHOPと、第三世代の組合せ三種類（MACOP-Bを含む）を比べる研究が行われました。これは、くじを引いて患者さんたちを四つの群に分け、各群を別々の、つごう四種類の組合せ方で治療するというものです（いわゆるくじ引き実験。無作為化比較試験とかランダマイズド・トライアルともいう）。その結果は**図3**に示しますが、なんと、非再発率も生存率も全然変わらなかったのです（「N Engl J Med」三二八巻一〇〇二頁九三年）。

この実験での生存率は、各群とも四〇%程度でした。したがって、MACOP-Bで良い成績を報告した先の病院では、かなり状態のいい、もともと治りやすい人たちを治療していたのだろう、ということになります。そう

●図3　全身性の悪性リンパ腫に対する抗がん剤治療成績の比較

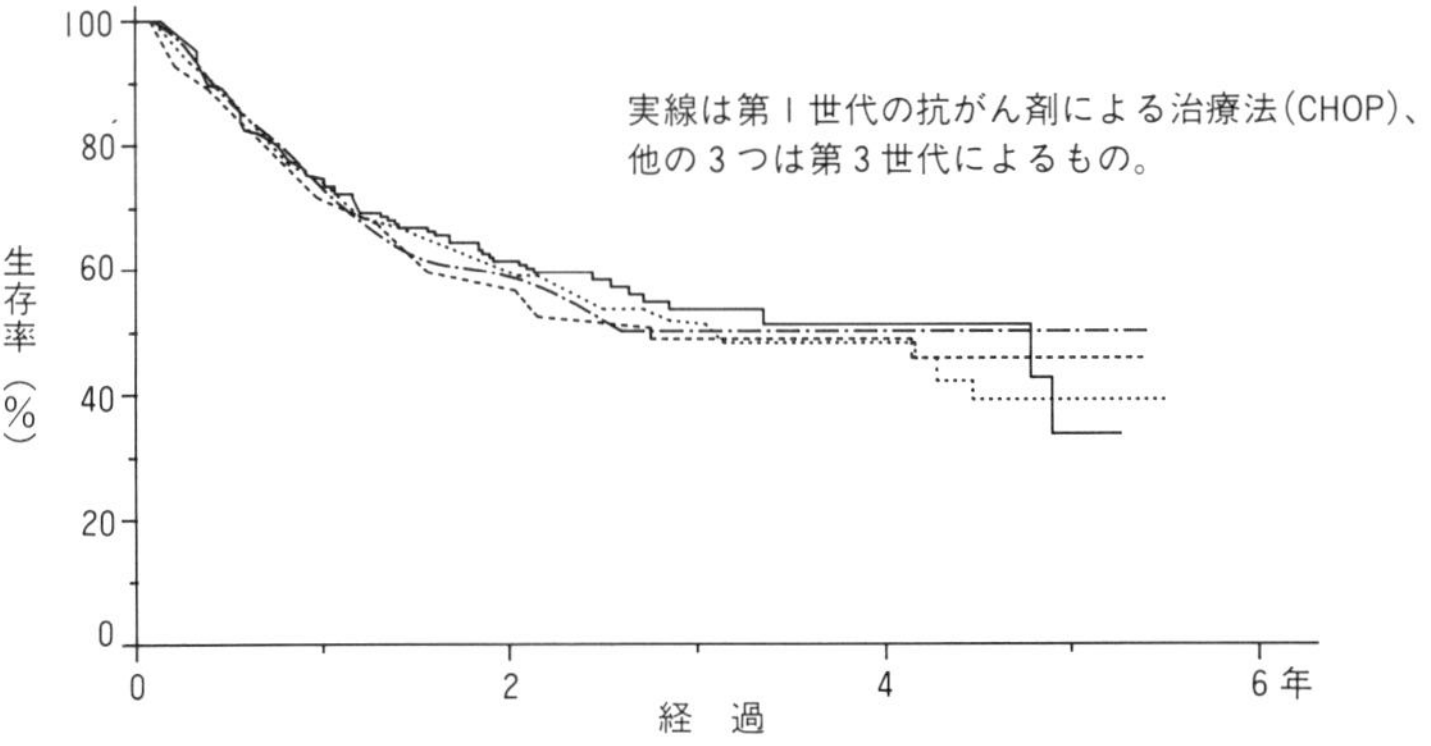

（出典：『N Engl J Med』328巻1002頁　1993年より改変）

いう目で私たち放射線科の経験を調べ直してみると、CHOPに比べてMACOP-Bで成績が向上した証拠がないことが再確認できました。他方、副作用ははっきり増強しました。結局、放射線科でも、再びCHOPに戻ったのです。

このくじ引き実験で試された三種類の第三世代の組合せには、すべてCHOPと同じ抗がん剤が用いられており、その上に、他の抗がん剤も何種類か使われています。とすると、このくじ引き実験の結果から、「ある数の、ある量の抗がん剤を使用して治らないがんは、それ以上の数の抗がん剤を使っても、それ以上の量を使っても、治らない」というルールがありそうなことが分かります。そして現在まで、あらゆる種類のがんにおいて、このルールに反する事実はほとんど見当たらないのです。

ですから、抗がん剤治療を受ける場合は、現在の標準的治療を受ければよい、ということになります。

それと関連してですが、本書では、第一グループのがんではどういう抗がん剤治療を受けなさいという話はあまり出てきません。というのも、本書は意味のない抗がん剤治療について患者さんに情報公開することを主目的としており、第一グループのがんには、日本でもそれなりの治療が行われていると認識しているからです。

第一グループで問題があるとすれば、中小の病院で、標準的治療からはずれた弱い治療をしている場合があるらしいこと、二章で紹介した患者さんたちの手紙にもあったように、あまりにも長い期間にわたって維持療法が行われていて、副作用ばかりが増えている場合があること、この二点に集約できると思います。いずれにしても、第一グループは、最初はしっかりした治療が必要ですから、がん専門病院や大学病院など、専門家のいるところで治療を受けてください。

第二グループ＝抗がん剤で治る率が上がるがん

・**乳がん**（臓器転移がある場合を除く）【新版で第三グループに移す】↓七〇頁注①参。
・**再発した第一グループのがん**

第二グループは、抗がん剤で生存率が上がるけれど、第一グループほどは目覚しくないものです。

●乳がんは多剤併用療法によって成績が向上する

乳がんでは、多剤併用療法によって成績が向上します。

最近はやりのデータ解析の一つに、過去に行われた世界中のくじ引き実験のデータを集めて解析する「メタアナリシス」という方法があります。別々の国や施設で試験したデータを一緒にして処理して、膨大な患者数として全体的な傾向をみるわけです。この方法で、世界中から今までに出た乳がんのデータ（七万五千人分）を平均してみると、「抗がん剤なし」に比べれば、一剤でも成績が若干上がる傾向がみられ、一剤に比べれば、多剤併用療法でもっとはっきり成績が上がっています。

多剤併用療法をすると、長期生存率にしておよそ五〜六％向上し、生きている生存期間で一四〜一八か月延びていると報告されています（「Lancet」三三九巻七一頁）（**図4**）。乳がんでは、抗がん剤治療で成績が上がることが証明されたと考えてよいわけです。

そのメタアナリシスでは、リンパ節転移があった群と、転移がなかった群とでは、成績の向上の程度が若干異なります。リンパ節転移がなかった群では、長期生存率の向上は四％にとどまるのに、リンパ節転移があった群では七%程度上がっています。

ただしこの成績は、がん病巣がはっきりと残っていない場合です。つまり、乳がんを見つけて、手術や放射線治療をして乳房内のがんやリンパ節転移を治療したあと(もしくは前に)、抗がん剤治療をした場合の成績です。これを初回治療に伴う補助化学療法と呼びましょう。

他の報告でも、補助化学療法に使う抗がん剤の量を増やせば、治療成績が上がることが、乳がんではっきり示されています(「JCO」四巻一一六二頁八六年)。メタアナリシスのデータ解析は、世界平均なので、現在標準的とされているものよりも弱い組合せが使われた患者さんも含まれていますし、まだまだ量的に不十分な治療の国もありますから、標準的な量でしっかりやれば、もう少し成績が向上するかと思われます。

ただし、すでに目に見えるような大きさの転移が他の臓器に存在している患者さんでは、い

●図4　乳がん術後抗がん剤治療による利益(7万5千人分のデータ解析)
(全年齢層を含む多剤併用療法)

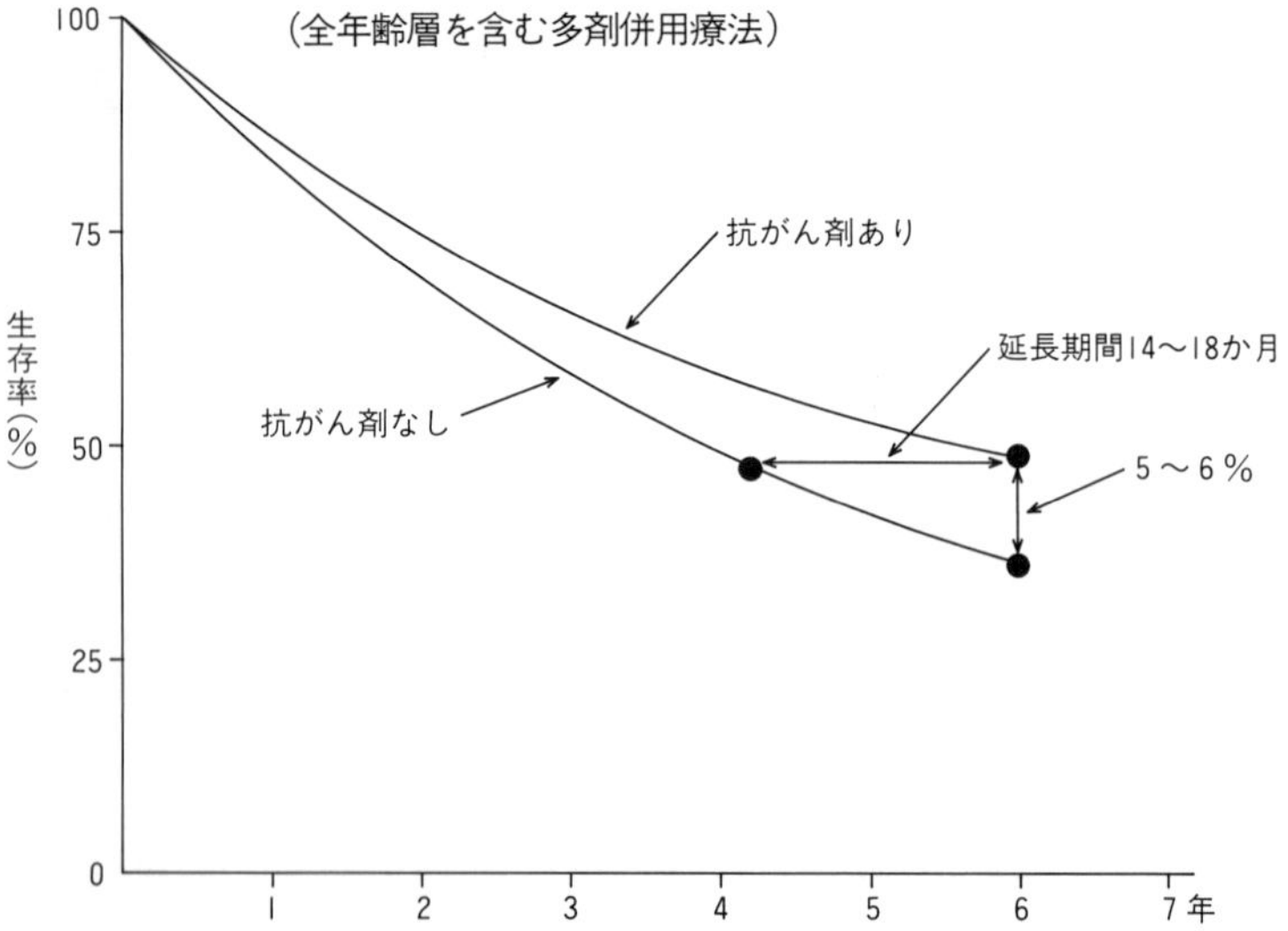

(出典:「ACS BULLETIN」78巻25頁1993年より改変)

くら多剤併用療法をしても、治るとは考えられていません。あとから他の臓器に転移が出てきた場合にも、多剤併用療法で治ることはないと考えられています。きわめてマレには、他臓器転移や再発の場合でも治ることがあるかもしれませんが、たとえあったとしても、そのことが治療方針に影響を与えないほど（つまり無視されてしまうほど）、きわめてマレと考えられています。

無視するなんてひどいではないか、とも思われるでしょうが、きわめてマレな可能性を求めて、今よりもっと強力な抗がん剤治療をすると、大多数の人がさらに強い副作用に苦しめられ、副作用死も増えるので、無視せざるを得ないのです。この問題は五章で再検討しましょう。

●大腸がんの一部は第二グループに属する？

大腸がんの一部が、第二グループに属すると言われるようになりました。フルオロウラシル（経口ではなく注射）とレバミソールとを結腸がんのステージCに使う場合は、生存率の向上が証明された、というのです（「N Engl J Med」三二二巻三五二頁九〇年）。しかし「証明」というのは重い言葉で、そう言うためには、いくつかの臨床試験で、くり返し同じ結果が示されなければならないはずです。

そこで、同じ研究者たちが行った他の臨床試験（「JCO」七巻一四四七頁八九年）をみると、それでも、5FUとレバミソールとの併用で生存率が向上しています。ところが、その二つの論文のレバミソール単独使用群をみると、無使用群より生存率が高いものと、無使用群と生存率が同じものとに分かれ、その間に矛盾があります。このように矛盾を含む論文中の、レバミソールと5FU併用結果の部分だけを肯定して、「効果が証明された」とするのは疑問です。いずれにしても、レバミソールは日本では認可されていないので、現段階でこの治療法についてこれ以上考える必要はないと思います。

ちなみにレバミソールは駆虫剤です。

また、第一グループのがんが再発してきた場合には、たとえば急性白血病や睾丸のがんで再発した場合に、第一回目の抗がん剤治療よりもさらに強い治療（骨髄移植など）をすると治る場合がありますから、この第二グループに属します。しかし治るものはむしろ例外と考えてください。今日、初回治療でかなりしっかり抗がん剤治療をしていることがふつうですから、それに耐えて再発してきたがん細胞を、抗がん剤治療ではもう死滅させることができないからです。他方、第一回目より強い治療は非常に危険です。（骨髄移植については、二九二頁参照。）

●【新版（二〇〇四年発行）で変更】

注①・「乳がん（臓器転移がある場合を除く）」は六七頁の第二グループ（抗がん剤で治る率が上がるがん）に分類していましたが、第三グループ（抗がん剤で延命する？がん）に変更します。

変更した理由は、これまで行われた術後乳がんに対する化学療法のくじ引き試験データを分析した研究結果が発表されましたが、どこかに微小な転移がある人に抗がん剤を使っても治せることが証明できなかったからです（Lancet 1998；352：930-940）。

注②・「悪性リンパ腫（ホジキンリンパ腫・非ホジキンリンパ腫）」は、六一頁の第一グループ（抗がん剤でよく治るがん）に分類していましたが、もう少し厳密に分けて、非ホジキンリンパ腫のうち「低悪性度の非ホジキンリンパ腫」は第三グループに変更します。

第三グループ「抗がん剤で延命する？がん」は、どうやら抗がん剤では延命させられないことがより一層明瞭になってきました。乳がんや、卵巣がんなどについてのデータ的根拠は、新しい拙著『データで見る抗がん剤のやめ方・始め方』（二〇〇四年刊行、三省堂）を参照してください。

第三グループ＝抗がん剤で延命する？がん

・多発性骨髄腫（二九一頁参照）
・進行した卵巣がん（三期、四期のもの）
・肺がんの中で小細胞型のもの（小細胞肺がん）
・臓器転移のかたちで再発した第二グループのがん
【新版で追加】低悪性度の非ホジキンリンパ腫、乳がん（臓器転移がある場合を除く）→七〇頁注①参照

この第三グループは、抗がん剤で生存率が上がることは疑わしいが、生存期間が多少延長する（つまり「延命」する）かもしれないがんです。

私はこの章で、がんを四つのグループに分類しましたが、おそらくこの第三グループを設けたことが最も論議を呼ぶものと思われます。このうち、進行した卵巣がんと小細胞肺がんは、一般には、抗がん剤で成績が向上するがん、標準的治療が存在するがん、とされているからです。

たとえば小川一誠氏（愛知県がんセンター）は、「治癒可能と言いますと、例えば急性白血病、悪性リンパ腫、あるいは睾丸腫瘍、絨毛がん、卵巣がん、それから小細胞肺がんの限局型などが入るのではないでしょうか」（「オンコロジア」二六巻三一一頁九三年）と語っています。

実は私も、以前、これらは抗がん剤治療をすれば成績が向上するがんだと書いたことがあります（「文芸春秋」八八年九月号）。が、その後も続々と報告される治療成績を見る限り向上しているとは言い難いので、もう一度検討し直してみたのです。

●進行した卵巣がんに抗がん剤の効果があったとする論文への疑問

進行した卵巣がん（三期、四期のもの）についてみると、抗がん剤治療をすると、しこりはよく縮小し、消失もマレではありません。そして手術と抗がん剤治療とを併用すると、進行がんでも生存成績が向上したような印象を持ちます。

ところが、日本の二一病院の成績を調べた調査でも、長期生存率は、抗がん剤をあまり使っていなかった時代と結局同じになっています（「日産婦誌」四五巻三六三頁九三年）。抗がん剤の使用量で比べても、一定以上のシスプラチンを使った群は、確かに初めの二、三年は成績がいいように見えます。でも、生存率曲線はだんだん下がっていきます。おそらく一〇年以上たったら、以前の成績と交わるでしょう。昔は初期の成績を見せられていたために私もうっかりしていましたが、このデータは、「平均生存期間は延びるけれど、生存率は変わらないのではないか」と受け取るのが素直な読み方だと思います（**図5**）。

それどころか、強い抗がん剤治療を、それもシスプラチンを含んだ併用療法で、月に一度か二度注射するのを

●図5　卵巣がん（III期）の患者の抗がん剤の種類と量別の生存率

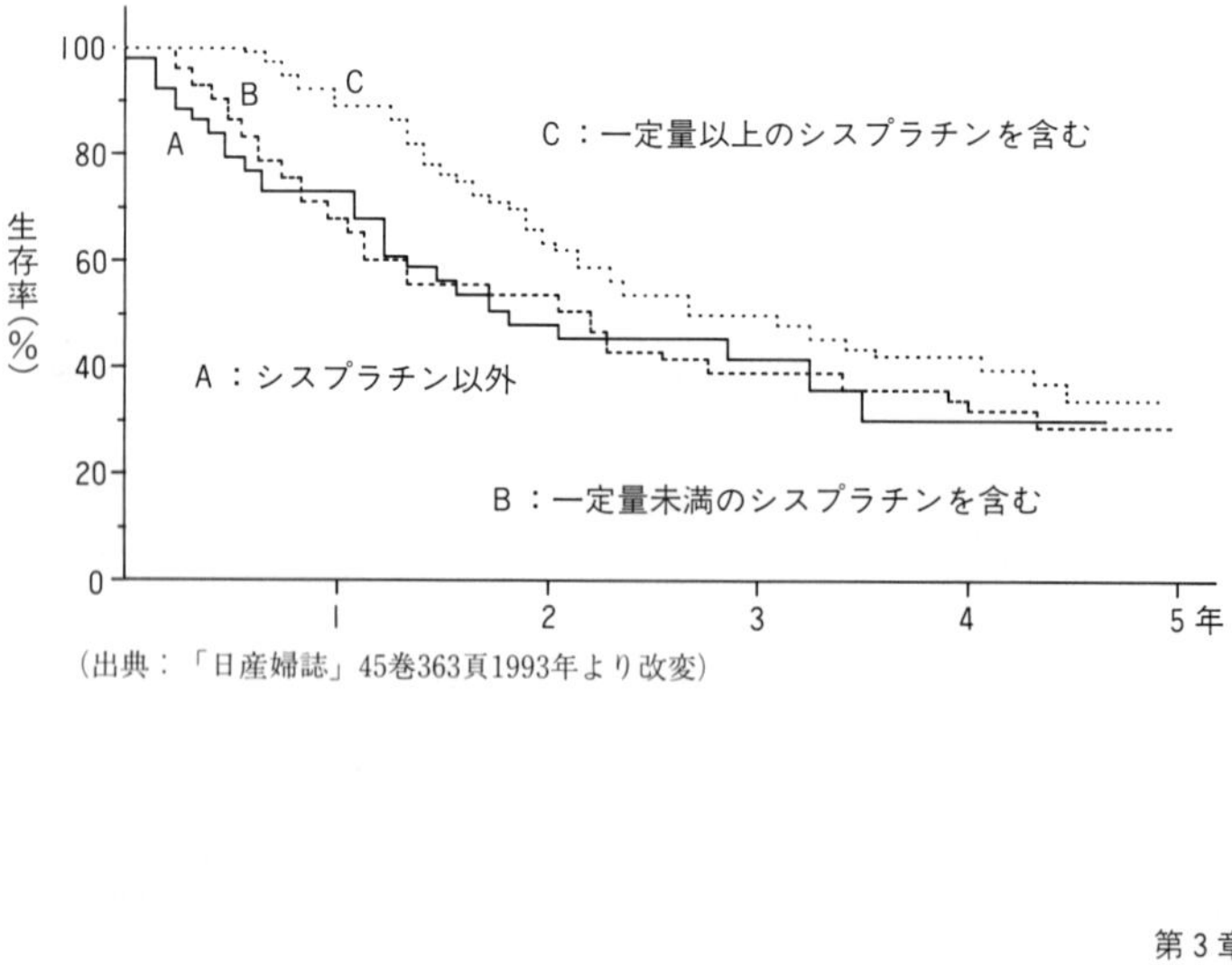

（出典：「日産婦誌」45巻363頁1993年より改変）

一年、二年と続けるのですから、見方によっては、苦しい期間が延びるだけとも言えます。

いずれにしても、進行した卵巣がんの場合、手術など他の治療に加えて、強力な多剤併用療法を行っても、長期の生存率は低く、一〇〜二〇％程度でしかありません。その程度だと、手術だけでも達成できそうにも思えます。このように見てきますと、多剤併用療法によって長期生存率が本当に向上したかは、いまだ証明されていないと言わざるを得ません。それで私は、卵巣がんを成績向上が疑わしい範疇に分類し直すよう、考えを変えたわけです。

日本のある大学病院の成績をみても、シスプラチン導入前と後とでは、一〇年後の生存率は不変だったといいます（「日癌治」二九巻六九六頁九四年）。ただこの場合、五年目の生存率には差がありますから、この報告からは、抗がん剤治療は五年生存率を向上させると言ってよいのかもしれません。

ところが、世界中のデータを集めて解析した報告（メタアナリシス）によると、抗がん剤を一つだけ使った場合と、多剤併用療法とを比べたら、成績（生存率）に差がほとんどみられません。まったく生存曲線が重なっている場合もあります（**図6**）。この報告の結論としては、「一剤に比べて多剤併用療法に意味があるかどうか不明だから、そのことを調べるために新たなくじ引き実験を

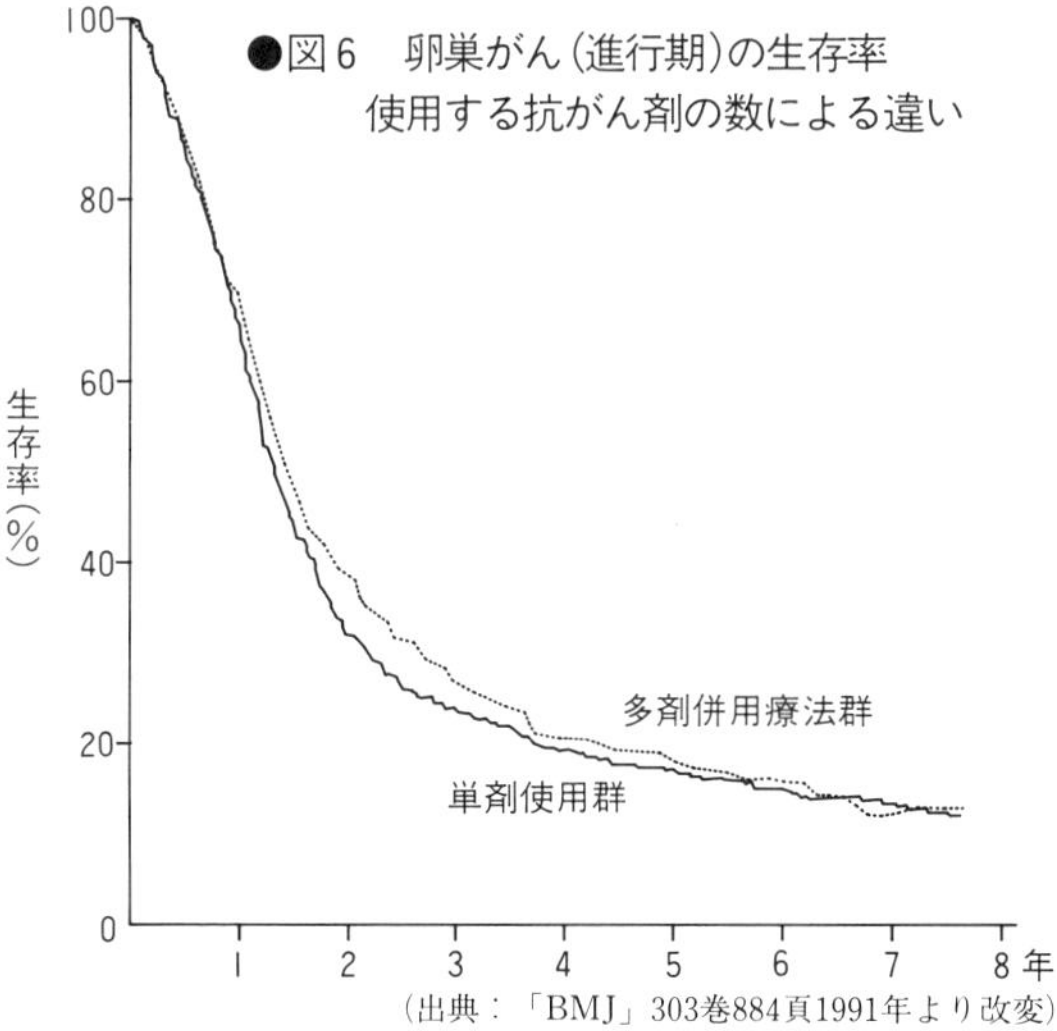

●図6　卵巣がん(進行期)の生存率
使用する抗がん剤の数による違い

（出典：「BMJ」303巻884頁1991年より改変）

開始した」となっているのです（「BMJ」三〇三巻八八四頁九一年）。「新たなくじ引き実験」のほうは、二千人の患者さんを集めてくじを引くことを予定しています。それほど多くの患者さんで調べなければ、差があったとしても、見つけられないと予想しているわけです。

これでは、抗がん剤によって成績が向上したというのはあやしい。なぜかと言うと、悪性リンパ腫などでの経験では、多剤で成績が向上する場合には、抗がん剤を一剤（一種類）だけ使っただけでも、まったく使わなかった場合と比べて成績が向上するのがふつうだからです。卵巣がんの場合、メタアナリシスで一剤と多剤との間で成績の差がはっきりしないのですから、抗がん剤をまったく使用しない場合と比べて、多剤で成績が向上しているのか、疑問になるわけです。

おそらく読者は、卵巣がんでも、これまで世界中で何十万人が抗がん剤治療を受けてきているだろうに、それでどうしてこんなあやふやな話しかできないのか、と不思議に思うことでしょう。しかしこれが実態です。卵巣がんにかかって主治医に多剤併用療法を勧められたしても、それは多剤併用療法の意義が実証されたからではなく、多剤併用療法のほうが成績が向上するのではないかと、医師が「期待」しているからなのです。実際には、一剤使用した場合と多剤併用療法を比べる「くじ引き実験」を新たにまた始めたような状態ですから、その期待が現実のものになるかどうかは分かりません。かりに生存期間が一年延びたとしても、抗がん剤の副作用で苦しむ期間が一年延びたことを意味するのかもしれません。ここで、卵巣がんを第三グループに分類する意味が出てきます。

もし卵巣がんでは成績向上があるとして、第二グループにでも分類してしまうと、患者さんは、選択の余地なく、抗がん剤治療を受けさせられてしまうでしょう。それも、まずシスプラチンを含む、副作用の強い多剤併用療法になります。抗がん剤をまったく使わない場合に比べて、一剤でも使えば副作用は出ますし、一剤と比べて多剤併用療法で確実になるのは、副作用がより強烈になるという一点だけでしょう。ここで述べたようなことを聞けば、卵巣がんでこのような抗がん剤治療を受けたいと考える患者さんは、そう多くはいないはずです。患者さんの意志で受けるか受けないか選択できるようにするためには、卵巣がんは第三グループに分類しておくのが安全なのです。

●小細胞肺がんに抗がん剤の効果が認められたとする論文への疑問

次に小細胞肺がんをみてみましょう。小細胞肺がんはさらに、全身型と限局型とに分けられます。全身型は、がんの転移が全身に広がっているもので、限局型は、病巣が一つところにとどまっている、つまり胸部に限られているものですが、これらはいずれも、多剤併用療法で成績が向上したと言われています。しかし一九八一年に定められた多剤併用療法の目標値をみると、これがとても低い目標なのです（「Cancer Treat Res」六七巻三七頁八三年）。

たとえば、全身転移した小細胞肺がんでは、抗がん剤治療で達成すべき成績を図に表すと、**図7a**のような生存曲線になります。縦軸上の一〇〇％のところから横軸上のゼロ％のレベルまで、まっしぐらに落ちていく曲線が描かれます。もちろん、治療しなければもっと早くに死亡するかもしれません。それが抗がん剤治療をすると、曲線が数か月分延びるのかもしれず、その結果、図7のaの程度になることが期待できるというわけです。

それでも、結局全員が死亡するから、数か月だけ生存「期間」が延長したとしても、長期生存「率」が向上するわけではないのです。つまり、全身型では、誰も三年は生存できないのです。

一方、**図7のb**に示す限局性の小細胞肺がんの目標値は、三年生存率で一五〜二〇％とされています。「五年生存率」ではなく「三年生存率」であることが意味深長です。しかし、八一年以後の多くの研究（強力な抗がん剤を使っている）では、この目標値すらなかなか達成できていません。手術や放射線治療をして、さらに抗がん剤治療を加えた場合でも、五年生存率はせいぜい一〇%です。一〇%程度の生存率は、手術だけでも得られます。

たとえばイギリスからは、手術だけで一期の「五年」生存率が三五%、二期のそれが二三%、三期がゼロ%というような報告があります（「Thorax」四四巻七八四頁八九年）。この報告では、病期の分類に限局型とか全身型とかの用語を使っていませんが、一期、二期は限局型に分類されます。

すると、多剤併用療法で長期生存したという報告は、こういった「手術だけで長期生存するもの」（つまり抗がん剤がなくても治る人）が紛れ込んでいて、それで成績が向上してみえるのではないかという疑問が湧いてくるわけです。これでは「抗がん剤の意義が証明された」とは言えないでしょう。

●図7　小細胞肺がんの抗がん剤による生存成績の目標（模式図）

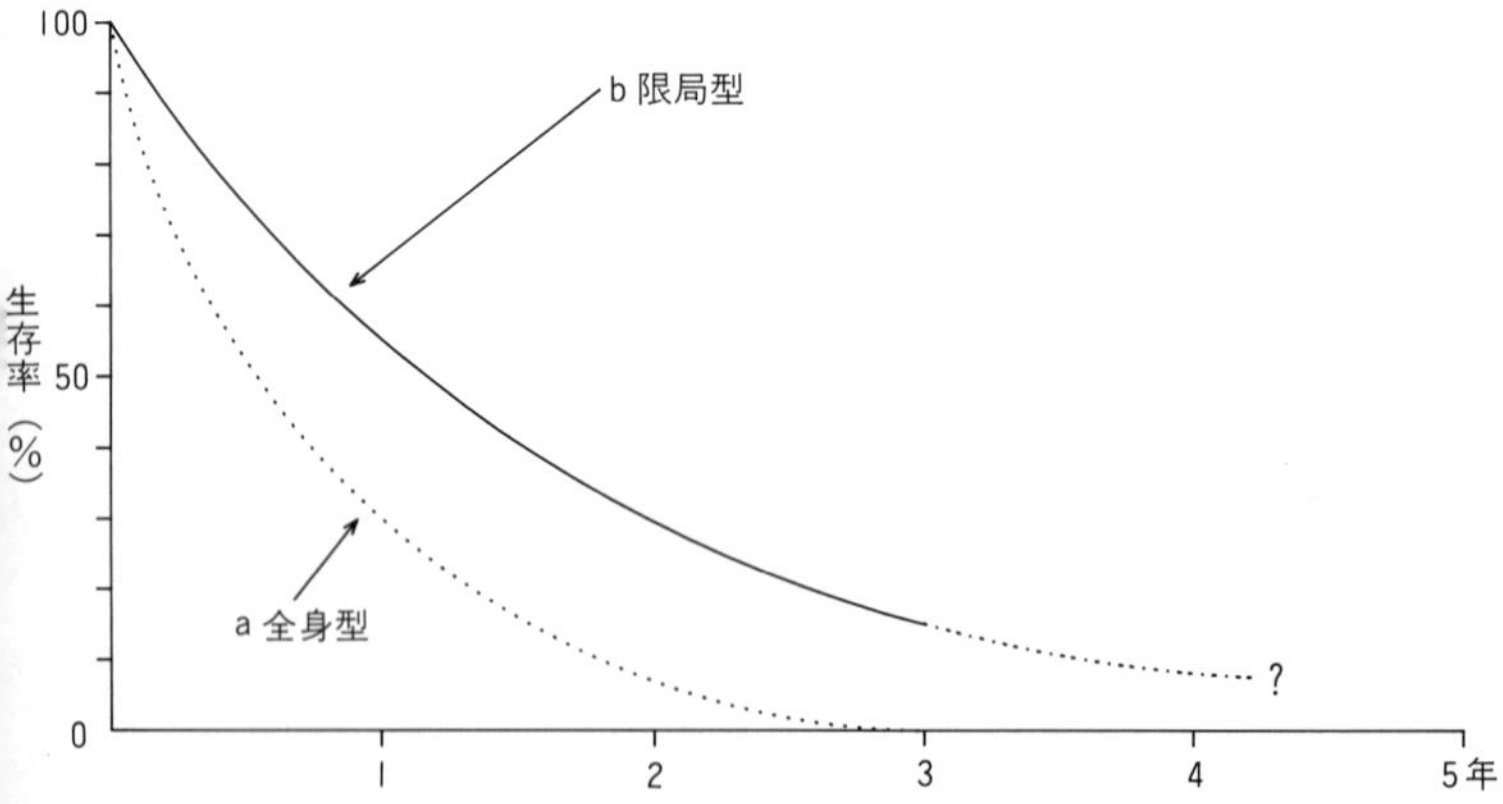

ここは大変重要なポイントです。抗がん剤がなくても、手術や放射線だけで治る人が混じっているとしたら、それらの人をはずしたら、もっと成績は落ちることになります。成績がもっと落ちるということは、大方の人は抗がん剤では治らないわけです。としたら、これらの人たちにとって、抗がん剤は不要かつ有害でしょう。また、「抗がん剤がなくても治る人たち」にとっては、抗がん剤はもともと不要かつ有害でしかありませんから、抗がん剤をしないほうが長生きする可能性があります。とすると、現在これらのがんに当然のごとく行われている抗がん剤治療をやめたら、これらのがんの成績は、ひょっとすると、かえって良くなるかもしれません。

このように考えると、抗がん剤を使用しない群と、使用した群とをくじ引き実験で比較する必要に気づかれるでしょう。そうしないと、本当に無効だというデータは出ないことになりますが、これら第三グループのがんでは、そういうかたちの信頼に足るデータは見当たりません。前述した、卵巣がんで新たに始められたというくじ引き実験は、一剤と多剤とを比べる実験ですが、そうではなく、抗がん剤なしの群と一剤の群とを比べる実験にすべきだったと思います。それをやらないところに、抗がん剤に対する疑いを回避しようという、専門家たちの意図が感じられます。

小細胞肺がんのしこりの縮小度合はどうでしょう。抗がん剤に対する反応はとても良いといえます。「縮小」が三〇〜五〇％の患者さんに期待でき、「消失」も二五〜五〇％に期待できます。いわゆる奏効率（一定以上しこりが縮小した度合）は、八〇％にも達することがあります。それでも長期生存率の向上ははっきりしないわけです。

つまり、いくらしこりが小さくなっても、消失しても、治ることにはつながらないわけです。

小細胞肺がんの場合、治らないがんでも、抗がん剤治療をすれば、おそらく短期の生存「期間」は延長するのでしょう。しかしそれは、数か月といった単位のようです。その何か月かの間、多剤併用療法も続きますから、長くなった分だけ全員が副作用で苦しめられます。こうした実態を知れば、ここでも患者さんが抗がん剤治療を強く希望するとは、どうしても考えられないのです。

現実には、小細胞肺がんと診断されたほぼ全員が、初期だろうと進行がんだろうと、抗がん剤治療を受けさせられています。それには、小細胞肺がんが抗がん剤によって成績が向上する、といった通念が医師の間にもあることが大きく影響しているはずです。医師にとっては、成績が向上したと聞けば、それだけで抗がん剤治療をすることが義務のように思えてしまいます。成績向上の中身が「長期生存率の向上」なのか「短期生存期間の延長」なのかは、しばしばどうでもいいことになります。

ことに、一般病院でがん治療に携わる医師で、ちゃんとした情報も得られず、十分な勉強もしていないと、「生存率」と「生存期間」の意味する違いにさえ思いが及んでいないことがあります。そういう医師に当たると、成績が向上するのだから抗がん剤治療をしようと勧められることになります。では、抗がん剤の専門家はどうかと言うと、小細胞肺がんにおけるこのような悲観的な状況に気がついてはいますが、抗がん剤を死守する必要上、やはり抗がん剤治療をしようと勧める側に回ります。

ですからここでも、小細胞肺がんは成績向上が疑わしいグループ（第三グループ）だとしておいて、抗がん剤治療をするかしないかの決定に、患者さん自らが参加する必要があるのです。

第二グループに分類された乳がんが、他臓器への転移のかたちで再発した場合も、この第三グループに入ります。治ることはないが、生存期間をある程度延長させられるかもしれないと期待できるわけです。が、あくまでも期待にとどまります。

第四グループ＝抗がん剤では治らないがん

抗がん剤でしこりが縮小するけれど、抗がん剤では治らないがん。それは残りのがん全部。もれているものがあるとすれば、発生頻度の少ないがんですが、原則としてここに入ります。それぞれ下に、初回治療の場合の標準的治療を示しました。遠隔転移（臓器転移）があると治りませんが、その場合、抗がん剤治療をしても治らないので、症状を取る放射線治療や簡単な手術などで対処するのがよいと思います。

・脳腫瘍……………手術、放射線
・頭頸部がん…………放射線、手術
・甲状腺がん…………手術、まれに放射線
・非小細胞肺がん……手術、放射線（手術が向くのはごく一部）
・食道がん……………放射線、手術
・胃がん………………手術
・肝がん………………アルコール注入、血管をつめる治療、手術、放射線
・胆嚢がん……………手術、放射線（手術が向くのはごく一部）
・胆管がん……………手術、放射線（手術が向くのはごく一部）
・膵がん………………手術、放射線（手術が向くのはごく一部）

・結腸がん……………手術
・直腸がん……………手術、放射線
・副腎がん……………手術
・腎がん………………手術
・尿管がん……………手術
・膀胱がん……………膀胱内注入、放射線、手術
・前立腺がん…………放射線、手術（手術はあまり勧められない）
・子宮頸がん…………放射線、手術
・子宮体がん…………手術、放射線
・卵巣がん（一、二期）…手術
・皮膚がん……………手術、放射線
・メラノーマ…………手術
・各種の肉腫…………手術、放射線
・再発した第三グループのがん（新版の変更で第三グループに移した乳がんの再発も含む）

がん全体の八割以上がここに入りますから、抗がん剤の問題点はここに集中しています。しこりが縮小するなら、抗がん剤治療を受けたほうがいいと思っていた人が多いでしょうが、よく考えていくと、使わないほうがいいと思えるはずです。ところが、これらのがんでも、患者さんが黙っていたら、抗がん剤が必ず使われます。いくつかのがんについて説明しましょう。

●胃がんには抗がん剤は効かない

胃がんでも、注射薬によるくじ引き実験が外国にあります。手術で胃がんを切除したあと、くじを引いて患者さんを二群に分け、一群はそのまま様子をみて、他群には多剤併用療法（アドリアマイシン、フルオロウラシル（注射）、マイトマイシン）を行ったものです（「JCO」八巻一三六二頁九〇年）。その結果をみますと、多剤併用療法群で、三年目以降の生存成績が良くなっているように見えます（**図8**）。これだけ差があると、皆さんは抗がん剤治療を受けたほうがいいと思うかもしれません。ところが、抗がん剤の専門家が見ると、無意味という結論になります。これは抗がん剤が効かないという論文に引用される図なのです。

一般に、長期生存成績が真に向上する場合には、一年目あたりから生存率の差が見られるはずなのです。この図では、二年目くらいまで差が出ていません。そうなると、三年目以降の成績が良くなっているのは、単に統計学的なバラツキによるものだと見なされます。統計学的なバラツキというのは、たとえばサイコロを振った場合

●図8　胃がん手術後の抗がん剤治療

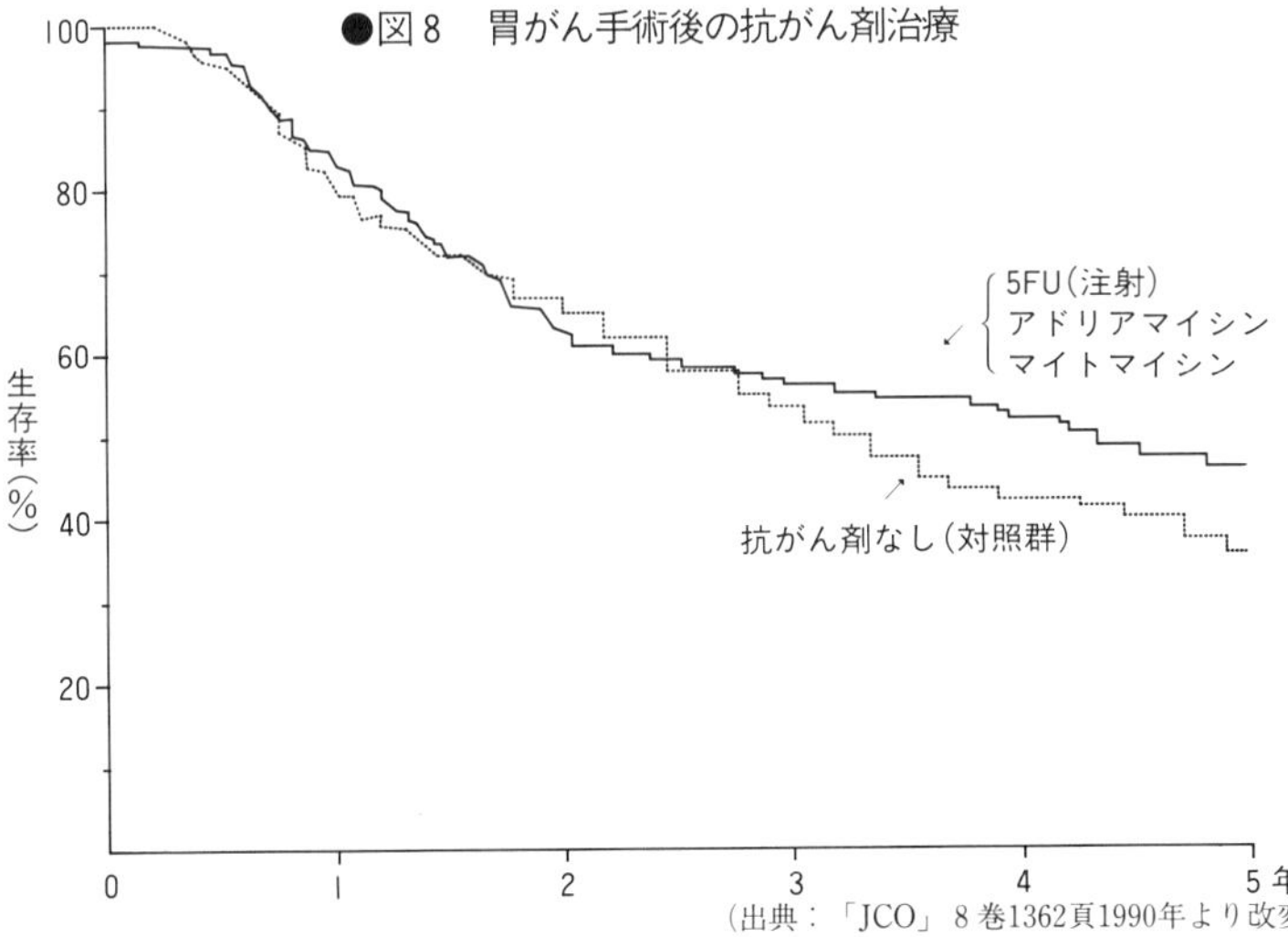

（出典：「JCO」 8 巻1362頁1990年より改変）

に、一の目が出る回数は総回数の六分の一にならなければおかしいのに、六回振って三回くらい一の目が出ることがまま見られますが、それと同じことです。

非小細胞肺がんにも抗がん剤は効かない

非小細胞肺がんでも、治療の仕方によっては、成績が向上するかもしれません。しかしその向上は「生存期間の向上」にとどまります。**図9**は、最も良好な、くじ引き実験結果の一つですが、多剤併用療法群と抗がん剤なしの群を比べると、生存期間は数か月延びただけで、三年後の生存率は同じになっています（なお、全員、手術と放射線治療とを受けています）（「JCO」六巻九頁八八年）。

この多剤併用療法で用いられている薬剤は、シスプラチン、シクロホスファミド（エンドキサン）、アドリアマイシンという、最強トリオといってもいい組合せで、それが四週間おきに六サイクル（約六か月！）続けられますから、数か月の延命といっても、どうみても苦しい期間が延びただけのようです。

●図9　非小細胞肺がん手術後の補助療法

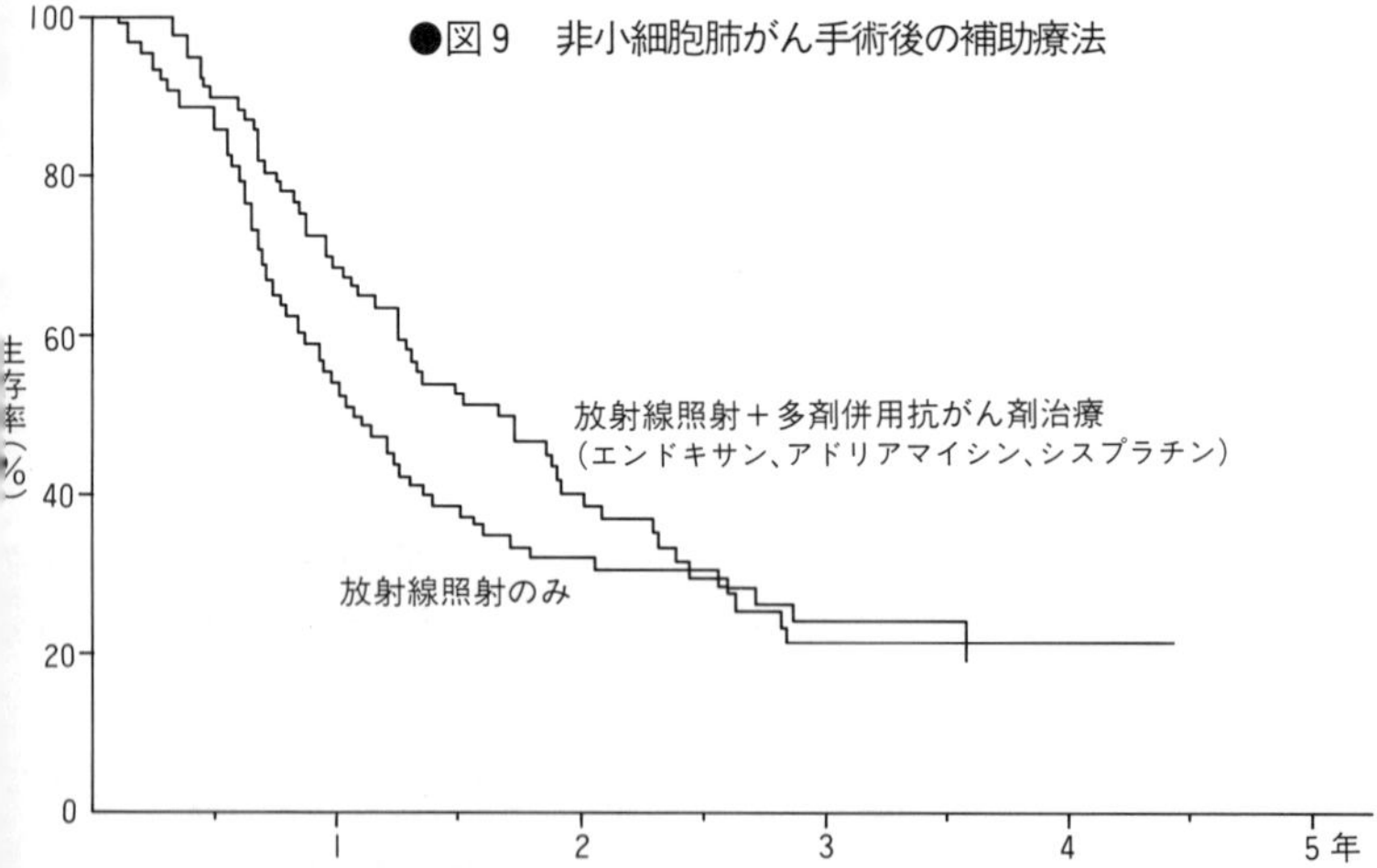

（出典：「JCO」6巻9頁1988年より改変）

日本で行われたくじ引き実験結果も、少し紹介しましょう。**図10**は、国立がんセンターで一九八六年から八九年にかけて行われた臨床試験の結果です（「Eur J Cancer」二七巻五七一頁九一年）。非小細胞肺がんに対し、二剤（ビンデシン、シスプラチン）対三剤（ビンデシン、シスプラチン、マイトマイシン）が比較されていますが、生存成績に差はまったくみられていません。

この実験は、半分の人の生存期間が約五〇%、つまり（現在の六か月より）三か月程度延長することを期待して行われたものですが、結果的には、生存期間にまったく差が見られませんでした。換言すれば、三剤を使用された群は、マイトマイシンが加わっただけ苦しくなり、それで生存期間が不変だったのですから、まさに踏んだり蹴ったりの結果に終わっています。

大坂府立羽曳野病院での臨床試験（八六年〜八八年）では、患者さんはくじを引いて三群に分けられています（「JCO」九巻六〇六頁九一年）。ビンデシンとシスプラチンの群、それにマイトマイシンを加えた群、「シスプラチン＋エトポシド」と「マイトマイシン＋ビンデシン」とを交

●図10　進行非小細胞肺がんの２剤対３剤の比較

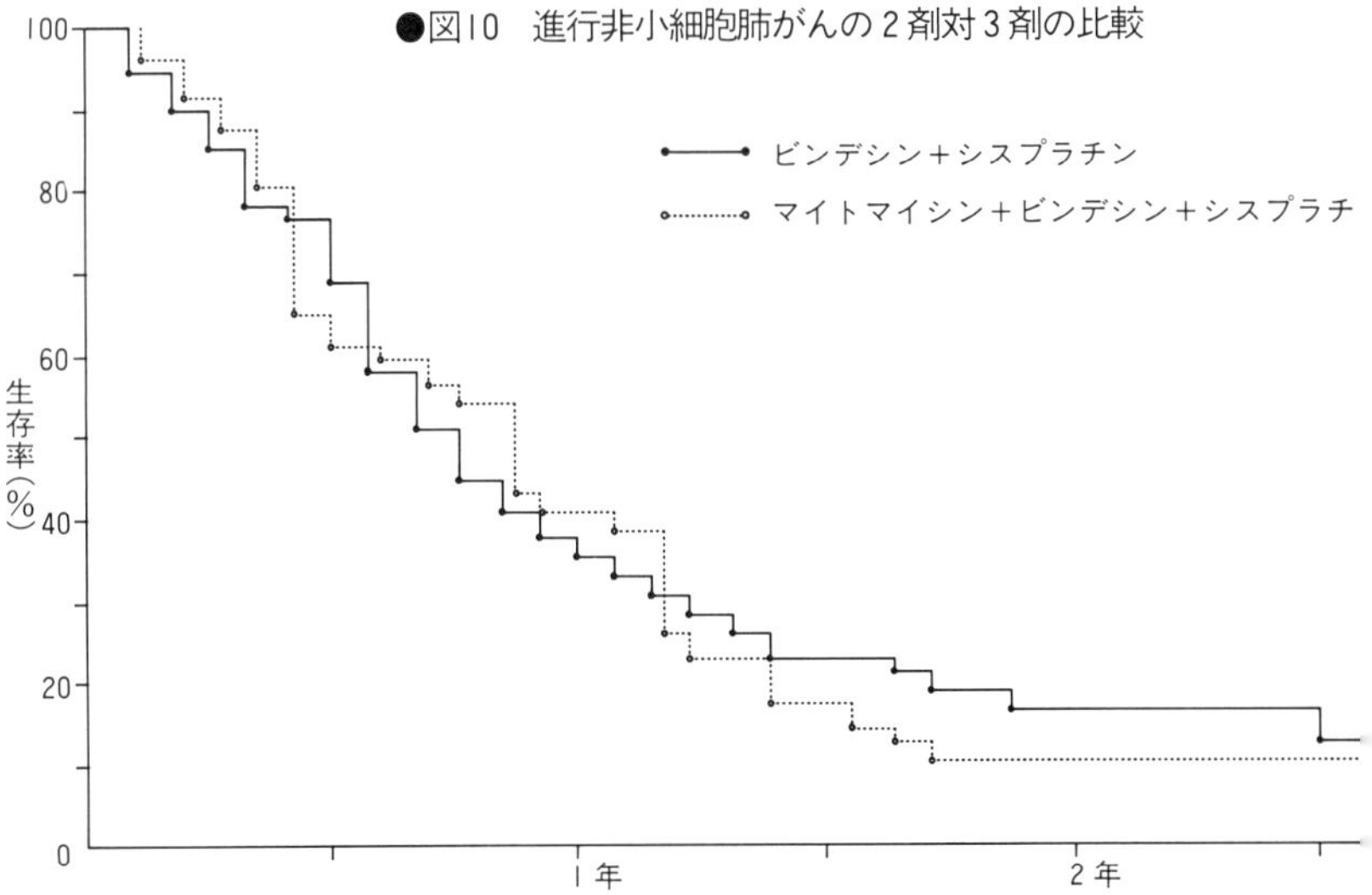

（出典：「Eur J Cancer」27巻571頁1991年より改変

互に使う群の三群です。抗がん剤の組合せを変えて交互に使うのは、そのほうが成績が上がる可能性があると説く理論があるからです。しかし、生存成績はまったく不変、といっていいでしょう（図11）。

●頭頸部がんと子宮頸がんにも抗がん剤は効かない

頭頸部がんと子宮頸がんについても、一言しておく必要がありましょう。これらのがんに抗がん剤を使った場合、かなり高い奏効率（一定以上しこりが縮小した度合）が報告されています。といっても、生存成績が向上するという証拠にはなりません。

たとえば、頭頸部がんについては、耳鼻科医も、「現況では高い一次効果（注・奏効率のこと）がそのまま生存率に結びつかず、そこに現行の化学療法の問題点がある」（「文献3」一八九頁）と言っているような状態です。それでも、とりあえず「縮小」「消失」するがんが多いので、成績向上が証明されたと思い込む医師が多いことが問題です。患者さんの側で気をつけないと、簡単に抗がん剤治療をされてしまうでしょう。

●図11　手術不能の非小細胞肺がんでの３つの組合せの比較

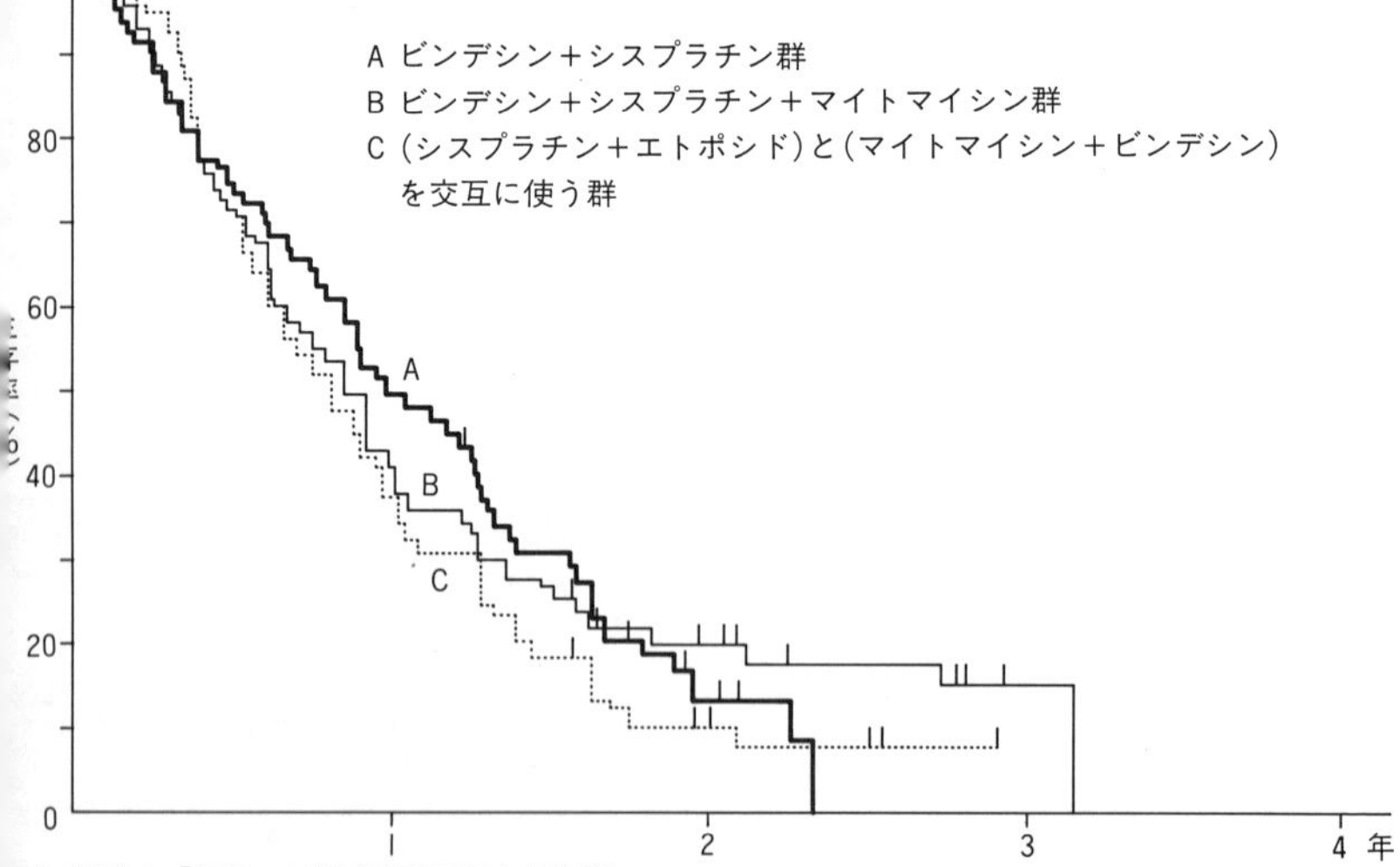

（出典：「JCO」9巻606頁1991年より改変）

●固形がんの九割には抗がん剤が効かない…としたら、むしろ不要・有害

では、第四グループのがんには、抗がん剤はまったく効かないのかと言うと、第四グループでも、抗がん剤で治る人がいるかもしれません。しかし、いたとしても、その数はきわめて少ないのです。抗がん剤の効果を知るには、抗がん剤治療だけをした人と、何も治療しなかった人とを比べてみた結果が参考になりますが、日本ではたいていの場合、手術も抗がん剤治療もされています。

手術をしていると、手術の効果なのか抗がん剤の効果なのか区別できないので、抗がん剤で治った人がいるかどうかを調べるのは、かなり困難な作業です。それでも、ある程度参考になるのは、手術をしなかった場合の結果です。たとえば、手術ができない状態の進行胃がんで、抗がん剤治療をして、五年以上の「長期」生存を果たし、それが抗がん剤の効果によると言われている人は、日本では今までに二二人報告されています（「JAMA日本語版」九三年九月号一〇頁）。

この二二人のもとになった数は？　と、たどってみると、胃がんの発生数は年間七〜八万人という規模です。二〇年以上にわたって、多くの胃がんに抗がん剤が使われてきたのに二二人しか報告できないのが、抗がん剤の実力なのです。

欧米ではこれまで、第四グループの多くで、「抗がん剤なし群」対「抗がん剤治療群」、「手術だけした群」対「手術プラス抗がん剤治療群」といった比較試験が行われてきましたが、成績が向上していません。ですから、効かないことは証明されたと考えていいのかもしれません。

胃がん・肺がん・乳がんなどは、白血病と違い、がん細胞がバラバラになっていなくて、かたまりをつくる傾向があるので、「固形がん」と呼ばれます。

第四グループのがんは、すべてが固形がんです。固形がんは、がん全体の九割ないしそれ以上を占めます。第二、第三グループに入るものも固形がんですが、これらのグループの固形がんは、固形がん全体の一割程度しかありません。つまり、第四グループのがん（固形がん）は、全がんの八割以上を占め、第三グループまで入れると、九割にもなります。ということは、なんと、抗がん剤が生存率をはっきり上げるがんは、わずか一割しかないことになるわけです。ちなみに、医師が「固形がん」という言い方をする場合は、主として、薬が効かないという観点から話している時が多いようです。

こんなに抗がん剤が効かないと知って、皆さんはがっかりする必要はありません。この章では、抗がん剤の効き目で分けてみたので、このようになりましたが、発想を転換してみると、第一グループは、むしろ、「抗がん剤でしか治らないがん」とも言えます。

第二、第三、第四グループは、初期のがんなどでは、手術や放射線など、抗がん剤以外の治療が標準的治療となっている場合には、それだけで一定の割合が治癒したり長期生存できるわけですから、むしろ、「抗がん剤が不要ながん」とも言えます。また、手術や放射線で治らない再発・進行がんにも、抗がん剤は効かないので、この場合も、やはり抗がん剤が不要になります。

抗がん剤が不要なのに抗がん剤治療をしてしまったら、「寿命短縮効果」だけをもらうことになりますから、「抗がん剤が効かないがん」「抗がん剤が不要ながん」とは、とりもなおさず、「抗がん剤治療が有害ながん」ということになります。

そこで、抗がん剤が不要ながんなら、むしろ苦しい抗がん剤治療を受ける必要がなくて良かった、と喜ぶべきではないでしょうか。抗がん剤をしても治る率が上がらないのなら、しないで済んで良かったと考える発想の転換が、その後の人生を、楽で充実したものにすると思います。

4章 抗がん剤が有益な第一・第二グループ

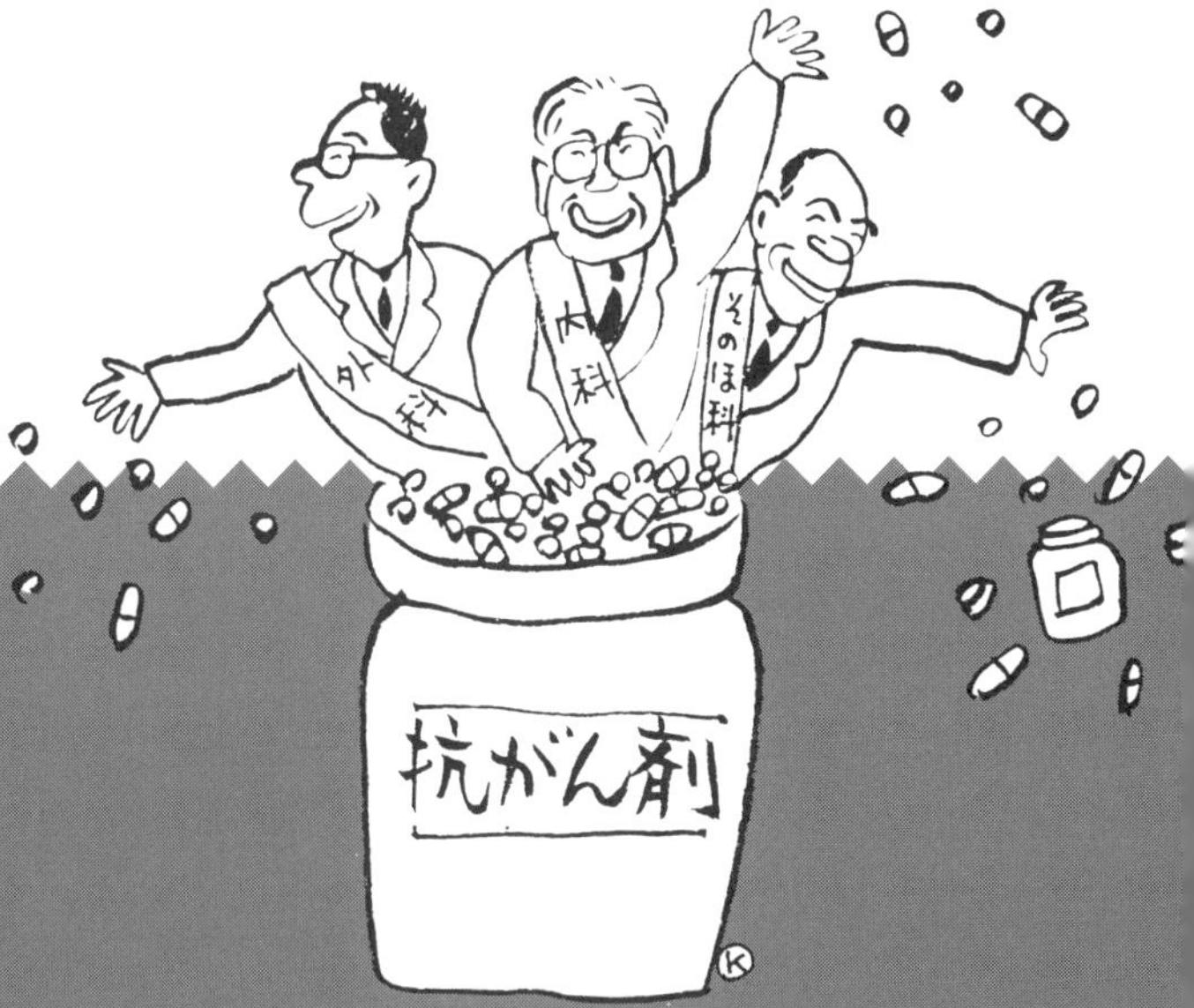

受けるなら多剤併用の標準的治療を受ける

●受けたほうが得といっても、副作用死しては元も子もない

　第一グループのがんでは、抗がん剤治療を受けないと損だと思います。これらのがんは、抗がん剤しか治療方法はないか、抗がん剤を併用すれば生存率がはっきり向上するのですから、我慢して受けたほうが得でしょう。

　たいていの抗がん剤治療は、三週間から四週間を一単位として、その間に一度ないし数度、抗がん剤を注射・点滴されたり、経口剤の場合は飲んだりすることになります。この治療の一単位を「サイクル」とか、「クール」と言います。どちらも同じ意味で使われます。最大公約数的な目安では、三サイクル程度は受けてみるのがいいでしょう。三サイクルで駄目なら、四サイクルやっても無駄と考えるのが自然です。

　また、お年寄りや体力がない人は、一サイクルでも二サイクルでもいいのではないかと私は考えます。抗がん剤は最初が一番効きますから、一サイクルの注射だけでも、治ってしまう可能性はあるわけです。

　現在の抗がん剤治療の考え方は、決められたサイクル数を何がなんでも遂行し、出てくる副作用に知恵をしぼって対処していこうというものです。しかし、その考え方の破綻が、「治る」と言われている第一グループに属する悪性リンパ腫の治療で一〇％が治療死したりという、高い副作用死亡率とし

て現れているわけです(四二頁)。したがって、そういった危険なマニュアルにとらわれずに、患者さんが自分でサイクル数を決めていくのがいいのです。

●抗がん剤治療をしなくても治るはずの人もいる

第二グループの乳がんの場合には、大部分は手術ないし放射線で治ります。平均(メタアナリシス)でみると、抗がん剤で成績が向上する割合は五、六%です(六二頁)。手術や放射線で治療した乳房以外に(全身に)「微小な転移があった」けれど、それが抗がん剤治療によって治ったという人の割合です。

けれど、誰に「微小な転移がある」かは分からないので、五、六%の向上を得るために一〇〇%の人に抗がん剤治療をするという無理があります。九五%の人には結果的に無駄(というより寿命短縮効果を考えると有害)ですから、受けるかどうかは、患者さんが決めるべきなのです。

その場合、たとえばリンパ節転移があるか否か、高齢か否か、ホルモン感受性のあるがんか否かなどで、抗がん剤による成績向上の程度が変わってきますので、注意が必要です。リンパ節転移がなければ、成績向上の度合は低く、抗がん剤治療は不要の場合が多いことになります。また、高齢でホルモン感受性がある場合は、ホルモン治療という選択肢がありますから、抗がん剤治療はしなくてもいいのです。

●不十分だと治るものも治らない

悪性リンパ腫の治療においては、かつての権威であった国立がんセンターの某医師が「悪性リンパ腫は少ない量の抗がん剤でだらだらやりなさい」と勧めていたので、日本全国で、弱い抗がん剤治療が行われていました。当時の慶応病院の放射線科でも、一種類ないし三種類の抗がん剤を少量注射して、放射線治療をする方法をとっていましたが、二期だけの成績をみると、それで治る率は三〇％でした。

私が米国留学から帰国したあと、一九八一年頃から、米国で学んだ標準量のCHOP療法を開始してみると、八〇％に成績が向上しました。五〇％も成績が上がったわけですから、効果は疑う余地がなく、「日本人と欧米人とでは抗がん剤に対する抵抗力が違う」などという声もふっとんで、その後、日本全体で内科系の人もどんどん使うようになり、今では、CHOPもふつうの療法になっています。

抗がん剤治療においても、教授や権威の説や方法に従うしかないという家元制度が強いこと、欧米に比べて内科の治療も遅れていることが、いろいろな点で響いていました。白血病のように、抗がん剤を強く使わないといけないがんを扱う内科でさえ、十分な治療ができないでいたわけです。

現在でも、この傾向は尾を引いています。たとえば、悪性リンパ腫と一口にいっても、その中には多種多様な組織型があり、年齢や体力も違います。それらの影響で、同じ抗がん剤治療をしても、生存率に差が出るのは当然です。しかし、まったく同じ患者群があったとして、それぞれを二つの病院で治療した場合にも、生存率は異なるはずです。それは、副作用への対処法が異なるからです。

ある抗がん剤治療をする場合、使っている抗がん剤も使う量も万国共通です（患者さんの体格によって増減はしますが）。すると、治る患者さんの割合も万国共通になるはずですが、それがそうならないのは、出てきた副作用への対処法に違いがあって、ある病院では生き延びさせているのに、ある病院では死なせているからです。

ですから、第一、第二グループのがんで、もし抗がん剤治療を受けるなら、専門医のいない病院では受けないほうがいいでしょう。また、経験の少ない医師は、標準量を使うことをためらうかもしれず、やはり治るものが治らないことになります。

●がん治療の標準的治療は多剤併用療法

多剤にする理由は、一剤では使える量に限界があるからです。薬によって出やすい副作用がありますから、一種類の薬を大量に使ったのでは、その薬特有の副作用が集中的に出て、患者さんは耐えられません。たとえば、口内炎もひどくなると口の中がべろべろにむけたりして、とても苦しいものです。

ですから、副作用の出方の異なる何種類かの薬を組合せて、全体として目標の量まで行うというのが、多剤併用療法というわけです。いわば、副作用をからだに分散させて乗り切ろうというわけで、患者さんは、少しずつ出る何種類もの副作用に耐えることになります。

●例外的に一剤を使用する標準的治療もある

各種の慢性白血病では、一種類の抗がん剤を注射したり飲んだりすることが標準的治療として認められています。このがんは治らないので、延命を図ることが目的になり、延命のためには、あまりに強力な抗がん剤治療はかえってマイナスと判断されるからです。

乳がんにタモキシフェン（抗女性ホルモン剤）を使う場合も、一種類で十分な例です。

子宮絨毛腫瘍も、治りやすい型に対しては、メトトレキサート単独治療が行われることがありますが、治りにくい型に対する標準的治療は多剤併用療法です。

●標準的な組合せで受ける。それ以上たくさんの強い治療は危険

多剤併用療法での抗がん剤の組合せ方のバリエーションは、ある特定の臓器のがんでも何十種類と可能ですが、だいたいは標準的な組合せが決まっています。ある医師が使ってみて成績が上がったと報告すると、次の医師も、まずはその組合せを使ってみようとしますから、歴史的に決まってくるのです。

第三章の悪性リンパ腫で解説したように、一定の強さの多剤併用療法が標準となった場合、それ以上に強力な大量化学療法をしても、成績が向上するとは限りません。大量化学療法とは、個々の薬剤の量を多くした組合せで、白血球増多剤や吐き気止めを使わないとできないほど強い治療です。抗がん剤で治ると言われているがんでも、大量化学療法で治る率が向上しないのは、がんが治る率そのものに上限があるのか、上限はないが副作用で死亡する人が増えて、結局治る率が向上しないかのどちらかでしょう。そして、副作用は確実に増強します。

標準的治療が決まっている場合でも、各病院・施設ごとに、抗がん剤の組合せには多少の違いがあります。自分が受けている治療が標準的な組合せと量なのか、それとも大量化学療法に当たるものなのか、患者さんとしては気になるでしょう。主治医はこれが標準だと答えるはずですから、どうしようもありません。書店にでも行って、医学の専門書を見るしかありません。

いつやめるか考えながら受ける

●何サイクル続けたらいいか

抗がん剤はとにかく一サイクル目が、がんをやっつける得点が一番高いのです。一〇〇点満点で、おそらく七〇点か八〇点は取れている気がします。なぜ「気がする」としか言えないのかというと、さすがに一サイクルでやめてしまう人はそうはいないので、統計的に確認できないのです。手術や放射線で治りやすいがんでは、もともと抗がん剤が不要なのですから、一サイクルに意味があるかは、なおさら確認しがたいわけです。

悪性リンパ腫では、一サイクルしただけで、五センチのしこりが小さくなったり消えたりもしますが、それでもそこでやめる人は少なくて、ふつうは、しこりが五センチあると六サイクルくらい続けることになります。

皆さんは、サイクル数とがんの死滅との関係について、誤解してはいないでしょうか。ある患者さんは、抗がん剤の効果は蓄積されると思い、何サイクルもやってどんどんたたけば、がんの勢いがだんだん弱くなって、五サイクル目で初めてたたけるがんも出てくるんじゃないかと考えていました。あるサイクル数をやった場合、その全体ががん細胞に効いて死滅させる、と思っている人が多いようです。だから、途中でやめると、それまでの分が台無しになってしまうと。

でも、実際はそうではなく、がん細胞は一サイクルごとの抗がん剤治療で、つねに死ぬか生き残るかのどちらかなのです。たとえば、ある人のがんには六サイクル必要だという時に、これをどう考えるか。

「六サイクル目に意味のある人」というのは、五サイクル続けてもがんが残っていた人です。五サイクルまでに治ってしまった人にとっては、六サイクル目は無意味、むしろ有害です。

次に、「五サイクルしてもがんが残っていた」というのは、抗がん剤が効かない（抵抗性がある）がんです。五サイクルの攻撃に耐えたがん細胞が次の一サイクルで治るかというと、治らないと考えるほうが素直で、やっぱり無意味で有害でしょう。

これをどんどん遡ってゆくと、最初のサイクルで治らなかった人が次のサイクルで治るか、ということになります。それでも、一サイクルでやめるのは心配だから、やっぱり二サイクルはする。二サイクルした上で、それで効かないとなると、やっぱり無駄かなという気持がだんだん強くなってきます。次に、三サイクル目をして効いていないとすれば、それ以上は無駄かなという思いがさらに強まり、この辺で手を打つかとなるわけです。

要するに、それまで何サイクル受けてこようが、つねに、次の一サイクルで残りを全部死滅させられるかどうかです。ここまでやっても死滅しなかったがん細胞が、あと一サイクルで死滅するのか、という疑問を、つねに持たねばなりません。

●最初が一番効く、それ以上やっても効果が上がらないピークがある

抗がん剤の効果のピークについて考えてみましょう。ある人が抗がん剤治療をした場合、どこでピークに達するかは分かりません。ですから、マス（集団）単位で考えてみましょう。

たとえば、抗がん剤治療で治るはずの人が一〇〇人いると仮定して、これらの人が何サイクルの時点で治ったかを考えてみましょう。

抗がん剤は、続ければ続けるほど治る人も増えると考えれば、下からせりあがっていく曲線になるでしょう。でも、先ほどのようなサイクルを遡る考え方をすると、一サイクルでピークに来ているかもしれないし、二サイクルでかもしれない。とにかく最初がよく効くわけです。そして一〇〇人のピークに来たら、それ以上にはなりません。それ以上続けると、あとは副作用で亡くなる人が増えていくだけですから、徐々に成績は下がっていくわけです。

多くのがんでは、だいたい三、四サイクルまでには、治る人の数がピークに達していると考えられます。**図1**はその考え方を示した模擬的な図です。では、一人一人の患者さんで、いつピークに達するか、それが分かればいいのですが、実際には分かりません。この図は、集団での傾向をみるとこうなるというものですから、一人一人をみると、中には、この図のピークのサイクル数に達

●図1　抗がん剤のサイクル数・期間と治る人数

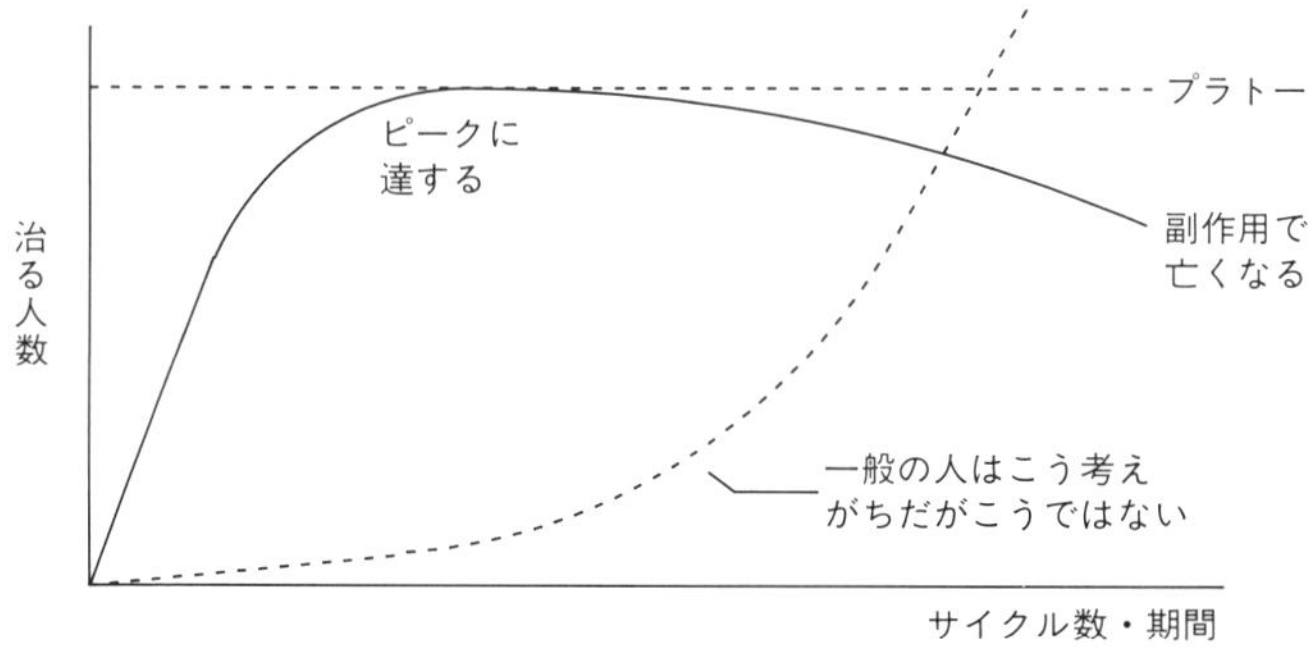

する前に副作用で亡くなってしまうような体力のない人もいるわけです。

多数の人を集めてみるデータは、ものごとを抽象的にしか語っていませんが、一人一人の患者さんは抽象ではなく、個性的な存在です。治験では、しばしば全身状態の良好な患者さんを対象にして強い抗がん剤治療が試されますが、それらで三サイクルとか四サイクルが可能だったとしても、もっと状態の悪い、一般の患者さんが、その治療に耐えられるかどうかは分からないのです。そういうこともあって、何サイクル受けるかは、一人一人が自分のからだと相談しながら、頭を使って理屈で考えなければならないのです。

●抗がん剤で治るがんでは標準的なサイクル数がある

今日行われている抗がん剤治療は、ことに注射・点滴治療は、非常に強力なものですから、サイクル数をむやみと重ねていくことはできません。強力な抗がん剤をどんどん続けていけば、からだがまいってしまいますし、悪くすれば副作用で死んでしまいます。

それで抗がん剤治療のサイクル数には、あらかじめ上限を定めておくことになっています。上限のサイクル数は、抗がん剤治療の内容によって異なりますが、三サイクルとか六サイクル、あるいは一〇サイクルというように、だいたい一桁ないしふた桁の最初のほうの数になります。要するにこの数は、もうこれ以上は危険だ、という限界のサイクル数なのです。

第一、第二グループのがんは、それぞれのがんで、サイクル数も標準的なものが定められています。それを一応の目標として、全部を受けたほうがいい、と言えます。

なお、白血病の治療は少し特殊で、抗がん剤の組合せを途中で変えながら続けていくものがあります。この場合には、全体が一コースの治療ですから、その全部を受け切ったほうがいいのです。ただし、途中から維持療法に変わるものがありますから、その場合は維持療法が本当に必要かという議論になります（一〇七頁参照）。

●標準的なサイクル数も変わる

　しかし、今日の標準的治療も、明日の標準的治療とは限りません。たとえば、悪性リンパ腫の一期、二期では、かつては、ＣＨＯＰという多剤併用療法を六サイクルして放射線治療をするのが標準でしたが、今日では、三サイクルして放射線をすればいいことになっています。三サイクルに減らしてみても、治療成績が変わらないというデータが出たからです（「Ann Intern Med」一〇七巻二五頁八七年）。五センチの悪性リンパ腫では六サイクルすると前述しましたが、放射線を併用すれば、三サイクルで十分なのです。

　また、乳がんの補助療法としてのＣＭＦ療法では、従来は一二サイクルが標準でしたが、最近では、四～六サ

●図２　乳がん術後の抗がん剤治療（CMF）で再発なく生きている率

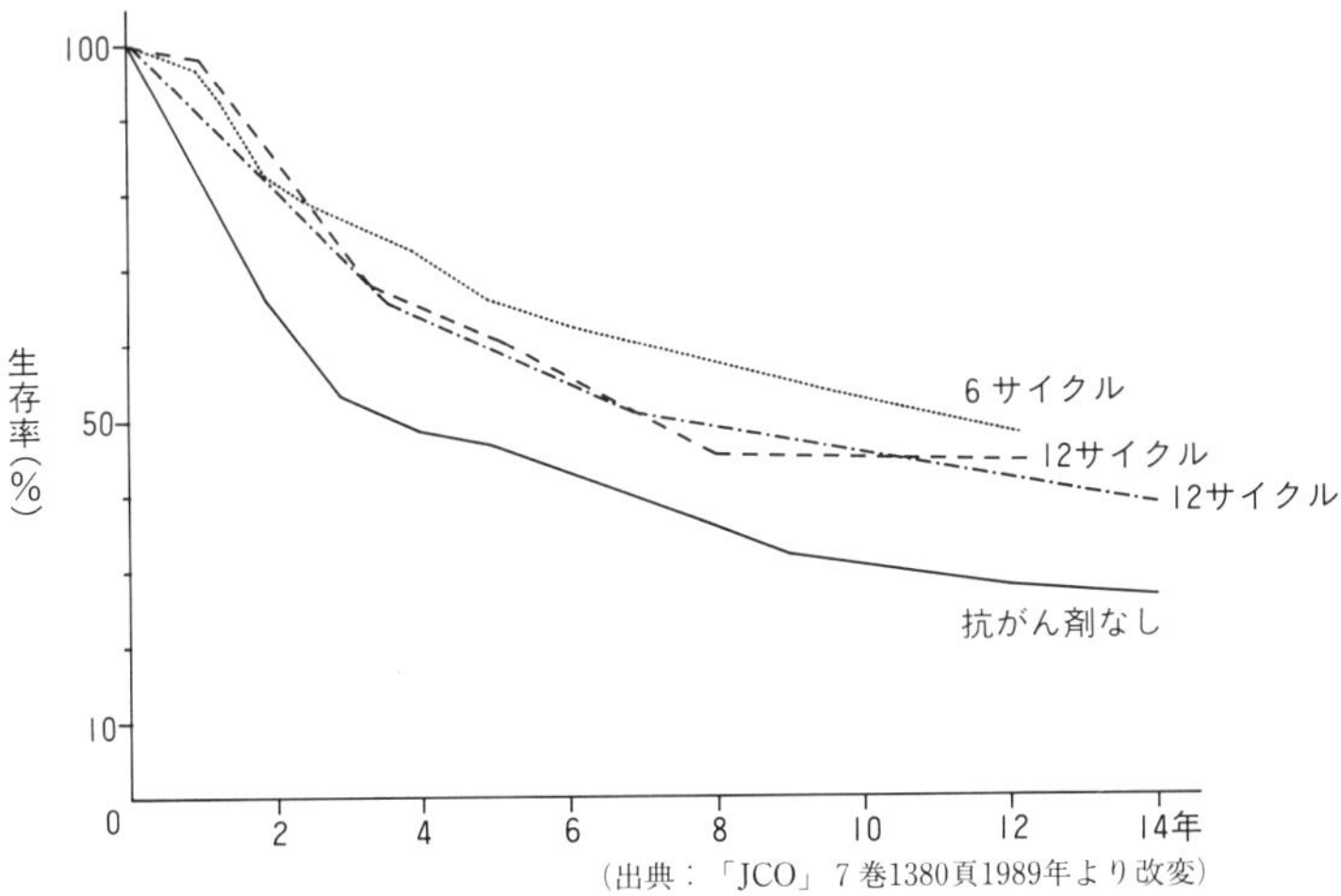

（出典：「JCO」７巻1380頁1989年より改変）

イクルで十分、と言われるようになってきました。どちらも、成績が変わらないことが分かってきたからです。図2のデータを見れば、患者さんとしては、一二サイクルを受ける気はしないはずです。

この図から類推できることは、現在あまりに多くのサイクル数で治療をしているところでは、どんながんでも、サイクル数を減らすと、かえって生存率が向上する可能性があるということです。「あるサイクル数の抗がん剤治療で治らないがんは、それ以上サイクル数を増やしても、治らない」と言えるでしょう。

●標準がそんなに変わるものなら、自分で判断して減らしたっていい

そうしますと、一般的に、次のように考えられます。たとえば、これまで六サイクルが標準とされているものでは、あるいは四サイクルで十分かもしれないし、三サイクルで十分かもしれない、これまで四サイクルが標準とされているものでは、三サイクルでも二サイクルでも十分かもしれない、と。後者の場合、では一サイクルで十分かとなると、それでは行きすぎのようにも感じられます。が、一サイクルで治るものがあることも、疑いのないところです。

いずれにしても、抗がん剤のサイクル数は、標準的なサイクル数を医師から聞いておいて、最終的には、患者さんが決めるのが一番いいと思います。

二度の注射で一サイクルという場合、二度きっちり受けないと意味がないのか、という質問が患者さんからありました。途中でやめると、それまでの治療の効果がなくなってしまうから、無理しても続けるようにと医師に言われたようです。二度の注射で一サイクルとなっていても、それは二度の注射でがん細胞がようやく死ぬ、ということではないのです。がん細胞のいくつかは、最初の注射で死

んでいます。二度目の注射では、最初の注射で生き残ったがん細胞を相手にするわけですが、最初の注射だけでも治っている可能性はあるわけです。したがって、どうしても副作用が耐えられなかったら、サイクルの途中でも、つまり各サイクルの一度目が終わったあとに、抗がん剤をやめる決心をしてもいいわけです。

経口の抗がん剤にも同じ理屈が言えます。たとえば、朝夕一錠ずつ飲む場合、がん細胞の幾分かは、朝の一錠で死ぬのです。そこで生き残ったがん細胞を、夕方の一錠が相手にするわけです。

医師には、患者さんがどれほど副作用で苦しいのかが分かりません。患者さんが苦しくなっているのに、抗がん剤治療を続けていくのは大変に危険です。どこかでストップしないと、副作用で死んでしまうことも起きるでしょう。それを防ぐには、患者さんが自ら危険を感じて、ストップをかけないといけないのです。

医師は、患者さんが自分で考えをまとめられるように、知識を整理し、考え方の道筋を示してあげるのが、その役割ではないかと思います。

ところで、ここで私が述べているサイクル数の決め方や考え方のかなりの部分は、私が独自に考えだしたり言いだしたものです。これからだんだん広まっていくと思いますが、今はまだ知らない医師のほうが多いでしょう。その意味で医師は、あなたの良い相談相手にならないかもしれません。あなた自身が自分の頭で考え、納得して決めなければならないわけです。

●「最後の注射」「最後の一錠」を予知するには

副作用で死ぬか生きるか、重大な後遺症が残るか否か、それはすべて「最後の注射」の有無にかかってきます。高い副作用死亡率を報告している病院も、その「最後の注射」をしなければ、副作用死はゼロだったはずなのです。経口の抗がん剤なら、最後の一錠の有無によるわけです。

それが「最後の注射」になるかどうか、正確なことは、それに当たってみなければ分かりませんが、それでは遅過ぎます。そうなる前に「最後の注射」を予知してやめなければいけないのです。正しい時にやめられるようにするには、患者さんと医師との共同作業が必要です。

抗がん剤治療では、どんな抗がん剤を組合せるかという判断よりも、いつやめるかという判断が大切です。なぜなら、抗がん剤の組合せや量は、標準的なものが決められていますから、注射や処方(経口剤)だけなら誰でもできるわけです。

抗がん剤を体内に入れてしまうと、暴れ馬に乗ってロデオをするようなもので、なかなかうまく乗り切れません。大丈夫と思っていても、馬から落ちます。ロデオの場合は、大丈夫と思った騎手自身が落ちるだけですが、抗がん剤の場合落ちるのは、大丈夫と思った医師ではなく、患者さんです。二章で説明した治療関連死を思い出してください。

この観点からは、副作用止めを使うことは考えものです。副作用は最後の注射を予知させる重要な手がかりです。自覚できる副作用が止まっていると、正しい時にストップがかけられなくなります。たとえば、吐き気止めを使いながら無理に治療して、難聴や腎不全が出てから拒否しても遅すぎます。

副作用を止める薬を使うのは、信号に覆いをして車で交差点をつっきるのに似ています。副作用を止めるといっても、副作用が消えるわけではなくて、患者さんに自覚させなくするだけですから、赤信号を隠しても、他の自動車が交差点に入ってくる確率になんら変わりはないのと同じで、衝突の危険性はかえって高まります。

抗がん剤の場合も、副作用止めを使うと、かえって重大な副作用や死亡が増える可能性が高いのです。抗がん剤治療で副作用が強く出た場合には、赤信号が出たと考えて、それ以上の治療を控えるのが正しい態度ではないでしょうか。

そうすると、とくに優秀な副作用止めほど、問題が大きくなるわけです。他方、副作用を止める力の弱いものは意味がないわけで、どちらにしても、副作用止めは意味がないか危険でしょう。

●これが限界と自覚する目安として「吐き気」は大切な副作用

副作用止めを使うことによって、抗がん剤のサイクル数はかえって増えてしまうかもしれません。自分で抗がん剤のサイクル数を決めていこうという場合、副作用を抑え込んでしまったら、何サイクルにしていいか決めかねるはずです。ふつうなら三サイクルで十分で、治るものはそれで治る場合だとします。ところが副作用を止めてしまったために、三サイクルが終わったあともまだ続けられそうな気がして、将来の再発も心配になり、次の四サイクル目を受ける決心をしてしまう、ということにもなりかねません。それが「最後の注射」になる可能性もあります。

一方、どんながんでも、何割かは再発があります。がん治療のあとで後悔しないためには、その時その時に自分で納得できる判断をしていくことが必要です。あとで後悔しないためには、自分でサイクル数を判断して、あの時は副作用でもうあれ以上できなかった、と言えるところまで、抗がん剤治療を受けることも必要なのでしょう。

そして、副作用を感じて、これ以上の治療は限界と、自分のからだと相談して決める。そうしたほうが結局、あとで納得できるのではないかと思えます。「最後の注射」の手前で、限界と判断する目安として、「吐き気」は大切な副作用です。なにより一時的ですし、吐き気なら死の危険がありません。

●白血球増多剤を使ったからといって効果が上がるわけではない

白血球増多剤は、現在、多くの種類が認可されていますが、そのほとんどは意味がありません。ただ一つ有効なのは、人間のからだがもともと持っている白血球増多因子で、それを遺伝子工学の力を借りて大量生産して使っている薬があります。G-CSFといい、グランやノイトロジンという商品名で売られています。

G-CSFには一定の意味があります。急性白血病で強力な抗がん剤治療をする場合です。ことに骨髄移植では、いったん開始したら、なにがなんでも一コースの治療を乗り切らなければならないので、その場合には、あらかじめG-CSFを使って、白血球を増やしながら先にすすんでいくのが安全だと思います。しかしそれ以外では、G-CSFの意味はほとんどありません。

日本では、G-CSFを使う必要のない場面で使うことが非常に多くなっています。たとえば、悪性リンパ腫がそうで、CHOP療法をする場合に、G-CSFを併用する医師が多いようです。

私も、CHOP療法を始めたばかりの当時は、まだおっかなびっくりで、患者さんを全員入院させて、二日ごとに採血したり、発熱すると、抗生物質を注射したりしました。しかしCHOPでは、確かに白血球数がゼロに近くなりますが、白血球を増やす薬を使わなくても回復します（「日癌治」二〇巻一三二七頁八五年）。三〇人、五〇人と治療していくうちに、入院さえ必要ないと分かって、今では外来でその日に採血して、白血球数が三〇〇〇くらいあればCHOPを行い、発熱したと聞けば、三、四日たてば熱が引くから家で静かにしていてください、と伝えるだけです。ただ、体力のない人やお年寄りでは、抗生物質を使ったりもしますし、むしろ、抗がん剤そのものの減量を考えます。

なお、「体力がない」という言い方は漠然としていますが、最低限の目安として、階段を二階まで上がるのが辛いようなら、体力がないと考えるべきです。

要するに、CHOP程度の抗がん剤治療では、G-CSFを併用する必要はなく、それを併用しているのは、医師の自信のなさの表れといえるでしょう。

もちろん、抗がん剤の組合せ方が違うと、白血球減少のもつ意味も異なり、非常に危険な場合があります。しかし、そもそも治るがんは、副作用対策をあまり考えなくていい程度の強さの治療で、治るのです。それよりもさらに強い大量化学療法をしようとすれば、それには白血球増多剤を使う必要があるかもしれません(たとえば悪性リンパ腫の第三世代)。が、第三世代の抗がん剤治療で治る率が上がらなかったことは、前述した通りです(六五頁参照)。

また、G-CSFは、治らないがん、つまり第三、第四グループでもよく使われています。これはCHOPと一緒にG-CSFを使うより、もっと問題です。たとえば、赤沢修吾氏(埼玉県がんセンター消化器科)は、こう語っています。

「大量に抗がん剤を使った場合に、G-CSFを使った症例群のほうに奏効率が高まるとか、あるいは延命効果が得られるかどうか、そうしたデータはまだ出ていないわけですが、そこのところが一番問題にされるところなんです」「胃癌の場合、たとえばアドリアマイシンを大量に使うとします。すると骨髄抑制が出てきて、そこにはG-CSFが使われるかもしれませんが、抗腫瘍効果そのものは上がらない可能性があるわけですよね」(「癌治療と宿主」五巻一〇頁九三年)。

今までの強力な抗がん剤でちっとも治らなかったものが、白血球を増やす薬を併用したくらいで治るようになるとは思えないのに、医師たちはここでも「期待」して、抗がん剤をさらに大量に使うようになっているのです。

●白血球増多剤で「非常に恐ろしいことになる」

G-CSFを併用して確実なのは、抗がん剤治療をどんどんするので他の副作用が増強する、ということです。そして、白血球の数だけ見て安心してしまうので、他の副作用でバッタリ、ということが生じます。専門家の一人、阿部薫氏（国立がんセンター東病院院長）は、こう語っています。

「一般のお医者さんが抗癌剤を使用し、白血球が減っても、G-CSFがあるから大丈夫、吐き気があっても、グラニセトロンでおさまるからということで、抗癌剤による効果があまり期待できない癌についても、抗癌剤による治療が行なわれると、非常に恐しいことになるのではないかと」（「オンコロジア」二六巻三一一頁九三年）。

恐ろしいことになった実際のケースを紹介しましょう。

それは「頭打ち」状態の「小細胞肺がん」の成績向上をめざした治験で、シスプラチンを含んだ多剤併用療法を行って、G-CSFを使いながらVM26という抗がん剤の増量がどこまで可能か（つまりもっと強力な治療ができないか）を調べたものです。確かに白血球には効果があって、抗がん剤の増量が可能のようにみえたのですが、結局、患者さんの中からは、「血小板減少が著しく脳出血で死亡」した人が出てしまいました。医師たちはその用量は過大だったと反省していますが（「文献1」二一三頁）、いくらあとで反省されても、死んでしまった患者さんは生き返らないわけです。

この治験は、計画自体に非常に問題がありました。死ぬ人が出るかもしれないことは、医師たちは十分に認識していたのです。この治験を行なったのは国立がんセンターを含めたグループで、私が知っている医師も何人も含まれています。どうしてこんな治験に積極的にかかわるのか、私は非常にがっかりしています。がっかりしたといえば、この治験について討論した場で、「注意深くデザインされたよい研究だと思う」(「文献1」二一九頁)と発言した専門家にも失望しました。患者さんの真の同意があったとは考えられない危険な治験を「よい研究」と持ち上げてしまうのは、専門家だけの内輪の会での発言とはいえ、疑問です。

このように、抗がん剤の量を上げれば、治らないがんも治るようになるのではないかと期待する医師は、白血球増多剤を使いながら、より大量の抗がん剤を使おうとするわけで、優秀な白血球増多剤ができればできるほど、患者さんの危険は増すわけです。そして副作用で死んだり寿命を縮めたりする人がたくさん出るので、結局生存率は変わらないか、むしろ下がってしまうわけです。同じ理由で、吐き気止めも、抗がん剤が不要な第三、第四グループでのシスプラチンの被害者を増やすだけでしょう。

理論的にもう一つ問題なのは、G-CSFには、白血球を増殖させる機能以外に、白血球以外の細胞をも増殖させる機能がある可能性です。したがって、白血病や悪性リンパ腫やその他のがん細胞も増殖させるのではないか、ということです。研究室でがん細胞を使って実験すると、中に増殖が促進されるものがあることが知られています。

なお、放射線治療に際しても白血球増多剤を使う医師がいますが、放射線治療の場合、上半身と下半身を同時ないし連続して照射しなければ、白血球増多剤が必要になることはありません。白血球増多剤を頻用する医師は、必要性のないところに必要性を無理につくりだすもので、どこかいいかげんな医師と思って間違いありません。

一般に、抗がん剤を続けていて、白血球の数が上がってこない時は、そろそろやめろという、からだの危険信号だと考えておくのが安全です。

●薬価差益で副作用止めも抗がん剤も歯止めなき乱用

副作用止めが使われるもう一つの理由は、薬価が高いからです。患者さんに使う時の価格と仕入れ価格との差額を期待しているのです。吐き気止めのカイトリルやゾフランは一瓶一万円ですが、G-CSFはもっとすごくて、一回でおよそ一万八千円、七日間続けると一二万六千円になります。これら副作用止めの費用は、肝心の抗がん剤の値段よりも高いのです。たとえば、CHOPは一サイクルでおよそ五万円しかかかりません（九四年現在）。

副作用を軽減させるのは、いわば「従」たる治療です。どこの世界に、主役への支払いよりも、脇役への支払いが高いことがあるのでしょうか。

ところが皮肉にも、薬剤購入予算が決まっている国立病院では、これが裏目に出ます。阿部薫氏（国立がんセンター）は、高価な白血球増多剤や吐き気止めが「じゃんじゃん使われ」ると、病院経営を圧迫することになると嘆きながら、これでは抗がん剤もじゃんじゃん使われて、重篤な副作用が今後もっともっと増えてくるのではないか危惧されるとして次のように座談会で発言しています。

「先生も院長をやって、やはり病院経営ということも考えなければいけない。日本の病院というのは出来高払いですよね。やらなければ、儲からない。そうすると、どうしてもやる方向になる。いままで比較的歯止めになっていたのは、抗がん剤には副作用があるからということではないかと思います。

今度は副作用を除くような薬剤が出てくる。たとえば丸山ワクチンなど、悪いことを言えば、医師には治療していると安心感を与え、患者にも治療を受けている安心感があり、副作用がなかったというパターンがあったように思うのですね。そういうようなことに一般の癌化学療法というのがなっていくと、これは日本の化学療法はメチャクチャになってしまうのではないかなという気がしますが」（「オンコロジア」二六巻三一一頁九三年）

●維持療法には意味がない

急性白血病や悪性リンパ腫などのように、抗がん剤で治るがんで、最初に強力な抗がん剤治療をしたあと、そのあとで量を減らして、一年とか二年とか長期にわたって、間隔をあけて、ときどき抗がん剤を注射したりするのを維持療法（メインテナンス）といいます。

ほかには、乳がんや胃がんや肺がんの手術のあとに、とくに強力な抗がん剤治療をするわけではなく、フルオロウラシル系の経口抗がん剤を出して、これを維持療法と称する場合もあるようですが、本来の「維持療法」は前者で、強い治療を先にするのが前提です。

日本では維持療法をする医師が多いのですが、最初の数サイクルが十分に強力ならば、維持療法は不要というより有害です。その根拠を述べておきましょう。

維持療法をするのは、治る率をさらに上げるためですが、そこから分かるように、維持療法は、がん細胞が残っていることを前提にしています。したがって、がん細胞が残っていなければ意味がない、というより有害です。また、がん細胞が残っていれば、それは強力な抗がん剤治療でもたたけなかった細胞ですから、弱い維持療法で抑えられるのかという疑問が出るわけです。

●維持療法をしない群のほうが成績がいい

実際に小児急性骨髄性白血病の抗がん剤治療で、維持療法をする群としない群とに分けた臨床試験があります。その結果では、むしろ維持療法をしない群のほうが、成績が良かったのです（**図3**）（「JCO」一一巻五三八頁九三年）。維持療法を続けた群は、おそらく副作用で体力が落ちて、肺炎などで死んだためでしょう。

このように、最初に十分強い抗がん剤をしていると、それでももう目一杯治しているわけですから、もう治らない人ばかりになっていて、維持療法をしても意味がないのだと考えられます。

その論文中には、もう一つ、最初の抗がん剤を弱くして、あとで維持療法をした場合としなかった場合で比較した結果も出ています。その生存成績は全体として先の結果よりずっと低くなっていますが、維持療法をした場合のほうが生存率は上がっています。それは、最初の抗がん剤が弱くて、中途半端で治すべき人を治していないから、あとの維持療法である程度の人を救えることにな

●図3　維持療法の有無別小児急性骨髄性白血病の生存率

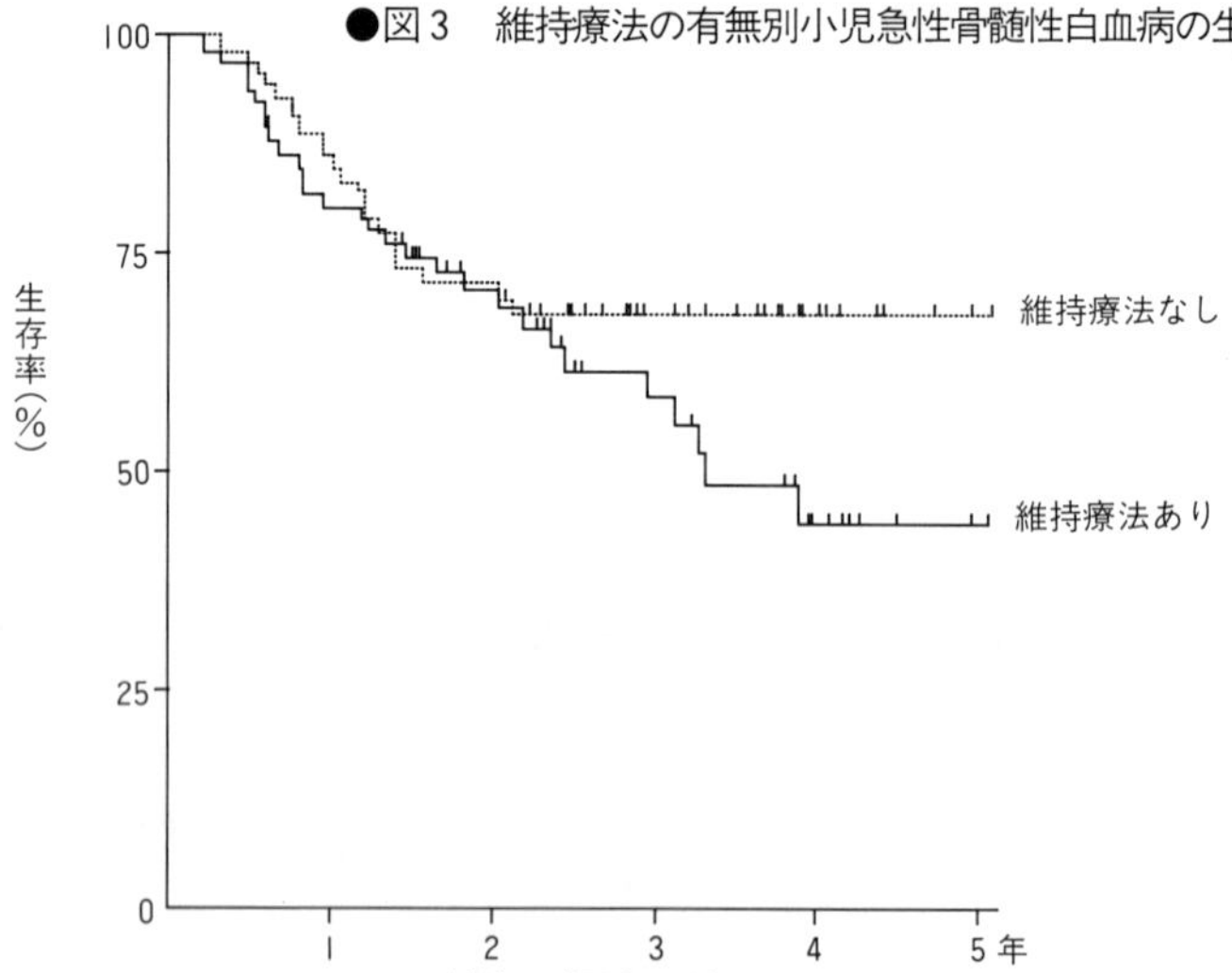

（出典：「JCO」11巻538頁1993年より改変）

ったのだろうと考えられます。維持療法の必要性は、最初の抗がん剤の強さと関係するのでしょう。

しかし、これはあくまでも「抗がん剤で治るがん」についての話であって、治らないがんについては、維持療法の是非をうんぬんする意味がありません。「抗がん剤で治るがん」でも、日本では、最初の治療で十分強力な量までやっていない場合も多いので、そういう患者さんが再発した場合には、今度は「強い治療」を行ってみるという手も考えられますが、それも「維持療法」としてではなく、あくまでも「本来の治療」として行うわけです。いずれにしても、初回治療は強くやっておき維持療法はしないのが正解でしょう。

●「治る」がんでも全員が治るわけではないから、患者さんの選択しだい

抗がん剤で治るがんでも、なぜ人によって治らないのか、その理由はまだはっきり分かっていませんが、もし、あなたのがんが治るグループのがんなのに治らないとしたら、それがあなたのがんの個性なのです。

同じ臓器のがんでも、人によってがんにも個性があって、性質が違うので、第一グループのがんでも治らないこともあります。たとえば、非ホジキンリンパ腫のように抗がん剤がよく効くがんでも、その中のT細胞型のものは治りにくいのです。

ですから、治ると言われているがんの中でも、治りにくいタイプではないか、医師に確認することが必要ですし、副作用（死）のことを考えると、高齢者や体力のない人は、それこそ一サイクル終わったところでしっかり再考してみることです。

5章 抗がん剤が不要・有害な第三・第四グループ

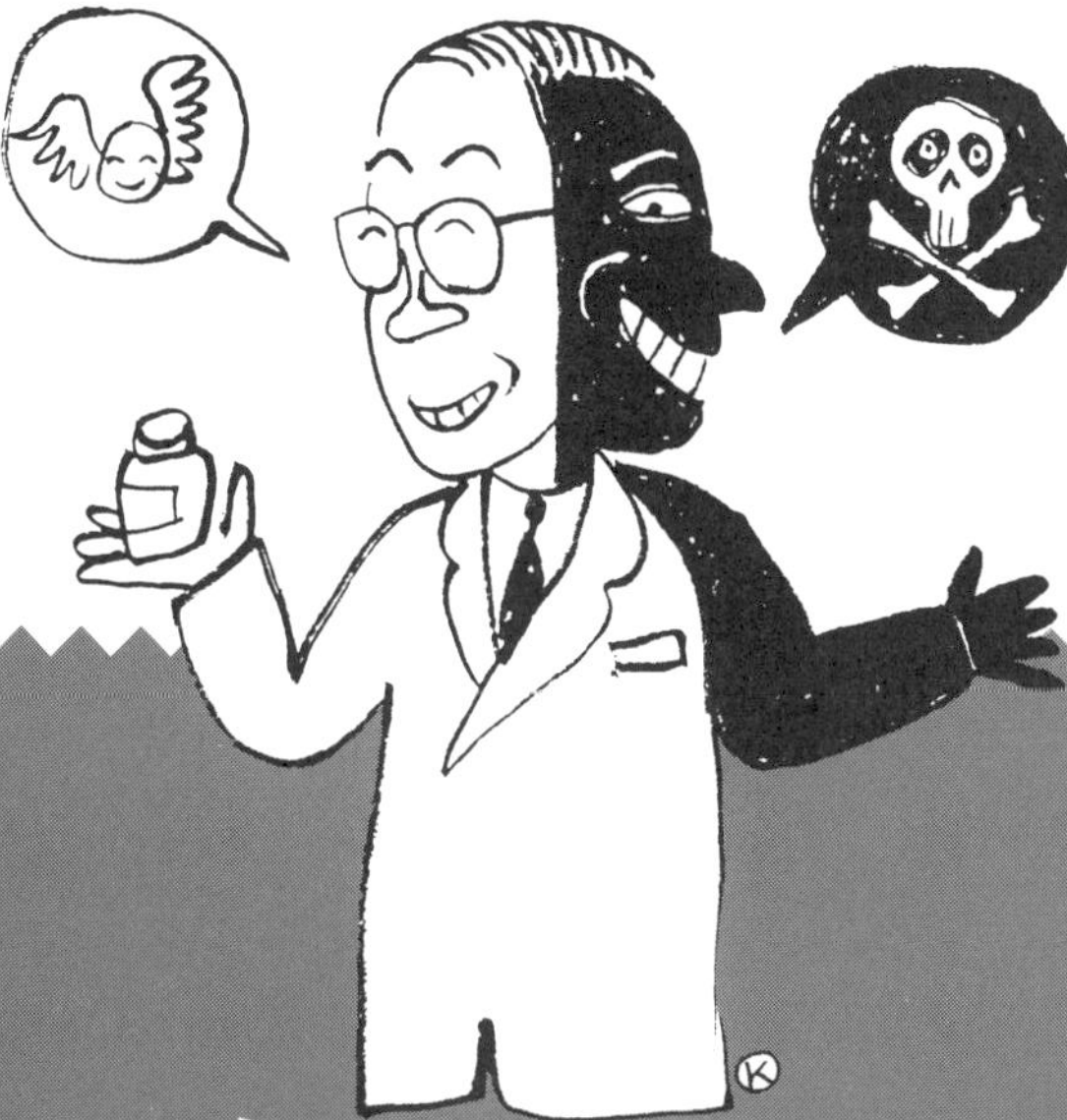

医者の言う
「効きますよ」は「効きません」と知るべし

早期がんなら抗がん剤は不要

早期がんの場合には、からだの中にあるがん細胞の総数が少ないのですから、抗がん剤で治るということも考えられます。しかし、第三、第四グループの早期がんの場合、もともとのしこり（原発病巣）に対しては、手術や放射線治療が行われ、それで原発病巣は治ってしまいますから、抗がん剤の役割について議論する意味はあまりないのです。

もっとも、早期がんと思っていても、中に少数の治らないものが含まれています。それは隠れた転移があるからで、この場合、果たして抗がん剤で治るのかが問題になるわけです。転移といっても、がん細胞が千、万の単位で残っているはずです。これらのグループの進行がんでの抗がん剤の効き方から類推すると、がん細胞が千、万の単位で残った場合には、やはり抗がん剤で治せないのではないか、と思われます。かりに抗がん剤で微小な転移が治ることがあるとしても、転移のすべてが治るとは考えられません。目一杯好意的に解釈して、一〇人に転移があったとして、そのうち一人治る、二人治る、という程度だと思われます。

●図1　トータル・セル・キルの図

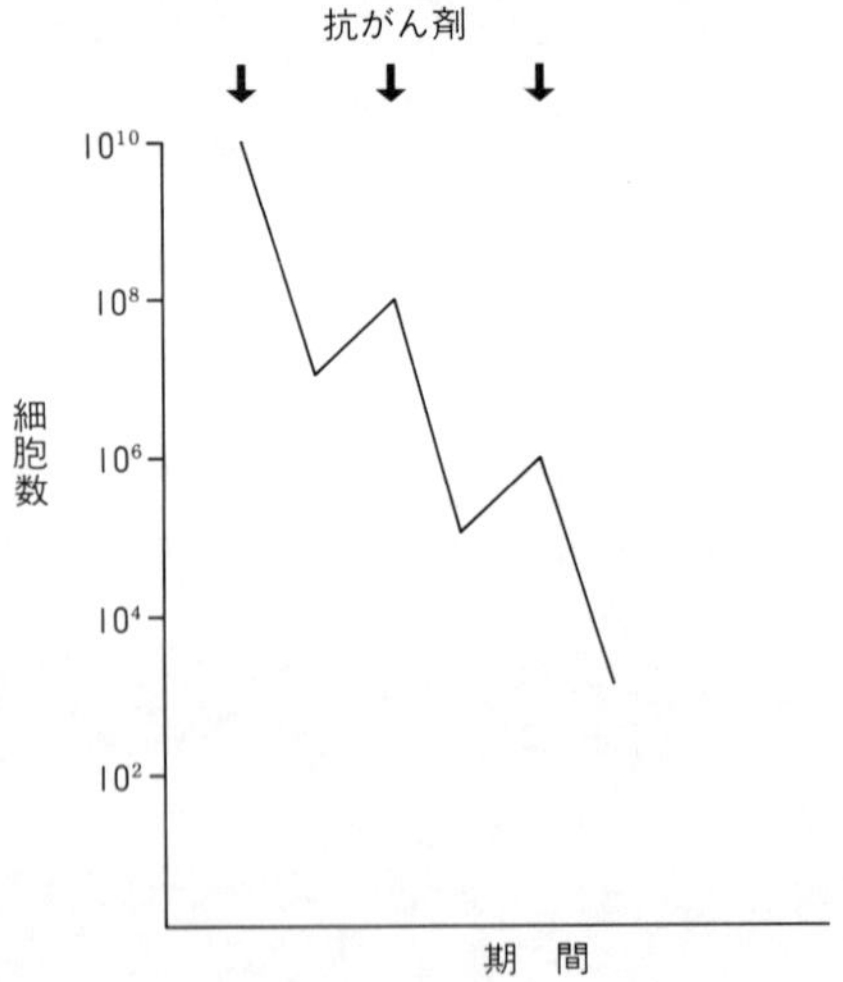

それにそもそも、たとえば胃がんの早期がんの場合、転移で死亡するのは(おおざっぱですが)一〇〇人に二人程度です。これを前提として考えてみると、五〇〇〇人を治療して、そのうち転移を持っているであろう人が一〇人いて、そのうち一人か二人が抗がん剤治療をして治る、そして五〇〇〇人全員が副作用で苦しむ、ということになります。そのうえ、転移している早期胃がんが治るというのは、あくまでも仮定の話で、このあと述べていくように、実際には治らないのではないかと思われます。ですから、早期がんならば、抗がん剤のことを考えるメリットは、ほとんどないのです。

●進行がんの場合…「がんが半分の大きさになった」このまま続ければ治る?

半分になるまでに、何サイクルしましたか。もし三サイクルの注射・点滴で半分になったとしたら、あとその一〇倍の注射・点滴が必要です。それはなぜか。まず、従来の抗がん剤治療を支えてきた理論から紹介しましょう。

この理論を模擬図で表すとすると、**図1**のようになります。これは、がん細胞は一つでも残っていたら再発するのだから、がんのかたまりをゼロにしなければいけない、がん細胞は一サイクルの治療では全部は死なないが、何度も何度もくり返すことによって、やがてはゼロにまでもっていける、そして治る、という考え方です。英語では「トータル・セル・キル・セオリー」と言うので、日本語では「全細胞死滅理論」と呼びましょう。確かに急性白血病などのように、抗がん剤で「治る」がんでは、この理論のようになっているのかもしれません。しかし固形がんには通用しないのです。なぜ通用しないのか、具体的に計算してみましょう。

かりにAさんが抗がん剤の注射を三サイクル受けたところ、直径二センチのがんが半分の大きさ(直径一センチ)になったと仮定してみます。ちなみにこの縮小度合は、がん治療学会の定義からは、「有効」と判定されます(一三四頁)。三サイクルで有効と判定されるのは、平均的なところと思いますが、この人はあと何サイクル受けたらいいでしょうか。

まず、これを計算するには前提があります。抗がん剤によって、がんが縮小したり消えたりする場合、それは一定の割合で起こるということです。「割合」ないし「率」ですから、一サイクル目で一〇億の細胞が死んだ場合、次のサイクルで、また一〇億死ぬ、ということではありません。たとえば一サイクル目で一〇分の一に減った場合、次のサイクルでまた一〇分の一、最初からみれば一〇〇分の一になる、ということです。治療する前に、がん細胞が一〇〇億あろうと、一〇〇個だろうと、一サイクルごとの抗がん剤で、その一〇分の一になるというように、一定の率で減るのです。

Aさんの直径二センチのしこりには八〇億個、一センチに縮んだあとのしこりには一〇億個のがん細胞がつまっています。Aさんのがんは、三サイクルの治療で、数が八分の一になったのですから、一サイクルの治療では、二分の一になっていたわけです(八分の一＝二分の一×二分の一×二分の一)。これがAさんのがんの縮小率です。

そうすると先の問の答えは、この率(二分の一)をあと何サイクルかけあわせたら、一〇億分の一、すなわちほぼゼロになるかという計算から出てきます。計算してみると、三〇サイクルとなります(二の一〇乗が約千で、千の三乗が一〇億になります)。しかし、一〇億個かける一〇億分の一の答えは、ゼロではなく、一個ですから、このままではがん細胞が残って、いずれ再発してきます。全部を確実に死滅させるには、もう一〜三サイクルくらい追加する必要があります。

したがってAさんの場合は、あと三〇サイクル以上、抗がん剤を続ける必要があることが分かります。これまでの三サイクルでも、Aさんは副作用でヨレヨレになっているのに、いったいあと三〇サイクル以上なんて可能でしょうか！

分かりやすく言うと、抗がん剤治療を受けて、しこりの直径が半分になるまでのサイクル数ないし期間が分かれば、ゼロにするにはその一〇倍以上を行う必要がある、ということになります。

抗がん剤に対する感受性は細胞によっても、一つひとつ違うので、抗がん剤治療を始めると、感受性の高い細胞が真っ先にたたかれてしまい、あとには感受性の低い細胞が残ることになります。二サイクル目の抗がん剤治療では、残った細胞のうちでも、より感受性の高いものがたたかれ死滅して、感受性の低いものが残ります。こうして、抗がん剤治療をすればするほど、抗がん剤でやっつけにくい細胞が残っていくわけです。ですから、一サイクル目では、がん細胞を一〇分の一にできても、次のサイクルは五分の一、その次は二分の一にしかならない、といったことが起きるのです。したがって、ゼロにまでもっていこうとしたら、先ほどの理論上の計算で得られたサイクル数よりも、もっとずっとサイクル数を増やす必要があります！

それは困難というより不可能です。サイクル数を重ねるほど、からだが副作用で弱って、中には死ぬ人も出てくるからです。先のAさんが三サイクルの注射の時点で有効と判定されたということは、それ以上続けるのが無理だったから、その時点で効果を判定することになった、というのが実態のはずです。標準的に決められているサイクル数というのは、それ以上はできないという標準サイクル数でもあるのです。

ところで、Aさんの場合、大きなしこりが三サイクルの治療で八分の一にしかなっていないのですから、どこかに微小な転移があって、それが、がん細胞を千個しか含んでいなくても、死滅させられません。それで固形がんの場合、抗がん剤治療を加えても、手術や放射線治療で治る率以上には、治る率が上がらないわけです。相手が早期がんで、微小な転移といっても、それは千、万の単位のがん細胞を含んでいると考えられますから、やはり抗がん剤で死滅させられないのです。

●吐き気止めを使えばもっと治る可能性はないのか

吐き気止めについては、患者さんにも医師にも根強い幻想があるので、もう一度まとめておきます。まず吐き気で死ぬ人はいません。他の副作用では死ぬ人が出ます。これを念頭において考えてみましょう。

「夢の新薬」といわれるグラニセトロンとかオンダンセトロン（商品名カイトリル、ゾフラン）などは、脳の中枢に働きかけて吐き気を感じさせないようにしますが、とくに、吐き気が強く出て、たった一サイクルで患者さんがもうやめてくれというような薬「シスプラチン」と好んで併用されています。

シスプラチンはとくに第三、第四グループのがんに多く使われます。これらのがんは、いくらシスプラチンのサイクル数を多くしても、治らないものが治るようになるというデータはどこにもありません。それなのに、「吐き気が抑えられたので、くり返してやりましょう」ということになってくるとどうでしょう。吐き気は抑えられたとしても、他の副作用はどんどん増えますから、今までは出なかった腎不全とか聴力障害などの副作用も強く出て来る危険性があります。

いままでも、臨床試験中に、患者さんを副作用のフォローが不十分で死亡させてしまっているくらいですから、吐き気を抑えて患者さんからの訴えがなくなった場合は、さらに歯止めがきかなくなる恐れがあります。その意味でも、吐き気などの副作用は、正常細胞からの訴えとして、一種のアラームだと考えなくてはなりません。

それにサイクル数がかさんでいくと、二章の患者さんの手紙にもあるように(三六頁)、吐き気止めを使ってもやっぱり吐き気が強くなっていきますし、他の副作用も増強していきます。本当に苦しい期間が長くなっただけになってしまうでしょうし、場合によっては、やればやるだけ寿命が縮んでいくかもしれません。

薬の副作用は、その薬自体がもっている作用だけでなく、もっと視野を広げて捉える必要があると思います。ソリブジンは副作用がないと言われていましたが、それで油断して、他の薬との相互作用で多数が死亡しました。これは副作用の一つの表れ方ではないでしょうか。吐き気止めや白血球増多剤も、それ自身にはからだに対する副作用はないかもしれません。しかし、それを使うことによって、医師の気が大きくなって、生存成績の改善しない苦痛だらけの大量化学療法をされたり、サイクル数が増えてしまうというのも、広く考えてみると副作用の一つだと言えます。

●抗がん剤で治らなくても延命できるか…寿命短縮効果は確実にある

第三、第四グループの場合には、抗がん剤で治るという証拠がありません。ですから、副作用による「寿命短縮効果」を真剣に考える必要があります。確かに第三、第四グループでも、患者さんの中の何割かについては、抗がん剤によって、しこりがめざましく縮小したり、消失したりします。それらの患者さんは、がんが再び増大するまでの期間分は寿命が延びている、と考えられます。しかし縮小・消失による寿命延長とは別に、同一の患者さんに、副作用による寿命短縮効果も働きますから、全体として寿命が延びている保証はありません。

逆に、がんが小さくならなかったり増大を続けている人では、寿命はむしろ縮んでいると考えるのが素直でしょう。そして現に、(前述したように)これまでのデータでは、たくさんの患者さんを集めて調べてみると、全体としての寿命は延びていません。それは、かえって寿命が短くなった人がいるから、全体としてのプラスマイナスでは生存期間は延びていないということでしょう。

がんが抗がん剤で縮小しないで増大を続ける場合でも、そのスピードが鈍っている可能性も否定できませんが、その判定や推測は困難です。なぜならば、がんをしばらく放置して何もしない場合の増大スピードを観察していないから、抗がん剤治療でスピードが鈍ったかどうか、比べようがないからです。

いずれにしろ、あなた本来の寿命は誰にも分からないわけです。それゆえ、あなたが抗がん剤を受けたあと、ずっと観察を続けても、抗がん剤で延命したのか否かはふつう分かりません。ただし、寿命が短縮したな、ということはよく分かることが多いのです。抗がん剤を使って一か月以内に死んでしまうのは、たいてい抗がん剤の副作用のせいです。

あきらめきれない人は一サイクルだけ受けて考える

●受けないという選択もある

たとえば、第三グループの小細胞肺がんや卵巣がんでは、治療直後の生存期間は、短期間分（数か月）延長すると考えてよいかもしれません。再発・転移した乳がんの場合にも同じことがいえます。これらでは、薬剤量が多いほど生存期間が延長する場合がありそうです。しかし、副作用は強くなっていますから、より苦しい期間がより長くなった、と考えることもできます。

患者さんは、どのように判断していけばいいでしょうか。選択肢の一つは、抗がん剤治療を受けない、ということです。苦しい期間が長くなるだけ、と割り切れれば、そうするのが多分一番楽な余生の送り方でしょう。

●一サイクルだけ受けて様子をみるという選択もある

しかし患者さんの中には、治療を受けないことに抵抗を感じる人も多いでしょう。その場合には、第三グループでは、抗がん剤を一サイクル受けてみるのもいいかもしれません。一サイクルでがんが目ざましく縮小し、消失すれば、それで寿命は延長すると考えていいのではないかと思います。では、この調子で続けるべきでしょうか。多分、そこでやめておくべきでしょう。副作用による寿命短縮効果が怖いからです。しかしこの辺は、からだで副作用を受け止めながら、自分の頭で判断してください。

抗がん剤を一サイクル受けても、がんが目ざましく縮小しない人。そういう人は、もう抗がん剤は受けないほうがいいでしょう。受け続けると、多分、寿命は縮みます。

もちろん、一サイクルといっても、たとえば、二度の注射で一サイクルという場合、二度注射を受けてからでなくても、一度目だけ受けてみて考える、という方法もあります。

●第一、第二、第三グループが再発するとなぜ次順位のグループになるのか

例として、乳がんをとりあげてみましょう。乳がんは第二グループに属していますが、それは乳がんを発見して治療する、初回治療の時のことです。臓器転移のかたちで再発した場合には、第三グループに入ってしまいます。理由の一つは、初回治療の時に目一杯抗がん剤を使っていることが多いからです。抗がん剤治療をしたにもかかわらず転移が現れてきたのは、抗がん剤が効かなかったことの証拠です。そういう効きにくいがんなので、二度目の抗がん剤の種類を変えたり量を増やしたりしても、なかなか効いてくれないのです。

もっとも、初回治療で抗がん剤を使用していなくても、乳がんの転移は第三グループに分類されてしまいます。その理由の一つは、抗がん剤が相手にしなければならないがん細胞の数が違うからです。

乳がんの初回治療の場合、乳房のしこりに対しては、手術や放射線治療などが行われますから、からだの中にがん細胞が残っているとしても、転移がんのかたちで残っていることになります。それは検査ではひっかからない程度の微小ながんです。たとえば○・一ミリのがんとすれば、がん細胞の数は約千個、ということになります。それゆえ、乳がんのように抗がん剤がそこそこ効くがんでは、抗

がん剤治療で、それらのがん細胞を死滅させることが可能、ということなのでしょう。

ところが転移が現れてきたとなると、がん細胞の数はずっと多くなります。転移として発見されるのは、指で触れたりレントゲン検査で見つかるからですが、それはふつう五ミリとか、一センチという大きさになってからです。五ミリのしこりには、ざっと一億個以上の細胞が含まれています。微小な転移の場合と比べて、抗がん剤が相手にしなければならない細胞の数が増えるので、抗がん剤が効きにくくなるわけです。また、しこりが大きくなるほど、抗がん剤を運ぶ血管の新生が間に合わなくなって、抗がん剤が届きにくくなる一方、眠っている細胞が多くなることも、抗がん剤が効きにくい理由として挙げられています。

●再発した場合はどう考えるか

第二、第三グループのがんが再発した場合、どうしたらいいでしょうか。

この場合、再発なのですから、たいてい前に抗がん剤治療を受けているのではないかと思います。その時に、医師ががんの縮小程度を教えてくれていたならば、それを思いだしてください。今度の抗がん剤での縮小の程度は、前回と同じ程度かそれよりも悪いと考えられます。したがって、前回の縮小程度がかんばしくなかった人は、今回は副作用だけをこうむる可能性が高いわけで、抗がん剤はやめておいたほうがいいだろうと思います。前回、とても目ざましく縮小した人は、今回も縮小が期待できる可能性が高いはずです。その場合、実際にも縮小すれば、寿命が延びると期待していいかもしれません。しかし副作用があるので、期待はずれに終わる可能性もあります。

初回の治療で抗がん剤治療を受けていなかったり、手術で取ってしまったあとに抗がん剤治療をしたので、がんの縮小程度が予想できない人がいます。その場合には、自分の頭で考える必要があります。どのみち治らないとすれば、しばらくがんが大きくなるのを観察する、という方法もあります。がんの増大スピードを調べてみて、かなり速いようなら、がんが縮小しやすい、と予想できます。しかしこれも一概に言えず、増大スピードが速くても、抗がん剤で縮小しないタイプのがんもあります。

●取るべき症状がある場合にも、抗がん剤以外の方法を探す

骨の転移による痛み、胸水、腹水、転移によるしこりなど、なんらかの症状があって、それで苦しむ患者さんもいます。その場合、どういうふうに考えたらいいでしょうか。

第三グループでは、抗がん剤の「しこり縮小効果」はめざましい場合が多く、抗がん剤を使うと、それらの症状が取れて状態がよくなることがあります。しかし、全員が副作用をもらいますから、本当に状態がよくなるかどうかは、差し引きしてみないと分かりません。腹水は取れてお腹は楽になったが、気分が悪くなって吐きっぱなし、ということも生じるわけです。

安全策は、できるだけ症状が取れる他の方法を探すことです。多くの場合、問題となっている場所だけへ放射線を照射することで解決できるでしょう。肝転移など、従来は放射線に適さないと思われていたものも、照射方法を工夫すれば、放射線のよい対象となります。放射線でしこりが縮小しない場合、抗がん剤でも縮小しないことがふつうですし、放射線の副作用は抗がん剤よりずっと軽微です。

この問題に関連して覚えておいてほしいのは、「症状のない人のQOLを治療で改善することは不可能」ということです。たとえば、健康な人に何か薬や治療をして、今以上に健康にすることはできないのと同じです。あまりに自明ですが、患者さんの立場になると失念しがちなことなのです。

第四グループの標準的治療は「抗がん剤なし」

●受けないのが賢明、受けるとしても経口抗がん剤はやめる

第四グループでは、抗がん剤治療は受けないほうが賢明だと思います。しかし、一度は抗がん剤治療を受けたいという人もいるでしょう。最終的には患者さんの選択しだいだと思いますので、そういう人を無理に引き止めるつもりはありません。そこで、どうしても一度は受けたいと考えている人向けに、注意すべき点を確認しておきましょう。

まず、第四グループのがんでよく処方されるフルオロウラシル系の経口抗がん剤・坐薬は、七章で詳しく説明しますが、不要かつ有害です。これらは、もらわない、使わない、捨てる（といっても、催奇形性があるから水に流すのは避ける）を心がけましょう。

もし、どうしても抗がん剤治療を受けてみようと決心したのなら、注射・点滴で受けたほうがよいでしょう。本当に治りたいなら、気休めでもいいからとフルオロウラシル系の経口抗がん剤を飲むのは矛盾しています。気休めになるどころか、命を縮める「寿命縮小効果」を忘れてはいけません。本当に薬の怖さを知ったら、とても「気休め」で飲もうとは考えないでしょう。

再発した時に、「やっぱり飲んでおけば良かった」と後悔しないで済むようにと、フルオロウラシル系の経口抗がん剤を飲むのも、考えが甘いと思います。そういう時に後悔するような人は、自分のがんの（治らないという）性質を納得できない人ですから、もし、フルオロウラシル系の経口抗がん剤

を飲んで再発したとしたら、「ちゃんと注射・点滴で受ければ良かった」と後悔することでしょう。

でも、注射・点滴まで受けたのに再発したら、自分のがんが抗がん剤では治らないと身をもって自覚して、どうせ再発するなら抗がん剤治療を受けなければ「寿命短縮効果」ももらわずに済んだのにと、また後悔するかもしれません。それだけやって、やっと、後悔しながらも納得できたことになるわけです。

結局、後悔というのは、どこかに遡りたがるものですから、きりがありません。そうだとすれば、もしどうしても抗がん剤治療を受けてみようと決心したのなら、最大の治療として、注射・点滴をまず一サイクルだけ受けてみたらどうでしょう。ただし、ちょっと速く歩いただけで息切れがするなど、体力がない人はやめたほうが安全です。注射・点滴の場合には、第三、第四グループのがんでは、シスプラチンが第一等の使用頻度になっていますから、使われる抗がん剤にシスプラチンが含まれることは覚悟したほうがいいでしょう。また、八章で説明するように、第四グループのように抗がん剤の標準治療がない患者さんが、第一相毒性試験の対象となりやすいので、実験台にされる危険も高くなりますので、注意してください（一八五頁参照）。

そして、シスプラチンは前述したように強い副作用がありますから（神経障害などもある）、一サイクルだけ受けて、からだのどこかに目に見える大きさのがんがあれば、それが小さくなったか否かを確かめてください。小さくなっていれば、生存期間の少しの延長を期待していいかもしれません。治療前にあった苦しい症状が取れれば、有効だったと考えていいでしょう。

しかし、目に見える大きさのがんがあったり、がんによる症状がすでに出ていた人は、抗がん剤では治りませんし、寿命短縮効果はしっかりふりかかりますから、たとえがんが小さくなっても、一サイクルだけ受けて、そこでやめるのが賢明でしょう。手術や放射線治療をして、目に見える大きさのがんがもう存在しない場合にも、一サイクルでやめることを考えてください。四章で述べたように、効くなら一サイクルでも効くし、効かないなら何サイクルやっても無駄で、サイクル数を重ねるほど「寿命短縮効果」も重なることになります。

初回治療の時に治る可能性のあったがんも、再発した場合にはふつう第三、第四グループに入ってきます。それらに対して、さらに強い抗がん剤治療が勧められることがありますから、やはり注意が必要です。

●専門家は仲間うちでは抗がん剤治療の限界を語っている

そうはいっても、この本を読んだだけで決めてもよいものか、セカンド・オピニオン（第二の意見）を聞かなくてよいかと、迷いが出るでしょう。固形がんに抗がん剤が効かないことについては、専門医たちの発言もありますので、紹介しましょう（それぞれの肩書きは引用文献当時のもの）。

肺がんについて、大田満夫氏（国立病院九州がんセンター名誉院長）は、こう語っています。

「全世界で肺癌切除術の補助化学療法、ときには免疫療法が施行されたが、いまだに明らかに有効な化学療法、あるいは免疫療法が見つからず、肺癌専門医は苦労している状況である」（「JAMA日本語版」九三年九月号一一二頁）

末舛恵一氏（国立がんセンター病院長）も次のように語っています。

「術後だと、手術でへたった患者に目いっぱい化学療法をやるというのは、それが本当にプラスかマイナスかわからないですけれど、Quality of life（QOL）から言ったら目下だめですね。なかなか問題があって肺癌にはなかなか明るい明日がない」「シスプラチンができてたくさんペーパー（論文）ができたけど、結果的には治癒につながらないのです」（「オンコロジア」二四巻六号四四頁九一年）

原信之氏（国立病院九州がんセンター病院外科）はこう言っています。

「化学療法（注・抗がん剤治療のこと）に希望が持たれてきたわけであるが、本当に有効といえるものは現在までない」「有効と言っている人があるが、randomized trial（くじ引き実験）では有効なものは現在まだないようである」「有効という報告がある。しかしその後の報告を見てみると、それもあまりはっきりしないというのが本音のようである」（「癌と化学療法」一七巻九七五頁九〇年）

胃がんについては、吉野肇一氏（東京歯科大学外科教授）がこう語っています。

「（胃がんの抗がん剤の問題が）解決できない最大の理由は、胃癌によく効く抗癌剤がないことである」（「消化器癌」三巻三〇二頁九三年）

笹子三津留氏（国立がんセンター外科）も、厳しい総括を書いています。

「わが国では、胃癌に対して化学療法剤が有効であるというコンセンサスが得られたかのごとくお考えの臨床家がいらっしゃるかもしれないが、それは大きな間違いで、今後の臨床試験の結果次第では、胃癌に対する補助化学療法の保険適応さえ厳しく制限されてしまうことすらありうる？　状況である。明らかな副作用が一定頻度で出現する薬物の場合、有効性が臨床試験という形で証明されない限り、使用するべきではないというのが医の倫理であろう」「すでに三〇年余りの年月をかけて臨床試験を実施してきながら、補助化学療法の有効性に関して証明すらできていないということの事実は、結局のところ胃癌一般にいちじるしく有効な薬物がないということを意味している」（同三一一頁）

大腸がんに関しては、北條慶一氏（国立がんセンター外科）が、こう語っています。

「やはり胃癌と同じで、総括的に見ると今のところはどちらかといえばpositive data（陽性データ＝有効というデータ）はないという感じがする」「確かに効いたというデータがなかなか出ない。外国でもいろいろ行われているが、最初のレポートでは良いデータが出ても追試するとひっくり返ることが多い」（「癌と化学療法」一七巻九七五頁九〇年）

食道がんでは、磯野可一氏（千葉大学医学部第二外科教授）が正直に発言しています。

「術後CDDP（シスプラチン）中心の化学療法をやっておりますが、きわだって効果的であるというようなデータがなかなか得られません」（「オンコロジア」二六巻一八五頁九三年）

第四グループに対する抗がん剤治療の限界は、桜井欽夫氏（共立薬科大学理事長）の次の言葉に集約されるでしょう。

「有力な白血病の薬が相ついで出てきたでしょう。一九七〇年代です。それでワーッということになってしまった」「それが八十年代になって、固形癌にはさっぱり薬が効かないぞという話がでてきて、なんだかいまはいろいろと考えあぐんでいるのではないでしょうか。今まで効いている薬でも、その作用は単純に化学療法であったのか、本当にそうかなという話が出てきて…」（「オンコロジア」二五巻二九八頁九二年）

●インフォームド・コンセントがないので「抗がん剤をしない」という選択ができない

結局、抗がん剤の専門家たちも、薬でこれらのがんが治るとは思っていないのです。そしてそのことを、一般の人には聞こえない楽屋裏では、率直に語り合っています。問題は、患者さんがそれを知らないこと、自分で決定する機会がないことです。

「進行胃癌に対する化学療法の治療成績は、シスプラチンの登場によって徐々に改善してきた。しかしながら、その強い腫瘍縮小効果とともに悪心・嘔吐、食欲不振、口内炎、白血球減少による発熱など、患者自身が自覚する副作用が従来のものに比較して明らかに増強している。また腫瘍縮小持続期間もまだ短く、この維持のために治療のくり返しが必要である」（島田安博氏）（国立がんセンター「癌治療と宿主」五巻一六九頁九三年）。なお、ここで治療成績の改善と言っているのは、しこり縮小効果のことで、生存成績（治る）の向上のことではありません。

「（大腸がんの多発性の再発でも）無治療観察でも腫瘍径が不変で、かつ症状もないという期間が半年から一年ほど続くことがある。一方、化学療法の効果は、５ＦＵの持続投与やロイコボリン（注・５ＦＵの効果を高めると言われている薬）との併用で三〇〜四〇％の奏効率が認められているが、予後の延長については不明である。このようなことから、化学療法を行うか否か、行うならどの時点で開始するかについてはいまだ結論が得られていない。国内では、多くの場合、転移が発見された時点で何らかの化学療法が行われる場合が多い。欧米では、逆に、症状の発現を待って開始することが多いようである。このように同じ病状に対しても、治療態度が異なることは興味深い。一つの原因としては、やはりインフォームド・コンセントの有無が考えられる。欧米では、治療効果と副作用、入院期間、医療費などのコスト・パフォーマンス（費用と効果のバランス）を考慮に入れ、患者が治療を選択しているし、医師も治療法のひとつとして考慮しているからである」（同前）

注●術後補助化学療法については、拙著『データで見る抗がん剤のやめ方 始め方』（三省堂）７章も、あわせて参照してください。

6章 なぜどのがんにも「効く」と思い込まされたのか

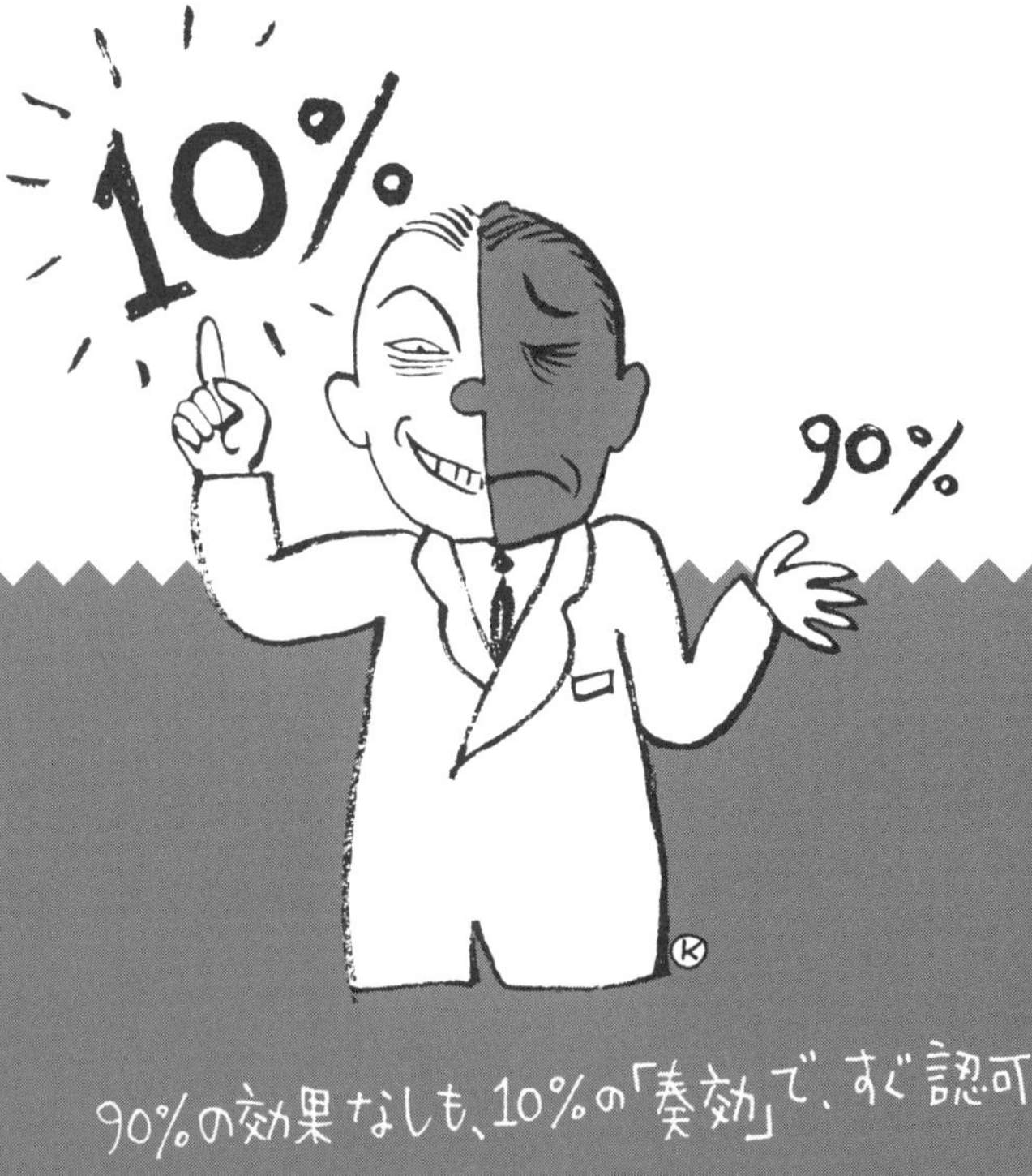

専門家が駆使する言葉のトリック

●最大の言葉のトリック…「効く」と「治る」はおおちがい

イメージテスト1・「抗がん剤が効く」というのは、次のどの意味だと思いますか？

① 治る
② 治る人が増える（生存率が上がる。長期生存できる）
③ 治らないが、寿命が数か月とか数年延びる
④ 症状が改善する（たとえば腹水がおさまるなど）。ＱＯＬが改善する
⑤ しこりが縮小する、消失する
⑥ 寿命は変わらないが、再発までの期間を遅らせる

イメージテスト2・「抗がん剤が効いた」とは、次のどの意味だと思いますか？

① 直径三センチのしこりが、二センチになったら
② 直径三センチのしこりが、一センチになったら
③ 直径三センチのしこりが、〇・五センチになったら
④ 直径三センチのしこりが、〇・一センチになったら
⑤ 直径三センチのしこりが、完全に消えたら

答え・イメージテスト1の正解は、①から⑥まで全部。全部が「効く」の意味なのです。往々にして、「効く」と聞いて、患者さんは「治る」とイメージし、医師は「縮小」をイメージします。イメージテスト2は、①が正解。医師が決めた基準では、三センチのしこりが二センチになると、日本では「効いた」とされます。

●「生存期間が延長した」「長期生存が可能になった」の意味

まず、「治った」という定義や判定は難しいことを覚えておいてください。乳がんとか前立腺がんのように、時には数年たってから再発することもあるがんをのぞくと、一般に、しこりが消えていて、二、三年して再発がなければ、まず「治った」とみなせます。

けれど正確に定義するならば、その患者さんたちと同じ性・年齢構成のふつうの人たちの生存率曲線を描いてみて、患者さんたちの生存率曲線がそれと平行になったのが「治った」状態です。が、その定義ではやっかいなので、五年もたって患者さんたちが、そのがんで死なないようになれば「治った」「治癒」としているわけです。それで、「治った」の代わりに、五年生存率がよく用いられます。

ところが、抗がん剤で治らないがんの場合、五年の間に全員が死んでしまって五年生存率がゼロという場合もままあります。この場合、五年生存率をもちいて治療法の優劣を比較しようとしても、どれもこれもゼロだったりすると、「率」を論じても無意味なことになります。

そこで「生存期間」が登場します。五年後の生存率はゼロでも、治療後の生存期間をとりあげて比べてみると、Aの治療をした患者さんが、Bの治療をした患者さんよりも長いという場合があります。

この「生存期間」が延長したかどうかは、患者さんが一〇〇人いたとして、五〇番目に死んだ患者さんが死ぬまでの期間（中央値という）でもって比べるのがふつうです。これを「五〇％生存期間」（あるいは「生存中央値」）といいます。たとえば、小細胞性の肺がんなどは、ある治療法によって五〇番目の人の命が「七か月」だったのが「一二か月」まで延びたという時に、「延命した」とか「成績が向上した」と考えるわけです。「生存期間の延長」という意味で、抗がん剤の効果が期待できるのではないかというのが、医師の言い分です。これも、苦しい期間が延びただけと考えると、抗がん剤はいやだという人も出てくるはずですが、現状では必ず六か月くらいは抗がん剤治療をされます。

それ以前の成績と比べて少しでも良くなれば、「成績が向上した」というわけですから、「成績が向上した」としても、「成績が良好」とは限りません。ですから「成績が向上した」と言われたら、具体的な中身を聞かなければいけません。

たとえば、転移のある胃がんなどでは「長期生存が可能になった」といっても、その長期の意味は「一年生存」だったりします。がんによって進行度によって、「長期」の意味がそれぞれ違ってくるし、医師によっても違っているからです。

「長期」と言われたら、具体的な中身を聞かなくてはいけません。一年が二年になったのか、それとも五か月が八か月になったのか。

五年生存率が示されていないで、「生存期間」や「中央値」で成績を比較している場合、そのがんはその治療法ではほとんど治らない、ということなのだと踏まえておいたほうがいいでしょう。五年生存率でなく、「一年生存率」や「三年生存率」で比較している場合にも、治ることは難しいと考えなければなりません。

ちなみに、後述するフルオロウラシル系経口抗がん剤のように、生存率や生存期間自体がほとんど調べられていないものもあります。

●「がんが消失した」の意味

がんは消失しなければ治りません。当たり前のことですが、逆に、消失しても治らないことがあります。それは、がん細胞が残っていたからです。がん細胞はとても小さいので、小さなしこりの中にも、たくさん含まれています。一センチの大きさのしこりで、一〇億個からのがん細胞があります。

抗がん剤でしこりが小さくなった場合、がんのできた組織・臓器によっては、五ミリくらいの大きさになると検査で見つけられなくなります。たとえば、リンパ節の中に五ミリ程度の転移があっても、皮膚の上から触わってもなかなか分かりません。一ミリにもなると、どんな臓器でも発見は困難で、たとえば肺の中に一ミリのしこりがあっても、レントゲン検査で見つけることができません。したがって「しこりは消失した」とされます。しかし一ミリのしこりでも、まだ百万個からのがん細胞が残っています。ですから消失したように見えても、あとで再発してくるわけです。吉野肇一氏（東京歯科大学外科）は、がん細胞がわずかな数でも退治できない現状について次のように語っています。

「補助療法とは…（中略）…あくまでも根治的な手術を補助するものであって、手術で明らかに取り残した癌に対する療法ではない。したがって、腫瘍量としては一グラム、腫瘍細胞数としては一〇の九乗個（注・約一〇億個）くらいがせいぜいであろう。このようなわずかな量の腫瘍をターゲットとしているのにもかかわらず、『補助療法』の意義、有効性などにはいまだ多くの議論があることを再認識すると同時に、手術単独群を対照群とする randomized control trial（くじ引き実験）の実施を望みたい」（「消化器癌」三巻三〇二頁九三年）要するに、手術だけした場合と、抗がん剤も併用した場合とを比べて、併用したことによる効果がはっきりしていないというのです。

●「効く」「有効だ」「奏効率が高い」の意味

日本癌治療学会がさだめた定義によると、抗がん剤の効果の判定は、「著効・有効・不変・進行」となります。ふつうの言葉と英語の直訳と並べてみましょう。

抗がん剤が効くの意味　縮小度合の大きいほうから順に並列すると

①　②　③　④

「著効・有効・不変・進行」(日本癌治療学会がさだめた定義)。奏効率＝著効＋有効

「消失・縮小・不変・増大」(ふつうの言葉)

「完全反応・部分反応・不変・進行」(英語の直訳)

「CR・PR・NC・PD」(英語の略称)

①**著効(CR)**は、しこりの消失が少なくとも四週間以上続いた場合。**完全反応**。

この場合、検査で発見できない大きさになっただけかもしれませんし(この場合はあとで再発する)、本当に一〇〇%消失したのかもしれません(この場合は治る)。

②**有効(PR)**は、しこりの面積が半分以下になったのが四週間以上続いた場合、すなわち、縮小率五〇%以上(もし一辺しか測れなければ一辺の縮小率が三〇%以上)。**部分反応**。

たとえば、直径三センチのしこりが二センチになれば、「有効」と判定されます。が、がん細胞の数でみると、二七〇億個が八〇億個になったということでしかありません。それでは再発は必至です。

③**不変(NC)**の判定は、しこりの面積が半分にまで至らない縮小が四週間以上続いた場合。つまり

縮小率五〇％未満（もし一辺しか測れなければ一辺の縮小率が三〇％未満）の場合「不変」とされます。

さらに、この「不変」の判定基準には、がんが増大した場合も含まれています。しこりの測定には少なくとも一、二ミリの誤差がつきものですから、一センチのがんなら二〇％くらいは誤差の中に入ってしまいます。おそらくそのために増大を「不変」として認めようということなのでしょう。基準では、がんが増大していても、四週間で二五％以内（面積でも一辺でも）なら「不変」と評価していいことになっています。面積と一辺のどちらでも二五％増大までオーケーと認めたので、これは計算すると、二種類の大きさで「不変」との判定になってしまい、矛盾がありますが、基準として決めた以上、このまま使われているわけです。

がんが大きくなるスピードを表す「ダブリングタイム」（倍増期間）とは、がんの体積（つまり細胞数）が二倍になる時間のことです。細かい計算は省略しますが、この判定基準からは、ダブリングタイムが一か月以上のものは、「不変」と判定してよいことになります。

ところが多くの固形がんでは、ダブリングタイムは月単位で数えられるのです。たとえば乳がんで調べたら、ダブリングタイムは八四％の人が「一か月以上」でした（「日癌治」一六巻五九一頁八一年）。肺がんでは平均一一〜二一週、大腸がんでは一四週〜九〇週と、一か月を超えているのがふつうで（「がんのベーシックサイエンス」メディカル・サイエンス・インターナショナル）、「不変」と判定できます。

かりにこれらの人が抗がん剤治療を受けて、がんが「不変」となった場合、どう考えたらいいでしょう。論理的には、抗がん剤の効果で、がんがもっと大きくなるのを、そこまでに抑えられたのだと言われたら、そうではないとは言い切れません。しかしもともとそれが本来のがんのスピードかもしれないとしたら、釈然としないものが残るでしょう。このように、「不変」の判定基準には矛盾と問題がありますが、いまのところ、奏効率は「著効（消失）」と「有効（部分縮小）」を足したもの（奏効率）で評価しているので、矛盾や問題は表面化していません。しかし、この「不変」（NC）を、今後は積極的に評価しようという発言もあります。

たとえば塚越茂氏（癌研・癌化学療法センター副所長）は、「二十一世紀になって癌が制圧できるという時代が来るとは思いますが、それはNCが増える時代で、それが癌の制圧につながると思います。癌になってもそれ以上進行しないで食い止められればずっと長生きできるわけですから、私はNCが相当重視される時代が来てもおかしくないと考えています」と言い、漆崎一郎氏（札幌医科大学名誉教授）も「NCの期間をいかに延長させるかというにはバイオセラピーが有力な手段でしょう。小さくならなくてもNCで続いたということは効果があるということで」（「バイオセラピー」八巻一号二五頁九四年）と述べます。

今見たように、多くのがんは増大スピードが遅くて何も治療をしなくても「不変」と評価されてしまうのですから、治療の効果で「不変（NC）」になったと考えるのは、かなり無理があります。が、この調子では、いずれ「不変」も「有効」と定義されるかもしれません。

●「奏効率何%」…しこりが反応して縮小しただけなのに「治る率」と錯覚させる

「著効」と「有効」とを合わせた割合を「奏効率」といいます。奏効率を有効率と間違えてはいけません。がんが縮小したことを示すだけですから、正しくは「反応率」とでも表記すべき概念です。

奏効率を正しく求めるには、がんの大きさがきちんと計測できなければなりません。たとえば肺がんは、レントゲン検査をしやすい部位にできているので、大きさはかなり正確に求められます。しかし消化器や子宮のがんなどでは、計測は必ずしも容易ではありません。それでも、いろいろながんで奏効率が求められています。当然ながら、第一グループの奏効率が高く、急性白血病や悪性リンパ腫など、一〇〇%に近いものもあります。他方、固形がんの奏効率が一番低くて、奏効率は、おおむね一〇%~三〇%の範囲内にあります。

「奏効率は三〇%です」と言われたら「しこりが半分以下になった人が三〇%いる」という意味ですから、その中で「完全消失」=「著効」の人は何%なのかを聞きましょう。治る可能性のあるのは「完全消失」した場合だけです。たとえば、第三グループの非小細胞肺がんでは、奏効率がせいぜい多くて五〇%ですが、そのうち「消失(著効)」は五%もあればよく(消失がゼロ%ということもある)、残りはすべて「縮小」です(「肺癌化学療法の動向」協和企画通信三一頁)。他のがんも同じです。「縮小」なら、少なくとも数億の細胞が残っているわけで、その状態で抗がん剤治療の上限に達しているわけですから、治すのはもともと無理ということになります。

●患者さんの誤解をわざと招く言葉のトリック

「有効」とか「著効」あるいは「効く」と聞いた一般の人は、「がんに効いたんだ」「がんが治るんだ」「それは良かった」「医学の進歩だ」と思ってしまうはずです。たとえ奏効率が一〇%だろうと、効いたものが一割あれば結構じゃないかと思ってしまいます。その場合、奏効率が三〇%だろうと五〇%だろうと、そのほとんどが「縮小」で、誰も治らない、などとは想像もつきません。

一三四頁の「効くの意味」を見てください。縮小度合を表す言葉として、英語では「反応」といって、客観的な事実を表現しただけの言葉を使います。それが日本語に訳した時には、「有効」という主観が込められた表現になっています。医師の主観（甘い期待や願望）が、患者さんの目を現実からそむけさせ、患者さんはいつも、その巻添えになってしまうのです。

いわゆる専門家と自称する人たちは、自分たちも限界を認めたくないので、現実を直視しません。そして世間の人たちに、抗がん剤治療に対する期待や夢をいつまでも抱いていてもらおうと、さまざまな仕掛けや努力をします。その仕掛けの一つが、「有効」や「著効」という訳語なのです。

島田安博氏（国立がんセンター内科）は、患者さんにはなかなか理解能力がなくて説明に苦慮するとして次のように語っています。「たとえば私たちは『有効率』というふうに話します。『五〇％癌が小さくなります』というと、患者は『五〇％癌が治る』と思うわけです。自分にとってどんどんよい方に解釈するわけです」（「文献1」九四頁）。

専門家の定義のほうがよほど「自分にとってよい方に解釈・定義」したものですから、患者さんが誤解するのは仕方がないし、これは専門家が予定したことなのです。

皆さんは、これからでも遅くはありませんから、「有効」とか「効く」とか聞いたら、「縮小するだけなんだ」「反応したというだけなんだ」と読みかえるようにしてください。それだけで、がん治療に対する患者さん側の考え方は、ずいぶん変わると思います。

●「しこりは消えた、患者は死んだ」場合、どう評価するか

清水弘之氏（東北大学医学部）は、ある専門医どうしの座談会で、「ところがＰＲ（部分縮小）、ＣＲ（消失）などという場合は四週間という期間を置いていますので、腫瘍が縮小した時点で死亡したときはど

う考えるかというような問題が起こってきます」（「オンコロジア」二一巻六号二四頁八八年）と言っています。つまり、しこりはすっかり消えたのだから、効果はあったはずだ、だが患者さんは死んでしまったことからすると効果はなかったことになる、どう評価したらいいのだ、というジレンマがあるというわけです。患者さんが死亡してしまったのですから、そもそも患者さん側から見たら「評価」うんぬんどころの話ではないはずですが、専門家はおおまじめに議論しているわけです。

この話のように、がんがそこそこに縮小すれば「有効」と判定すると、抗がん剤のもつ「副作用」の側面が、頭の中からスッポリと欠落します。「がんが縮小・消失した」患者さんは、「抗がん剤治療をして良かった」と思ってしまうのが一般的ですが、それらの患者さんも、縮小しなかった人と同じく、副作用、寿命短縮効果をしっかりとかかえ込んでいることに思いが至らないのです。もしかしたら、しこりが縮小したという患者さんの寿命は、抗がん剤を使わない場合の寿命（本来の寿命と呼びましょう）よりも、短縮しているかもしれないわけですが、それは失念されています。

新抗がん剤の開発・試験は、この「寿命短縮効果」には目をつぶったシステムで、この失念がシステム化されています。つまり、何人かの患者さんのがんがそこそこに縮小・消失して、「有効」なものがあることが証明されると、その新抗がん剤は認可・発売されます。後述するように、現行のシステムでは、抗がん剤に延命効果があるかどうかは、研究も証明も不要です。発売されて一般医療の場で広く使われるようになってから、研究・証明すればいいというシステムになっています（一八三頁参照）。当然ながら、本当に延命効果があると証明されるとは限りません。

●「つきつめれば今の抗がん剤治療は根本から問われることになる」

専門家たちの発言を拾ってみましょう。「効く」とか「奏効率」の意味を理解したあとでこれらの発言を読むと、暗い気持ちになってしまうかもしれません。

「奏効率がたとえば一〇%か二〇%のものをphase 3 study（第三相試験）でやって許されるかどうかということを疑問に感じるのだが、どうだろうか」（北條慶一氏）（国立がんセンター外科）（中略）

「CR（消失）がなくてPR（部分縮小）だけだというものを本当にregimen（定番メニュー）としてadjuvant（補助療法）に入っていいかどうか、現実的な問題になってくると大変難しい」（田口鐵男氏）（大阪大学微生物研究所付属病院長）（中略）

「われわれはプロトコールスタディー（治験）を半強制されるから（注・治験をしろという雰囲気があるという意味）いろいろregimen（定番メニュー）を考えるけれども、response rate（縮小率）が高くても三〇%にならないだろうと思うのに……」（北條氏）

「それはつきつめれば今の化学療法がみんな根本から問われることになる」（田口氏）（以上「癌と化学療法」一七巻九九一頁九〇年）

「だけど日本の欠点は、きちんとしたフェイズ2（二相試験）がないと思います。なしで、フェイズ3（三相試験）でコンビネーション（多剤併用）にいっちゃっているわけですね。だから一つの薬、例えば変な話ですけどフトラフール（注・フルオロウラシル系経口抗がん剤）が胃癌に何%効くのかということについてもばらばらな数字しかないと思います。施設によって全部違ってしまう」（阿部薫氏）（国立がんセンター病院）（「オンコロジア」二一巻六号二四頁八八年）

「現実の課題として何を選ぶかということになると、われわれの周りを見ると大体良くて（奏効率が）三〇%である」「三〇%のresponse rate（注・縮小率）のあった化学療法が五年生存率を一〇%向上さ

せるかどうかというのはやってみなければわからないということではないかと思う」(中島聰總氏)(癌研外科)

「今の化学療法は…(中略)…世の中の常識からいえばみんな落第である。抗菌剤であれば八〇%以上効かなければ駄目で、しかも治るというレベルでの話であり、こちらは抗腫瘍効果が一時的にあったかどうかというレベルの話である。しかしそれにとって代わるものが現在あるかというとないから、少しでもベターなものに希望を託してやっているのが現状ではないかと思う」(田口氏)(以上「癌と化学療法」一七巻九九一頁九〇年)

しかし、このような「現状」を笹子三津留氏(国立がんセンター外科)は厳しく批判しています。

「現在臨床の現場で補助化学療法がその地位を確立している固形癌は、小児癌、睾丸腫瘍や卵巣腫瘍の一部、頭頸部癌などに限られている。これらの癌に対する化学療法は、進行癌においても奏効率が七〇~八〇%程度と高いこと、CR(消失)が二〇~三〇%もみられることなど共通の特徴がある。この事実は、進行癌でこの程度の治療効果がない薬剤では、『微小癌』でもあまり効くことは期待できないということである。すなわち、進行癌ではあまり効かない薬でも腫瘍が微小であればよく効くという甘い幻想は、臨床的にはいままで示されていないということである。残念ながら胃癌に対する化学療法では、『よく効く』薬がないので、補助化学療法の効果については悲観的にならざるをえない」(「消化器癌」三巻三一五頁九三年)

ただ、笹子さんの発言には一部問題があります。三章で述べたように、卵巣腫瘍は第三グループ、頭頸部がんは第四グループに入ると私は考えますから、彼もこれらのがんに関しては他の専門家たちと同じく、誤解しているようです。

専門家が駆使するグラフのトリック

●ずさんな卵巣がんのデータで病院間格差を強調したが…

昨年、テレビや新聞は、卵巣がんの治療成績に、病院間格差があったと報じました（九三年二月一七日付朝日新聞参照）。卵巣がんの四年生存率のデータで、日本の一流といわれる二一病院での、三期の生存率をみると、最高五二％から最低五％の大きな格差があり、広い範囲の切除手術と強力な抗がん剤治療を併用した病院の成績が一番良かった、というのです。

一流病院でもこんなに治療成績に差があるのかと、皆びっくりしてしまったわけです。ところが、原論文（日産婦誌四五巻三六三頁九三年）を調べてみたところ、ずさんきわまりない内容でした。

「ずさん」という理由はいくつもあります。まず、患者さんのその後の追跡調査が完全ではなく、多くの患者さんの生死が不明に終わっているのに、堂々と生存率を計算しています。しかも、その生存率も、ふつうは五年生存率を出すものですが、「四年」生存率を使っています。四年生存率なら「全」病院で計算可能だからというわけです。そこで論文のグラフをみてみると、六つの病院の生存率曲線が例示されていましたが、六本のうち二本までが、四年に達する前に途切れていました。これでは、本当に全病院の四年生存率を計算したのかも疑わしくなります。そのうえ、論文の本文の中では、最低生存率は五％とあるのに、曲線のうち少なくとも一本は「ゼロ」％まで落ちていました。

がんの生存率をうのみにすると、さまざまな落し穴にはまります。まず、高い生存率を報告する病院ほど、質の悪い診療をしているかもしれない、ということです。患者さんの現況調査を熱心にすればするほど、生死不明とされていた人が実は死亡していた事実が分かり、生存率はどんどん低くなっていくものだからです。そうなると、生死をちゃんと追跡調査していない病院ほど、生存率が高いままになりますから、卵巣がんのこの研究では、生死不明がおおぜいいるという一点をとっても、結論を信用できないことになります。

それでも、厚生省の研究班は、病院によって治療成績にこんなに差があるということを強調しました。そしてマスコミもそれに乗せられてしまったわけです。こんなに病院間格差があるのは問題だとして、何度も取り上げ、大きく報道しました。こういう情報操作のサイクルが、皆さんに抗がん剤治療に対して期待を抱かせるわけです。それは論文を書いた専門家たちが、データ自体に疑問のある内容を伏せて誇張して伝えたからでしょう。前述したように、卵巣がんは第三グループに入りますし、長期生存率が抗がん剤で向上するかは疑わしく、何をやっても生存率は一〇〜二〇％でしかないのに、患者さんにとって辛い抗がん剤治療を推進するのは疑問なのです。

専門家は、社会に向かっては、抗がん剤の将来をけっして否定的には語らないで、夢や希望を強調します。専門家がもし正直に語ったら、抗がん剤治療を受けるのは第一、第二グループの患者さんだけになってしまい、自分たちの仕事が激減するからでしょう。専門家は、自分の首を絞めるようなことをしないのです。

●延命効果を証明したとするクレスチンの非科学的論文

図1は、クレスチン（PSKともいう、経口抗がん剤の一つ）の「薬効再評価」の論文に載ってい

るものです。「薬効再評価」とは、その薬が本当に効くかどうか、認可後に追跡調査して厚生省に報告書を提出するきまりです。薬の認可が取り消されないように、製薬会社は「再評価」のための論文作成を医師に頼み込むわけです。このクレスチンの場合は、東海大学の第二外科を中心に、神奈川地方の数十の病院に協力を頼んで行われています（**表**）。

この治験では、全部で四四八人の大腸がんの患者さんを、二つの群に分け、片方の群（対照群という）は「マイトマイシンと5FU」の二種類の抗がん剤、もう一方の群（使用群という）は「マイトマイシンと5FUとクレスチン」の三種類の抗がん剤を使って治療しています。その結果、クレスチン使用群と対照群の生存率曲線には開きがあり、統計的な有意差が出たため、この論文は「生存率に差が出たのでクレスチンは有効である」と結論づけています。しかし、この図には、トリックが隠されています。

図1の二つの線には、小さい縦棒（「打ち切り」を表す棒）がついています。この小さい縦棒の数から、いわゆ

●クレスチンの治験参加施設

対象となった患者さんは、結腸・直腸がん（85〜87年）

（SAICR 研究会）（35施設：五十音順）

- 小田原市立病院外科
- 神奈川県立足柄上病院外科
- 神奈川県立がんセンター外科
- 川崎市立井田病院外科
- 関東労災病院外科
- 北里大学外科
- 警友総合病院外科
- 国家公務員等共済組合連合会 稲田登戸病院外科
- 国家公務員等共済組合連合会 横須賀共済病院外科
- 国家公務員等共済組合連合会 横須賀北部共済病院外科
- 国立相模原病院外科
- 国立横浜病院外科
- 済生会神奈川県病院外科
- 済生会横浜市南部病院外科
- 社会保険横浜中央病院外科
- 昭和大学藤が丘病院外科
- 聖マリアンナ医科大学第2外科
- 聖マリアンナ医科大学東横病院外科
- 帝京大学附属溝の口病院外科
- 東海大学第2外科（事務局）
- 東海大学大磯病院外科
- 東芝林間病院外科
- 日本医科大学附属第2病院外科
- 秦野赤十字病院外科
- 平塚共済病院外科
- 藤沢市民病院外科
- 山近病院外科
- 大和市立病院外科
- 横須賀市立市民病院外科
- 横浜市立港湾病院外科
- 横浜市立市民病院外科
- 横浜市立大学第1外科
- 横浜市立大学第2外科
- 横浜赤十字病院外科
- 横浜南共済病院外科

（出典：「日癌治」28巻1号71頁）

る「打ち切り」患者さんがクレスチン使用群で二一人、対照群で八人いることが分かります。実は、この「打ち切り」患者さんの扱い方が、再評価でクレスチンを生き延びさせた鍵なのです。

この打ち切り棒の意味は、一般に三通りあります。一つは、患者さんの経過観察期間が不十分な場合。六か月しか観察できない場合は「この患者さんは六か月しか観察してませんよ」という意味で、この縦棒をつけます。二つ目は、患者さんがどこにいるか分からない場合。典型的な例では、海外に移住してしまったので経過観察をやめても許されるとして、そこで経過観察を打ち切ったという意味で棒をつけ、その後の計算からは省くわけです。しかし、この図を載せた論文では、この患者さんたちは、全員が治療後五年以上たった人で、生死の確認も、住民票で追跡調査して一〇〇%判明しているとありますから、以上の意味には当たりません。

残る可能性として三つ目は、他の病気で死んだ人です。死んだとしても他の病気で死んだのですから、がんの生存率の計算からははずしますということで、死んだ段階

●図1　大腸がんに対するクレスチンの再評価のための比較試験

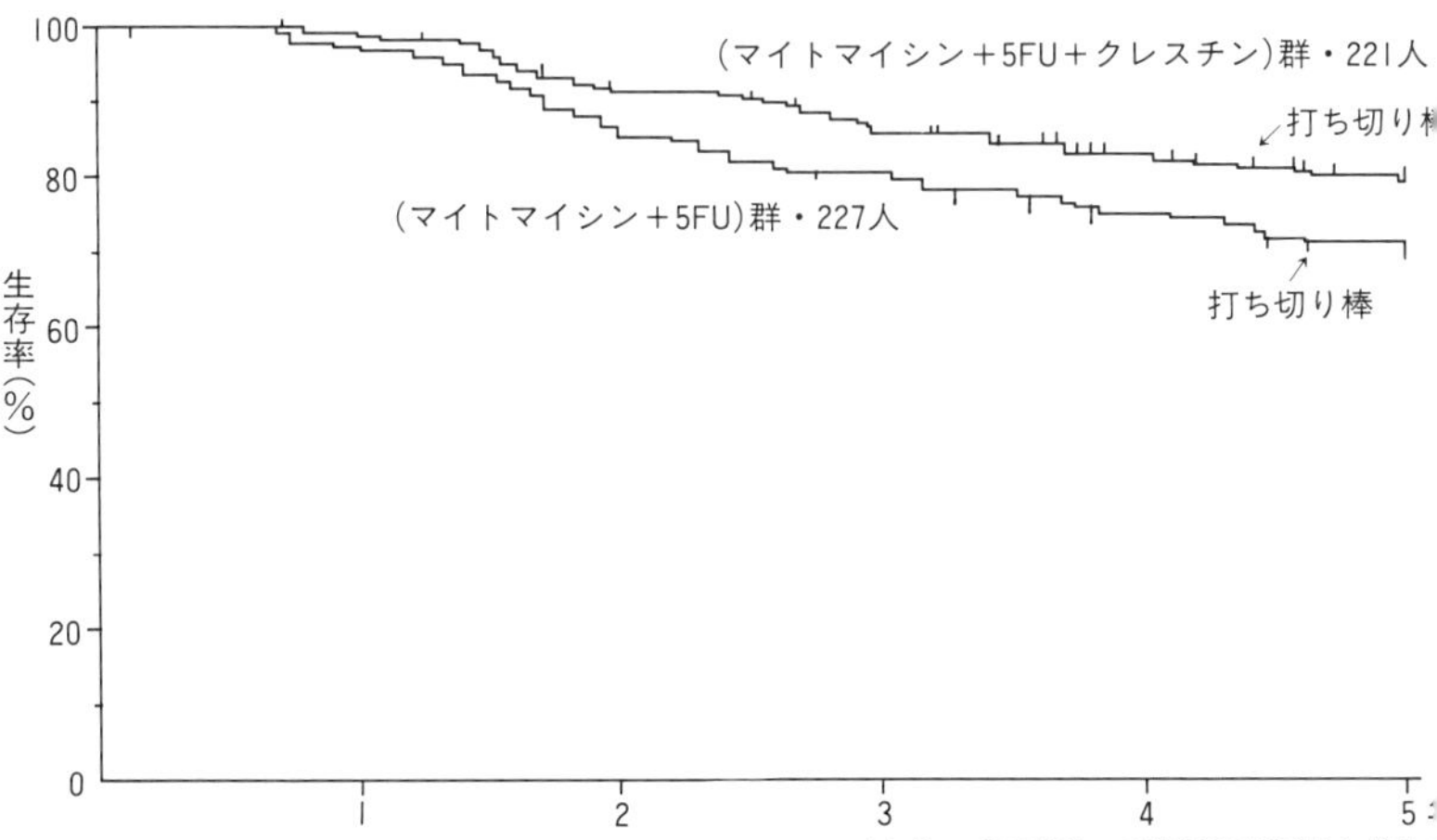

(出典：「日癌治」28巻71頁1993年より改

で生存扱いとします。つまり、図につけられた縦棒は、ここで一人「打ち切り」としましたよという印です。ふつうは、一人死亡すると図の線が一人分下がりますが、「打ち切り」とした場合は生存扱いするので、線はそのままで下がらないわけです。

実際、この論文には、他病死および重複がん・多発がんを「打ち切り」としたということが、この図とは離れた別の箇所に、ひっそりと書いてあります。

これでは、この図を、「Survival(生存成績)」の見出しとともに論文で見た読者は、図には何も断り書きがないので、全体生存率だと錯覚しかねません。実際、私も最初に読んだ時には、当然、全体生存率だと受け止めてしまいました。

外国の論文は、まずこんな出し方はしません。外国の論文は、どんな原因であれ、死んだ人は死んだとして全部の死亡を含めて計算した図（本書で全体生存率と呼ぶもの）を示します。もちろん、他病死を省いてデータを出すこともありますが、その場合でも、全体生存率の図と両方を出します。

なぜそうするのでしょう。他病死の患者さんは、実際に五年以内に死亡しているわけですから、「打ち切り」として除外してしまったら、生存率は見かけの上では良好になってしまいます。除外が増えれば増えるほど、かえって生存率は高く見えてしまうわけです。

それに、他病死は、もしかしたらその薬の影響で増えた可能性だって考えられるからです。そう考えると、打ち切り棒の多いクレスチン群のほうが、他病死が多く発生したのではないかという疑いさえ生じます。さらに言えば、がんによる死と他病死の客観的な判別が可能かという疑問もわいてきます。

そういういろいろな可能性が考えられるので、外国では、全体生存率で見て有意差が出なければ、その薬には、薬として使う意味がないとみなすわけです。

また、重複がん・多発がんを「打ち切り」とする根拠も不明です。クレスチンは、そもそも、からだの免疫力を全体的に高め、がんの抑制・排除をねらう薬として認可されたはずです。数多くのがんに適応が認められ、使われてきたのですから、これらの重複がん・多発がんもクレスチンの適応となっていたはずです。そう考えると、クレスチンの効果を総合的に判定するためには、これらの死亡を除外すべきではないでしょう。

興味深いことに、この論文の筆頭著者（注・論文の著者はふつう複数。先頭に書いてある人が筆頭著者で、研究の中心になった人）は、他の論文では、結腸・直腸以外のがんに対するクレスチンの意義を説いています（「医学のあゆみ」九一巻五一一頁七四年）。そうすると、この論文で重複がん・多発がんを除外したことは、自己矛盾ないし自己否定になります。

それにしても、再評価前に、その時点では適応が認められている種類のがんによる死亡も「打ち切り」として省いてしまうとは、どういうことなのでしょう。厚生省による再評価の「結果」が予想できていたということなのでしょうか。「結果」とは、それまでクレスチンで効果があるとして使用が認められたがんに対する適応症が、ほとんど取り消されたことです（一六五頁参照）。

図1を全死亡で書き直してみると、結果としては両群の曲線はほぼ重なってしまい、一％の差しか出てきません。一％の開きでは、統計学上では「有意差はない」ことになります。

クレスチンは一か月一〇万円かかる薬です。三割負担でも患者さんは三万円払って飲んでいるわけですから、飲まなかった場合と比較してほとんど同じ生存率しか出ないとしたら、不当な話です。

このデータは「日本癌治療学会誌」に載ったものです。がん治療に関する日本で最高の学会の機関誌です。論文審査（査読という）をする人もいるくらいの権威ある雑誌で、なぜこんなトリックが見抜けないのでしょうか？　私は生存率などのデータを自分で計算することもあるので、この図の書き方（カプランマイヤー法）について分かっているつもりだったのですが、それでも、ぱっと見た時にはそのトリックに気づかなかったくらいです。ましてやすべての審査員が統計グラフの書き方に精通しているとは思えません。グラフや論文の作成を製薬会社に任せていることもあるでしょうから、よほどの問題意識をもってみないと気づかない可能性があります。

このように見てくると、この図は、恣意的な操作によって出された可能性が高いと考えられます。科学者のはしくれであるべき医師が、読み手を誤らせる点において捏造と変わりない図をつくってはいけません。先にたくさん研究費をもらって治験していて、今さら効果を否定するようなデータは出せないという事情があったのかもしれません。製薬会社に図の作成を頼んだので、こんな図が出てきた可能性もあります。なにがなんでも薬を存続させようとするのは、資本主義の観点からは必然の成り行きですが、そのために製薬会社は、なにかの時に有利な書き方をしてもらうために多額の研究費を渡している面があります。日本に、薬として意味のない抗がん剤が多いのも、こんなところに原因があります。この問題は後述します。

7章 不要・有害なフルオロウラシル系経口抗がん剤

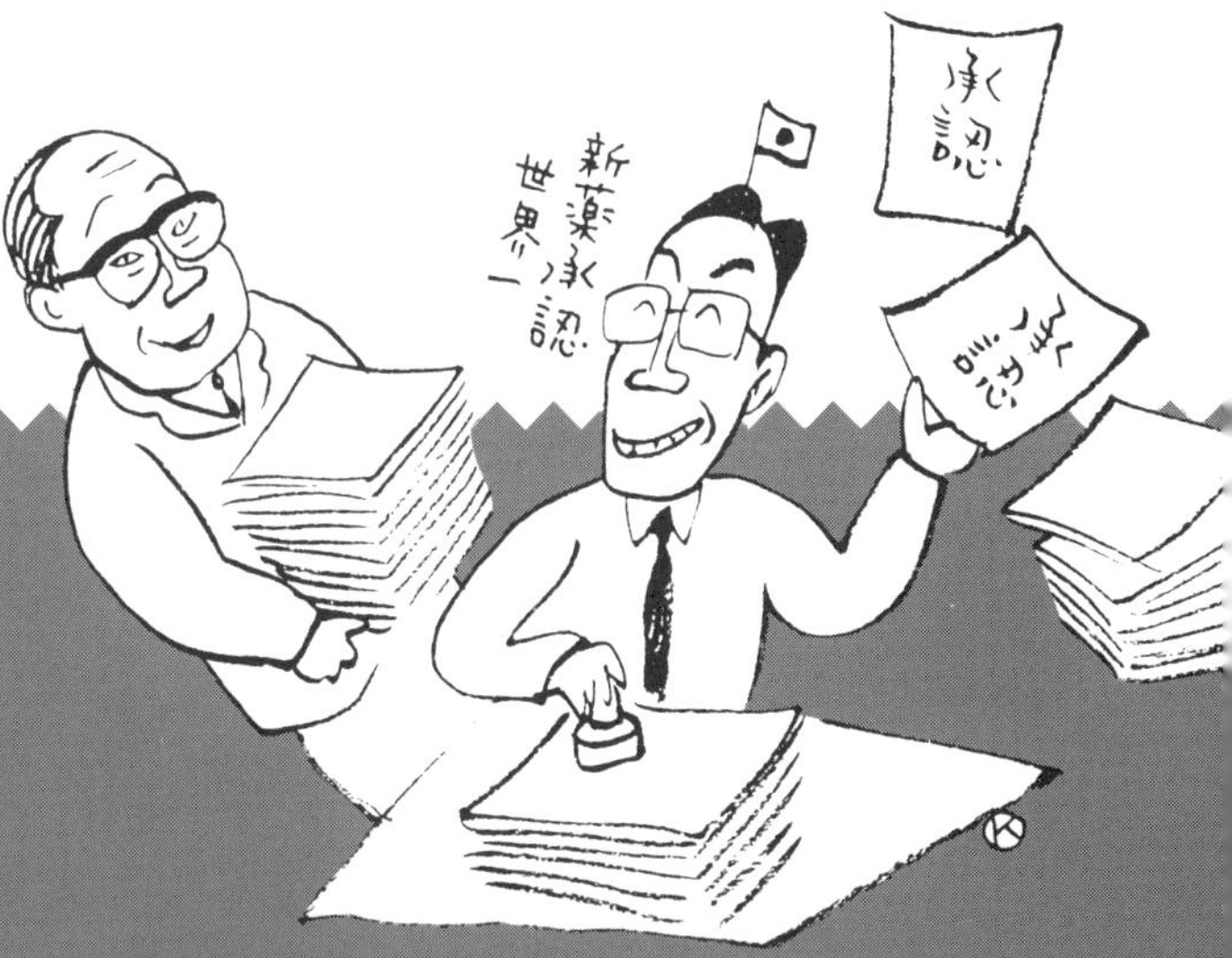

行政の助けるは患者に非ず、メーカーなり

効果が証明されていない薬による壮大な発がん実験

●「再発予防になる」という医師の根強い誤解

フルオロウラシル系の経口抗がん剤が「再発予防になる」という考えが、医師の間に根強くあります。以下の専門家たちの言葉の意味を、自分なりに判断してみてください。

「いろいろなデータが出てくるけれども、結局何も信用されていない。それでは日本の術後化学療法の進歩に何もつながっていないというような気がするのですが」（西條長宏氏）（国立がんセンター研究所薬効試験部部長）

「特に外国で信用されにくい消化器癌の化学療法は、日本では多くの場合、経口のＦＵ（フルオロウラシル系抗がん剤）を使っていることかもしれませんね」（折田薫三氏）（岡山大学第一外科教授）（以上「オンコロジア」二六巻一八五頁九三年）

「（乳がんでは）外国では化学療法は注射でやらなければ信じないようであるが、日本では内服による化学療法をよく行う」（三浦重人氏）（愛知県がんセンター乳腺外科）

「われわれは癌の再発を予防するというようなことで adjuvant（補助）を言う。しかしそういう言葉の使い方は正しくないようで、欧米の人によくたたかれる。抗癌剤で癌の再発予防などということはあり得ない。（がんが）残っているのをたたくのが adjuvant chemotherapy（補助化学療法）で、何か少しずつでもやっておけば再発を防止するのではないかというのは考えが甘いということである。その辺にわれわれの adjuvant chemotherapy に対する取組み方の問題があるのではないかと私は反省している」(田口鐵男氏)(大阪大学微生物病研究所附属病院長)(以上「癌と化学療法」一七巻九七五頁九〇年)

「反省している」とはいっても、専門家たちはあまり深刻に受け止めてはいないようで、少なくとも、経口抗がん剤をやめるべきだとは言っていません。フルオロウラシル系経口抗がん剤をはっきりやめるべきだと発言している医師は、私の知る限りでは、愛知県がんセンター内科の福島雅典氏と、国立がんセンター外科の笹子三津留氏くらいでしょうか。福島氏の言葉を引用しましょう。

「日本ではもう一つ、フッ化ピリミジン系の抗がん剤という、大きな困った問題がある。フルオロウラシル系、テガフールおよびテガフールウラシルはいまだに年間一〇〇〇億円使われている。これらは日本でしか使われていないローカル・ドラッグです。そういう薬は、世界中で使われる優れたマニュアルとか教科書には載っていない。それでも本当に効くならいい。しかし、現代の科学水準で確かに効果がある、有効であるというはっきりした証拠がないのです」「こういうことが平然と行われて、何十万人の人がそういう薬を飲んでいる」(「医療94」九四年二月)

●フルオロウラシル系経口抗がん剤は、外国では使われない薬

経口抗がん剤と一口に言っても、いろいろあります。WHOが認めた「エッセンシャル・ドラッグ」に載っている経口抗がん剤は五種類(九四年)あります。エンドキサン、メトトレキサート、エトポシドは、注射薬と経口剤、メルカプトプリンとプロカルバジンは、経口剤だけが用いられています。これらは、経口で用いても、がんを治したり延命させられると証明されているわけです。しかし第三、第四グループにも、これらの経口抗がん剤はしばしば用いられています。三章で述べたように、これ

らのグループには抗がん剤が効くという証明がないうえ、副作用はしっかりありますから、たとえWHOのリストに載っている薬だとしても、用いるのは損でしょう。

日本で使われているフルオロウラシル系経口抗がん剤は、WHOのリストには一つも載っていません。それなのに、なぜ、日本では使われているのでしょう。

●使われる理由…医師が効くと思い込んでいるから

その理由は、まず、医師自身が、フルオロウラシル系の経口抗がん剤は効く、と思い込んでいるのかもしれません。この場合、がんの縮小イコール有効、という思考パターンにはまっていて、がんの縮小の程度も頻度も低いことが目に入ってきません。

「フルオロウラシル系経口抗がん剤でも、少しは効くにちがいない」と思い込んでいるのですが、もし効くとしたら、注射・点滴ですれば、もっと確実な治療ができ、もっと治る人を増やせるはずです。要するに、標準的な抗がん剤治療はなんなのか、どういうがんには不要なのかなどの知識ないし常識に欠けているわけです。

フルオロウラシル系経口抗がん剤は、第二、第三、第四グループでよく用いられています。注射・点滴で治る率（生存率）が向上することが証明されている第二グループの乳がんを、これらの抗がん剤で治療しているのは、「治るべきがん」も治していないという点で、犯罪的ですらあります。

第三、第四グループのがんでは、強力な注射・点滴でも生存率が向上しないのですから、経口抗がん剤では、なおさら無理と考えられます。「考えられる」という表現はあいまいですが、なにしろこれらの薬を開発した製薬会社と医師たちが、生存成績が向上するかどうかほとんど調べていないのですから、そう言うしかありません。たまに調べたものがあっても、その薬を飲まなかった群と比べた比較試験ではないので、「効果があった」かどうかの証明にはなりません。効果の証明のないままに、なぜこれらの抗がん剤が使われ続けているのか、そのからくりについては八章で説明します。

●ところが経口では消化器に副作用が集中するので、弱くしか使えない

実は、フルオロウラシル系の薬剤でも、注射薬のほうは「エッセンシャル・ドラッグ」に載っています。それはなぜか、ここで経口と注射薬との違いを説明しておきましょう。

注射・点滴ですと、静脈内に入った薬はまず心臓へいって、いきなり全身を回る血流に乗ることができますから、がんの組織に達する薬の量も多くなり、がんを縮小させる効力も強いわけです。他の臓器の副作用も出ますが、それぞれの臓器に到達する薬量が分散する分、それぞれの臓器の副作用は低下します。それで注射の場合には、多量の薬を使用することができます。

これが経口薬となると、がんを縮小させる効力がてきめんに落ちます。その最大の理由は、消化器から吸収された薬がいったん肝臓に集まり、そこで代謝されてしまうことにあります。肝臓で代謝を免れた運のよい一部だけが、やがて全身を回る血流に乗るので、がんの組織のところにも運ばれるわけです。それなら、代謝されてしまう分を考えて、もっと薬の量を増やしたらいいのではないかと、皆さんは考えるかもしれません。ところが経口の場合には、薬の総量は少なくても消化器系の副作用が強く現れるので、結局、薬の総量を増やすことができず、がんに対する効力は弱くなるわけです。

経口抗がん剤を処方する医師は、患者さんに対して、「副作用の弱い薬だから、長く飲んでいても大丈夫ですよ」とか「マイルドな抗がん剤」とか言うようですが、実際には弱くしか使えないということ

です。

以上をまとめると、経口の場合には、少量しか使用できないのに消化器系の副作用は強くなり、吸収された抗がん剤の大部分は肝臓で代謝されてしまい、がんには届かない、ということになります。

●医師はとりあえず副作用は弱いと思い込んでいる

フルオロウラシル系経口抗がん剤の存在を許しているのは、医師が副作用を軽視ないし無視していることもあるでしょう。ことに、がんが縮小するかどうかしか見ない前述の思考パターンにはまると、がんが少しでも小さくなればいい、縮小が患者さんのわずかにでも見られれば儲《もう》けもの、と考えがちで、副作用がもたらす寿命短縮効果には思いが至らないものです。

とりあえず患者さんに出てくる副作用は、注射薬に比べれば弱く少ないことも、医師が気楽に処方する原因になっています。しかし「副作用が弱い」といっても、二章で見たように患者さんは副作用を訴えています。経口抗がん剤は、とりあえずの副作用は弱くても、一年、二年、五年と、長期間飲まされますから、副作用の総和は注射薬よりかえって強いものになる可能性すらあるわけです。経口抗がん剤を処方する医師は、このことにも鈍感なようです。

抗がん剤による発がんの危険性は、抗がん剤の種類によって異なりますが、種類が同じなら、総使用量に比例すると考えられます。したがって、長期間飲まされることが多くなる経口抗がん剤が危険なのは言うまでもありません。これが発がん実験の一種であることは前述しました（五一頁）。

●「がん」と言ってないから経口なら外来で済んで便利

再発・転移した時に、「抗がん剤もしていなかったのか」と本人や家族に非難されることを恐れて、できる治療はなんでもやっておこう、と考える医師も多いようです。経口薬は外来で薬をもらえば通院で済むという点でも簡便ですから、患者さんにも、まずは喜ばれます。

経口薬が頻用されるのは、患者さんへの説明が足りないせいもあります。これまで日本では、患者さん本人に「がん」という病名を知らせることなく、よく説明をしないで診療をしてきました。それでは、副作用も強い注射・点滴は、患者さんに悟られてしまうので無理です。経口ならば、他の薬と偽って飲ませることもできます。ここでも、病名を知らされないことで、患者さんは重大な損失を受けていることが分かるでしょう。

中島聰總氏（癌研外科）は、経口抗がん剤を飲ませていた理由をかえりみて、外科で手術してしこりを取ったあとはがん細胞の数は非常に少ないし、多くの患者は社会復帰しているので化学療法しか手段のない内科のがんのように、「入院させてがんがん癌をたたく」わけにもいかない、という「むしろそういう現実的な要求から」であって、「必ずしも理論に基づくmodification（手直し）ではなかったと思う」と語っています（「癌と化学療法」一七巻九七五頁九〇年）。

●患者さんに拒否する選択肢がないので必要のない人も飲まされる

フルオロウラシル系経口抗がん剤は、皮肉なことに、手術や放射線治療で治って、もう何の治療も必要のない長生きできる患者さんほど、長く処方されることになります。治らずに死んでしまった患者さんに処方するのは無理だからです。また、できるだけ多くの患者さんに、できるだけ長期間飲んでもらったほうが、経済面からは得になりますから、再発・転移しそうにない、長生きできそうな早期がんの患者さんにも処方されることになります。

早期がんの場合には、手術だけで治ってしまうわけですから（ことに転移がない場合）、そもそも抗がん剤が不要なのに、そういうことすら無視して、ひたすら飲ませようとするわけです。北條慶一氏（国立がんセンター外科）は次のように指摘しています。

「大腸癌は治療成績がよく、七〇〜八〇％の患者は（手術だけで）救命される。それに対して一様に薬を使い、副作用を考慮して毒にも薬にもならない量を投与してきたことは反省している。七〇〜八〇％助かるのに、効かない薬を一様に使っていいかどうかということはやはり問題である」（「癌と化学療法」一七巻九七五頁九〇年）これは、もちろん大腸がんだけでなく、手術や放射線で治る他のがん（三章で紹介しました）にも当てはまることです。

なによりも、抗がん剤とも知らずに飲んで、まじめに飲めば飲むほど、副作用で具合が悪くなり、病状が悪化したのかと悩み、また一生懸命、毒にしかならない抗がん剤を飲むという悪循環の中で、何年も過ごしている患者さんは、まったく気の毒です。

患者さんとしっかり話し合いさえすれば、患者さんが何を考え、何を望んでいるかが分かり、フルオロウラシル系経口抗がん剤の処方はもっと減るでしょう。ここまで読んできて、経口抗がん剤を是非処方してほしいと願う患者さんがおおぜいいるとは思えません。経口抗がん剤がたくさん処方される現状は、いかに医師たちが患者さんの願いを吸い上げることができていないか、いかに率直な説明や話合いが足りないか、という証拠ではないでしょうか。

儲《もう》かるからたくさん使われる

●フルオロウラシル系経口抗がん剤は三〇万人が飲まされ、薬価差益も莫大？

以前は、クレスチンとピシバニールという免疫療法剤が抗がん剤の売上高のトップを占めていました。それぞれ年間売上高が数百億円、クレスチンは最盛期には年間七〇〇億円と言われています。九四年現在はフルオロウラシル系経口抗がん剤の一つである「ユーエフティ」の売上高がもっとも多く、年間五三〇億円と言われ、全医薬品中でも三位になるようです（ドラッグマガジン調べ）。

ユーエフティを、日本で何人が飲まされているか計算してみましょう。ユーエフティは一錠で四六五円です。毎日、三〜六錠飲みなさいと患者さんは言われていますから、一か月で四〜八万円。年間の売上が五三〇億円ですから、一人平均一年飲むとして、数万〜一〇万人以上という計算になります。

愛知県がんセンターの福島雅典医師の試算でも、ユーエフティの成分にもなっているテガフールについて、約三〇万人が服用していると試算しています。「毎年二十数万人ががんで亡くなる。罹患率は二倍から三倍とすると、現在がんと闘っている患者が一〇〇万人くらいいることになる。その中の胃がん、乳がん、大腸がんなど、比較的数の多い患者がこの薬の適応だから、三分の一としましょうか。そうすると、三〇万人の患者がテガフールを飲んでいることになる。売り上げから言っても一〇〇〇億円はいっていますから、だいたい見合っている。そういう患者はほとんどが外来です」（「医療94」九四年二月）

そして経口抗がん剤の売上高は、エッセンシャル・ドラッグに載っている抗がん剤の売上高を全部合わせたよりもずっと多い、という奇妙なことになっています。医師がそんなに使う最大の原因は「薬価差益」ないし「研究費」です。「薬価差益」というのは、患者さんに使った場合に請求できる金額と、仕入れ価格との差を言います。経口抗がん剤の薬価差益は注射薬よりはるかに高額で、しかも何年も継続して患者さんが飲んでくれますから、医師にとっては安定的な収入源になるわけです。

また「研究費」というのは、患者さん一人に処方するといくら、というかたちで、製薬会社から医師に研究費として渡されるお金です。使い方は自由なので、飲み食いに使うこともでき、便利なお金ですから、これ目当てで処方する医師も多いのです。これに関連して、「販売促進のための治験」があります。治験の体裁を整えていますが、実質は医師に薬を使ってもらえさえすればいい、というものです。医師は、研究のような気がするので、薬を使うことにも、お金をもらうことにも抵抗感が薄れます。他方、その薬はすでに認可されていて、使った分の支払いは医療保険組合からなされますから、製薬会社の売上が伸びるわけです。したがって、少々の研究費を払っても、しっかり儲《もう》けが出るようになっているのです。こういった構図は、抗がん剤の場合に限らず、どんな分野の薬にも見られますが、抗がん剤のように高価な薬ほど、目に余るわけです。

ここで、経口抗がん剤の値段を他の治療と比べてみましょう。注射薬の場合、販売価格そのものが低く、いくら売っても、たいした儲けになりません。悪性リンパ腫では、前述のように、CHOP療法をすると治る率が向上します。かなり体格の大きい人で、アドリアマイシン一〇〇㎎、エンドキサン一五〇〇㎎、ビンクリスチン二㎎、プレドニゾロン一〇〇㎎といったところで、薬価は、一サイクル合計五万一千円です。CHOP療法の場合、三〜六サイクルで十分で、それで治りますから、治すのに一五万～三〇万円しかかからないことになります。これで一生、がんと縁が切れるのです。

放射線治療も安価です。今年（九四年）、若干治療費が上がりましたが、それでも一回の照射が九五〇〇円です。三〇回やって、二八万五千円。喉頭がんの一期であれば、それで九〇％が治ってしまいます。がんと永遠に決別させられるのに、三〇万円弱しか、かかりません。

他方、フルオロウラシル系経口抗がん剤なら、喉頭がんだろうと胃がんだろうと、治すことは無理です。他の治療をしないで、それだけを単独で使う医師はいません。それでも処方すれば、一年に五〇万円から一〇〇万円の売り上げになります。それだけ高額の支払いが二年、五年と続けられるのですから、患者さん一人一人が払う金額も、トータルですごい金額になります。

それでいて、フルオロウラシル系の経口抗がん剤は、延命効果があるという証明がまったくないのですから、これは犯罪のような話です。私は、犯罪的などという強い言葉は軽々しく使いたくないのですが、抗がん剤の領域はあまりにひどいことが多いので、こう言うしかないのです。

●新薬のあとに、同じ薬がゾロゾロ出てくる

なぜ製薬会社も経口抗がん剤の販売に熱心なのかというと、抗がん剤も薬九層倍（薬の値段は原価の九倍にも達するというたとえ）になるからです。薬の値段とは、正確には、医師のところで患者さんが払う薬の代金と、医療保険組合から支払われる分とをプラスしたものを「薬価」といい、これが薬の値段ということになります。

さて、たとえばテガフールという成分の経口抗がん剤の中で、最初に発売されたのはフトラフールという名前の薬で、大鵬薬品から出ています。これを「先発薬」と呼ぶことにしましょう。先発薬の

製品特許は、薬の場合、六年で切れることになっています。この期間をすぎると、他の会社からも同じ成分の薬を、別の商品名で発売することができます。テガフールを成分とする経口抗がん剤はたくさんあります（三三一、三三二頁のテガフールの欄参照）。先発薬のあとからゾロゾロ出てくるので、「ゾロ薬」とか、たんに「ゾロ」とか呼ばれています。

ゾロ薬は、先発薬と成分は同じで異ならない、ということになっていますが、不純物を除く工程などの品質管理が完全に対等かは、保証の限りではありません。ですから、本来、医師は、先発薬だけを使っていればいいわけですが、それでもゾロゾロと次々に発売されるのは、使う医師がいて、儲かる会社があるからです。

なぜ医師が使うかというと、ゾロ薬は先発薬よりも値段が安いからです。ゾロ薬を売ろうとする製薬会社は、先発品の市場に食い込むために大幅に値引きしますから、医師は薬価差益の大きいゾロを使おうとします。また、あってはならないことですが、安いゾロ薬を仕入れているのに、薬価の高い先発の薬を使ったことにして、医療保険組合に請求し、さらに差額を稼ぐ場合もあるようです。

いずれにしても、ゾロ薬を使うのは、その製品が良好だからではなく（前述したように、先発薬より優れているとは考えにくい）、もっぱら経済的利益を考えてのことと言えるでしょう。ゾロが存在するのは、経済的な理由のみからで、他に存在する理由はありません。ですから、抗がん剤治療でゾロ薬を使うような医師は、患者さんとしては警戒したほうがいいと思います。

●新薬は薬価が高いので製薬会社は開発に熱心になる

製薬会社が新抗がん剤の開発に熱心になるのは、現在、がんをみんな治してしまうような特効薬は存在しないので、もしそれを発見・開発できれば、大変な儲けが予想される、というのが第一の理由でしょう。しかしすでに述べたように、がん細胞と正常細胞の性質は共通したり似通ったりしていますから、がんにだけ効く薬ができる可能性はほぼゼロです。それでも開発しようとするのは、可能性がほぼゼロという事実を認めたくないのかもしれません。

より現実的な理由は、ゾロ薬の存在と関係がありそうです。新薬が認可・発売され一定期間がたつと、ゾロ薬が販売されます。ゾロ薬を販売する会社は、その薬のつくり方を真似ただけで、開発・試験にはたいした金をかけていないので、儲けさえ残れば売るという姿勢になり、どんどん値引きして、先発薬の市場に食い込もうとします。そうすると、先発薬をつくっている会社も、対抗上、医師に納品する時の価格をもっと値引いて、医師が受け取る薬価差益を大きくしてシェアを確保しようとします。こうした値下げ合戦の結果、公定されている薬価そのものを切り下げられてしまうことになります。こうして先発薬もゾロ薬も、その薬価はどんどん下がっていくのがふつうです。

したがって、先発薬を開発・発売して利益を上げるようになった会社は、一定期間後に、終わりなき値下げ競争が始まり、儲けが年々少なくなることを恐れているのではないか、ということです。製薬会社は、新しい抗がん剤を開発して、また特許で守ってもらっているうちに大きく稼ごうと考えるわけです。

フルオロウラシル系の経口抗がん剤の代表的なものと、その商品名は、次のようなものです。似た薬ですが、ちょっとずつ作用の仕方が違うというので、新薬として認められ、それぞれが別の特許で守られるわけです。製薬会社が宣伝しているそれぞれの特徴を紹介しましょう。

①フルオロウラシル……………（商品名）５ＦＵ
②テガフール…………………（商品名）フトラフール
③テガフール＋ウラシル………（商品名）ＵＦＴ（ユーエフティ）
④カルモフール…………………（商品名）ミフロール、ヤマフール
⑤ドキシフルリジン……………（商品名）フルツロン

①フルオロウラシル（５ＦＵ）（ファイブ・エフ・ユーと読む）
これは、フルオロウラシル系の抗がん剤の総称の代わりに使われたりもする代表的な薬です。

②テガフール（フトラフール）
これは飲むと消化管から吸収されて肝臓に到達し、そこで、ある部分が変化して、フルオロウラシルになって働く、と言われている薬です。

③テガフール＋ウラシル（ＵＦＴ）ユーエフティ
これは成分名でテガフール・ウラシルとも呼ばれているように、テガフールとウラシルとを配合した合剤です。ウラシル自身には抗がん作用はなく、ありふれた物質ですが、テガフールと一緒に使うと、テガフールがフルオロウラシルに変換されるのを助け、変換効率がよくなる、と言われています。

④カルモフール（ミフロール、ヤマフール）
これも、組織内でフルオロウラシルに変換される、と言われています。

⑤ドキシフルリジン（フルツロン）
これは肝臓ではあまり分解・代謝されずに、肝臓を素通りしていって、がんや正常組織の中で、フ

ルオロウラシルに変換される、と言われています。

これら5FU以外の経口抗がん剤に共通する特徴は、飲んだ時点ではフルオロウラシルではないのですが、消化管を通り抜けたあとにフルオロウラシルに変わり、抗がん剤として働く、肝臓、他の臓器、あるいは、がん細胞の中で代謝されて、フルオロウラシルに変わる、と言われている点です。

ところが、実際に患者さんに使ってみると、がんの縮小効果が、経口のフルオロウラシル以上に優れているという証拠も、副作用が弱いという証拠もありません。なによりも、これらの薬剤が、体内で確実にフルオロウラシルに変換される保証がないことが問題です。理論的に考えても、どの薬も一度は肝臓を通りますから、フルオロウラシルに変換されやすいなら、変換された瞬間に相当部分が肝臓で代謝され分解されてしまうでしょう。他方、なかなか変換されないような安定した薬剤ならば、副作用は弱いでしょうが、かんじんの抗がん作用も期待できないことになります。

中でも、フルツロンの添付文書には、正常組織よりもがんの組織内で「効率的に」フルオロウラシルに変換されるので「抗腫瘍効果を発揮する」というキャッチフレーズが書かれています。がん以外の正常組織に与える影響が少なくて済み、したがって副作用が弱い、ということを強調しているわけですが、一章で紹介したソリブジン事件で死亡した春日さんのお母さんはフルツロンを服用していました。したがって、副作用が弱いという宣伝をうのみにはできません。どんな薬も、主作用があれば副作用があるのですから、副作用が弱いと宣伝される薬は、すぐには信用しないほうがいいのです。

また、ユーエフティ（テガフール・ウラシル）にしても、テガフールそのものの量を増やせば、変換されてできるフルオロウラシルも増えるわけですから、それで十分ではないか、という疑問が出てきます。また、テガフールとウラシルをわざわざ一緒にして一つのカプセルに入れなくても、テガフールのほかにウラシルを飲めばいいではないか、という疑問もあります。それをなんで手間ひまかけて「新薬」として開発したかというと、これもゾロ薬と関係がありそうです。

つまり、テガフールを最初に開発してフトラフールという商品名で発売し、多大な利益をあげていた製薬会社には、いずれゾロ薬が販売され、利益が減少することが目にみえていた、それで、テガフールにウラシルを抱き合わせたものを新薬として開発・発売し、また当分特許で守ってもらおうとしたのではないか、というわけです。たとえば、高血圧を下げる新薬を発売して利益をあげるようになった会社が、いずれ始まる値下げ競争をみこして、抗がん剤に目をつける、ということもあります。それまでの売上が大きく、会社の規模が大きいほど、その規模を維持するためには画期的な新薬が望まれるわけで、大きな会社ほど新薬開発への熱意が強くなるわけです。

●取り消された薬効…クレピシで使われた一兆円は誰が払ったのか

ほとんどのフルオロウラシル系を含めたいかがわしい経口抗がん剤は、認可後にも成績が向上したという証明が得られていませんが、それでも認可が取り消されていません。他の抗がん剤の中では、クレスチンとピシバニールが、認可後の調査・研究によって、生存成績の向上（生存率の向上や生存期間の延長）がないことが判明し、厚生省の「薬効再評価」（一四三頁参照）によって、それまで認められていた「適応症」が大部分取り消されました。「適応症」というのは、効果・効能とほぼ同義で、これこれのがんに使ってよいという公的な基準です。どのように適応症が減らされたかをみてみましょう。

クレスチンの認可当時の効果・効能（八六年三月一部改訂）

・消化器癌（胃癌、食道癌、結腸・直腸癌）
・肺癌
・乳癌

クレスチンの再評価後の効果・効能（八九年十二月改訂）

・胃癌（手術例）患者及び結腸・直腸癌（治癒切除例）患者における化学療法との併用による生存期間の延長
・小細胞肺癌に対する化学療法等との併用による奏効期間の延長

このように、クレスチンは、他の抗がん剤と併用する場合に限り、認められました。「奏効期間の延長」とは、再発するまでの期間を少し延ばせたというものです。しかし、再評価の資料となった論文を検討してみましたが、その内容はおそまつで、とうてい再評価の根拠とできるような代物ではありません（一四四頁参照）。

ピシバニールは、一九七五年に承認され、消化器がんのほか頭頸部がん、甲状腺がん、肺がんなどに使用された抗がん剤（免疫療法）で、年商約二五〇億円もの売上をあげていたものですが、やはり適応症が大幅に削られました。認可当時と再評価後の効能欄を並べてみると、次のようになります。

ピシバニールの認可当時の効果・効能（八三年六月一部改訂）

・消化器癌（胃癌、肝臓癌、胆道癌、直腸癌）

・頭頸部癌（上顎癌、喉・咽頭癌、舌癌）
・甲状腺癌
・肺癌

ピシバニールの再評価後の効果・効能（八九年十二月改訂）

・胃癌（手術例）患者及び原発性肺癌患者における化学療法との併用による生存期間の延長
・消化器癌患者及び肺癌患者における癌性胸・腹水の減少
・他剤無効の、頭頸部癌（上顎癌、喉頭癌、咽頭癌、舌癌）及び甲状腺癌

ところで朝日新聞（一九八八年八月八日付）には、この抗がん剤の大量使用により、一三人に遅発性ショックが起き、うち三人が死亡したことが報じられています。この記事の段階でも多数の患者さんに使われていて、それが「効かない」なんて誰も知らなかったのです。

適応症が制限されたのは一九八九年のことで、その時はすでに、両剤合わせて一兆円以上を売り上げたあとでした。いったい、一兆円もの金は誰が払ったのでしょう。大部分は保険でまかなわれたのですから、国民が払ったことになるのでしょうか？　お金はともかく、「治る」と信じて使い続けた患者さんのからだはどうなったのでしょう。

●医師と製薬会社の癒着で起きたクレピシ事件

クレスチンとピシバニールは、どうして認可されたのでしょう。また、これだけ問題がありながら、なぜ再評価という形で生き残ったのでしょう。

一番の原因は、専門家と製薬会社の癒着でしょう。認可当時も今も、抗がん剤は、がんを縮小することが（わずかな患者さんにおいてでも）証明できれば、認可されます。クレスチンとピシバニールは、認可されたあと実際に使った医師たちに言わせると、がんを縮小させる効力が弱いか、まったく無いような状態でした。それでなぜ認可されたかというと、認可のための研究をした専門家が製薬会社と癒着していたり、さらに、その専門家が、認可を審議する厚生省の中央薬事審議会の委員を務めていたりということがあります（「ＡＥＲＡ」八八年六月七日号参照）。中央薬事審議会のメンバーに製薬会社の息のかかった人物がいるのは、まるで自分の答案を自分で採点するようなものなのです。

適応症が制限されたのは、あまりに売れすぎたからでしょう。クレスチンやピシバニール程度にしか効かない抗がん剤は、ほかにもゴロゴロしています。クレスチンやピシバニールの認可を取り消すなら、それらの薬の認可も取り消すべきですが、そうならないのは、ほどほどに売っているなら目こぼししようという方針が、厚生省にあるからでしょう。クレスチンやピシバニールのように、あまりに売れすぎた場合だけ、保険財政全般に与える影響が大きいので、認可を取り消してしまう、という構図が浮かびます。それは、製薬業界が厚生省の役人の天下り先として重要だからでしょう。

他の抗がん剤がそれほど使われなかったのは、副作用が強いからです。ピシバニールは、前述のようにショックで何人も死ぬような薬ですが、それでも、他の抗がん剤に比べれば副作用が弱いと言われています。クレスチンにいたっては、さらに副作用が少ないのです。クレスチンとピシバニールの売上高は、副作用の強さに反比例していると考えるとピッタリきます。副作用の弱い、つまり主作用（効果）も弱い薬ほど、儲かったわけです。クレスチンとピシバニールは、先述の北條氏の言葉（一五六頁）を借りれば「毒にも薬にもならない」ような薬の最たるものだからこそ、売れたわけです。

薬効再評価でも、一部のがんにはクレスチンやピシバニールを使うことが認められました。これには、政治的な配慮が感じられます。つまり、認可を全部取り消して、まったく使えなくしたら、国民から一兆円の返還を求められる可能性もあります。したがって、一部のがんへの認可を残し、ある程度は効く薬だ、ということを世間に印象づけようとしたのでしょう。

ただその場合、クレスチンやピシバニールが単独で用いられると、あいかわらず多額を売り上げられてしまう恐れがあります。狭義の抗がん剤と併用する場合に限って使用を認めれば、狭義の抗がん剤は副作用が強力なので長いこと使うことはできないだろうから、売上も多額にはなるまいと読んだ、ということではないでしょうか。

では、他剤無効のがんに適応症が認められたのはどうしてでしょう。他剤無効という状態の患者さんは、計測できるほどの大きさのがんをかかえていて、それに対して抗がん剤が効かなかったのですから、もう寿命は長くなく、やはりピシバニールの使用期間を限定できるわけです。厚生省って、頭がいいですね。

注●クレスチンのその後についてや、新しいフルオロウラシル系経口抗がん剤、ゼローダ（一般名カペシタビン）、ティーエスワン（TS1）などについては、拙著『データで見る抗がん剤のやめ方始め方』（三省堂）8章参照。

8章

治験《ちけん》をめぐる厚生省・製薬会社・医師の三極構造

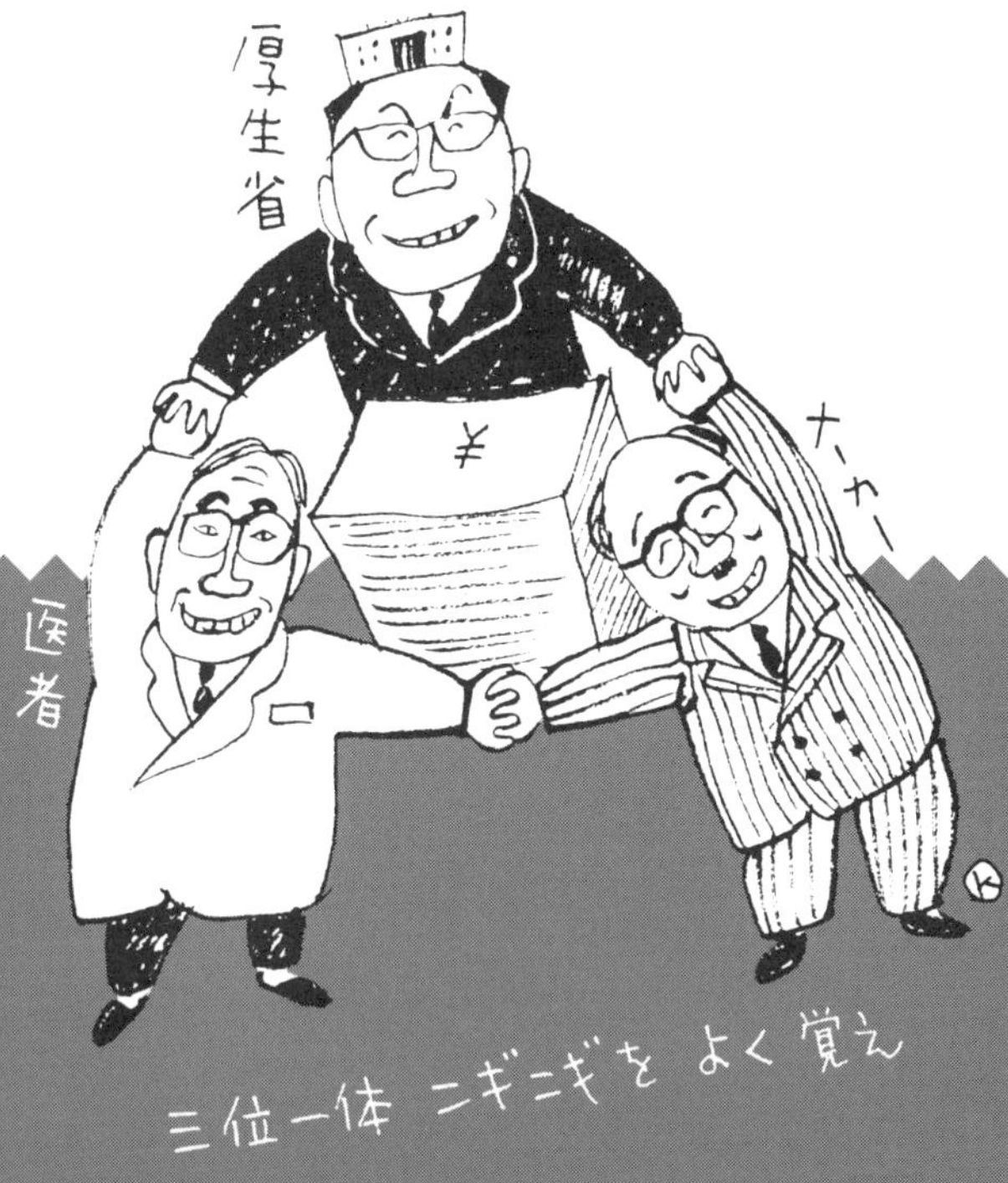

患者さんは知らぬ間に毒性試験で死亡

今日本では、さまざまな新抗がん剤の試験・研究が、患者さんに無断で行われています。その本質は「人体実験」ですが、ストレートに「人体実験」と公言したり、患者さんに説明することは難しいので、「治験（ちけん）」とか「臨床試験」と言い換えたわけです。なぜ本質的に人体実験と言えるのかを、この章で解説しましょう。

●「治験」という名の人体実験

まず、治験が始まるまでの登場人物は、医師、製薬会社、厚生省です。たいていは、製薬会社が新薬を開発したい、というところから話が始まり、協力してくれる医師を探します。それは、その道の大家ないし権威と言われている医師でなければなりません。というのも、必要な数の患者さんを集めるには、ふつう一つの病院では十分でなく、いくつもの病院を巻き込まなければなりません。ところが、治験を引き受けるような病院ではどこでも、いくつもの新薬の治験が行われているので、なかなか新しい治験を引き受ける余裕がありません。そこに食い込むためには、他の医師たちににらみが効いて影響力がある人物をもってこなければならないからです。

次に、その医師が仲間をつのり、研究グループを組織します。そして厚生省に届け出て、治験が始まるわけです。

日本では、やっと近年になって、厚生省から治験のルールが示されました。治験の際には、最低限これだけは守りましょうと治験関係者に示した基本的な基準で、「医薬品の臨床試験の実施に関する基準」、略してGCPと呼ばれています。法律ではありませんが、これを守って行われた治験だけしか厚生省（中央薬事審議会）は受理しませんよと縛りをかけるものです。

このGCPが施行されたのは九〇年一〇月ですが、その約半年後の九一年三月に、「医療機関におけるGCPの運用に関する研究班」が行った実態調査（アンケート調査）があります（「文献 2」）。

このアンケートは、抗がん剤だけでなく、他の一般薬も含んだ治験全般についてのものですが、全国の六九八病院が回答、「できるだけ忌憚のない回答、つまり本音の意見を期待して、回答施設名の記載は求めなかった」ので、「今回の調査では本音の意見を求める企画が成功して、これまで表面に現れずに隠れていた大学と関連病院との関係がようやく浮かび上がってきた」とあります。本書では「医師の本音アンケート」と呼んで引用します。

次のような回答に、治験現場の事情が垣間見られます。

「医師の派遣を依頼している大学の指示による共同治験は断ることができず、管理を含めて大変である」「治験依頼の集中により、依頼された症例数を一つも消化できない場合がある」

これに対して研究班は次のようなコメントを書いています。

「消化できないほどの症例数を引き受けて、そのため治験の進行が遅れることになれば、各方面に迷惑をかけることになる。その数を引き受けなくては沽券（こけん）にかかわるといった非現実的なプライドは捨てていただきたい。また、症例数が不足することになるからといって関連病院に安易に治験症例を割り当てることもやめていただきたい」。なお、症例数とは患者さんの数のことです。関連病院とは、大学から医師を派遣されているので、大学の植民地のようになっている病院のことです。

●治験の手順

まず治験がどのように行われるか、その手順から説明しましょう。一般の薬の場合、どの薬も、認可されるには次の三段階の臨床試験（人を使った試験）が必要です。

第一相試験（フェーズ１）＝健康な成人男子で、薬の安全性や副作用を確かめる毒性試験。使用量を段階的に上げていって、どのくらいの量まで安全かを調べます。

第二相試験（フェーズ２）＝患者さんに使ってみて、安全性を再確認するとともに、病気に対して有効か当たりをつける試験です。

第三相試験（フェーズ３）＝従来の薬に比べて新薬のほうが優れているかどうかを調べます。くじを引いて患者さんを二群に分け、片方には従来の薬、もう一方には新薬を使用して効果を比べます（くじ引き実験、ランダマイズド・トライアル、無作為化比較試験などと呼ばれています）。これで今までの薬と同等以上の効果があるという結果が出ると、厚生省に申請し、認可をもらって薬価が決まり、発売となるわけです。

抗がん剤の場合も、次の三段階の臨床試験が必要です。

第一相試験（フェーズ１）＝毒性試験。がんの患者さんに使ってみて、耐えられると推定される（死なないで済む）最大耐容量を求めます。

第二相試験（フェーズ２）＝毒性試験＋薬効試験。第一相試験で出た最大耐容量に近い量を使ってみて、患者さんの何％に効果が出るかをみます。さらに、どのがんに、どのくらいの量で効くか当たりをつけます。ここで一定以上の「縮小効果」が認められると認可され、発売されます。

第三相試験（フェーズ3）＝くじ引き実験。従来の薬より優れているか調べる試験。これは、発売後に調べて、数年後の再審査申請時までに結果を提出すればよいことになっています。

以上を比較して分かるように、一般の薬と抗がん剤の最大の違いは、抗がん剤の場合は、第一相から、実際の患者さんで試験が始まり、第二相が済んだ段階で認可されて保険適応になるという点です。

第三相試験は免除されるわけではありませんが、「あとでこのように試験をする予定です」という試験計画書を、認可時までに出せばよいことになっています。ですから、発売された段階では、その新抗がん剤で治るかどうか(生存率が上がるかどうか)、あるいは治せないまでも生存期間を延長させられるかどうかも、まだまったく不明なのです。

●「安全な量」を探る第一相試験は「毒性試験」。患者さんの安全は保証されない

抗がん剤の第一相試験とは本質的に何か、考えてみましょう。当たり前ですが、新薬が新薬たるゆえんは、それまで一度も人に使われたことがないからで、第一相試験に入る前には、どのくらいの量を使ったらいいかというデータはないわけです。そこで、マウス（ネズミ）や犬で毒性試験をして一定の毒性が出る量を求め、その数分の一量を人間に使う量とするわけです。

数分の一といっても、あくまでも便宜的なものです。最初に用いられるこの量は、マウスや犬の実験からの類推で決められた量ですから、人間に使うには飛躍があり、大変なことが生じるかもしれません。人間が急に死んでしまったりするような毒性がないとは言い切れません。しかし、どこかからスタートしなくてはならないので、推定で量を決めるわけです。

増量試験　推定で決めた量からスタートして、順に増量していきます。増量は、間に少なくとも二

週間くらいあけながら、最初の量の二倍、三倍、五倍というように段階的に上げていきます。増量しながら、患者さんに出る副作用を観察するわけです。観察をどこまでするかは治験計画書（プロトコール）によって異なります。医師たちが定めた副作用チェックの段階は、弱いほうから順に、グレード1〜4まであります（**グレード表参照**）。グレード3まで観察すると決めたプロトコールではグレード3が出るまで増量されます。4までみると決めた場合はグレード4が出るまで増量が続けられます（「文献1」二〇二頁）。

グレード3とか4と表現するとピンときませんが、下山正徳氏（国立がんセンター中央病院）が「副作用については、生命に危険となる副作用（grade 4）（グレード4）およびその前段階（grade 3）（グレード3）の頻度とその質、回復の程度に注目して、評価する」（「文献1」七頁）と言っているように、生命に危険となる量まで続けよう、ということですから、想像するとぞっとするでしょう。

より具体的に理解できるよう、イリノテカンを例にとって、実際に行われた方法を示しましょう。

なお、以下のmg数は、すべて体表面積一m²当たりです。

イリノテカンの場合の毒性試験

イリノテカンでは、まずマウスの一〇％が死ぬ量の五分の一（五三mg）と、犬に対する最大安全量の三分の一量（六九mg）を参考とし、人に最初に使う量の一単位を五〇mgと定めました。

次に、三人に五〇mgを点滴して毒性を観察し、次に四人に一〇〇mgを点滴して毒性を観察するという手順で、順次一六五mgを五人、二五〇mgを四人、三五〇mgを一人に点滴しています。これらの患者さんが毒性で死亡した、という記載はありませんが、「対象外」とされた一人が二五〇mgの点滴後に早期死亡したと論文中にあります（「癌と化学療法」一七巻二一一五頁九〇年）。

薬を使われているのに「対象外」という意味がよく分かりません。おそらく、毒性をみるに十分な期間生きていなかった、非常に早期に死亡した、という意味ではないかと思います。早期に死亡した原因を考えてみると、やはり抗がん剤の影響が考えられますが、それ以外に、もともと全身状態の非常に悪い患者さんだった、ということもあるかもしれません。いずれにしても、抗がん剤はしっかり使われたのに、「対象外」の扱いというのは理解しがたいことです。

ともかくも、次の段階の第二相試験では、二〇〇mgという量を用いるのが安全だろうということになりました。この二〇〇mgというのは、三～四週に一回点滴する場合の量です。

毎週一回点滴する場合にどのくらいが適当かみるためには、別の試験が組まれています。週一回の量とその被験者となった患者数はそれぞれ、五〇mg五人、一〇〇mg四人、一二五mg五人、一五〇mg二人です。このうち一五〇mgの一人が、三回の点滴後に白血球が二〇〇まで減少し、感染症を併発して死亡したために、一五〇mgは過量と判断され、週一回法では一〇〇mgを使うのが適当、ということになったそうです(「癌と化学療法」一七巻九九三頁九〇年)。

白血球減少以外の副作用としては、主として吐き気、下痢などで、グレード3の悪心・嘔吐が二人、グレード3の下痢が二人、グレード4の下痢が一人います(**グレード表参照**)。

この論文でも、一九人が登録され被験者になっているのですが、第一相試験の登録条件を満たしていないという理由で、あとで三人が「対象外」とされています。せっかく実験台になったのに、台無しということになりますが、試験を始める時に当然分かる条件ばかりですから、ずいぶんずさんな医師たちが実施にあたっていたようです。

後者の試験で対象となった一六人は全員が肺がんですが、大部分が非小細胞型の肺がんで第四グル

JCOG Toxicity Criteriaより抜粋引用

項　目	グレード0	グレード1	グレード2	グレード3	グレード4
脱毛	なし	軽度または中等度の脱毛	重度または全脱毛	―	―
呼吸困難(除感染、心不全)	なし	無症状、肺機能検査で異常	運動時の呼吸困難	安静時での軽度の呼吸困難	安静時での重篤な呼吸困難、酸素吸入または補助呼吸必要
知覚	正常あるいは無変化	軽度知覚異常深部腱反射低下	軽度又は中等度の知覚消失、中等度知覚異常	機能を損なう重度の知覚消失もしくは知覚異常	―
運動	正常あるいは無変化	自覚的筋力低下	明らかな機能障害を伴わない軽度の客観的筋力低下	機能障害を伴う筋力低下	麻痺
大脳皮質	正常	軽度の傾眠、焦燥感	中等度の傾眠、焦燥感	重度の傾眠、焦燥感、錯乱、見当識障害、幻覚	昏睡、けいれん、中毒性精神障害
小脳	正常	軽度の協調運動障害	企図性振戦、構語障害、眼振	歩行性運動失調	―
気分	無変化	軽度の不安、抑うつ	中等度の不安、抑うつ	重度の不安、抑うつ	自殺願望
便秘	正常	軽度	中等度	重度	96時間以上のイレウス
聴覚	正常あるいは無変化	無症状、聴覚検査での異常のみ	耳鳴	補聴器での補正可能な聴覚障害	補正不能の難聴
視覚	正常あるいは無変化	―	―	視力低下(有症状)	失明
発疹	なし	軽度の発疹、紅斑、色素沈着	掻痒感などの症状を伴う散在性の発疹、紅斑	症状を伴う全身性の発疹もしくは水疱形成	剝離性皮膚炎潰瘍性皮膚炎
アレルギー	なし	一過性の発疹38℃未満薬剤性発熱	じんましん、38℃以上の薬剤性発熱、軽度の気管支れん縮	経静脈的治療を要する気管支れん縮	アナフィラキシー(ショック)
発熱(非感染)	なし	38℃未満	38～40℃	40℃を越える	血圧低下を伴う発熱

グレード0はふつうの状態

●副作用のグレード表（患者さんのぐったり度）

項　目	グレード0	グレード1	グレード2	グレード3	グレード4
血色素 g/dℓ 白血球数 好中球数 血小板数	11.0以上 4000以上 2000以上 10万以上	10.9〜10.0 3900〜3000 1990〜1500 9.9万〜7.5万	9.9〜8.0 2900〜2000 1490〜1000 7.4万〜5万	＜8.0 1900〜1000 990〜500 4.9万〜2.5万	− 1000未満 500未満 2.5万未満
出血	なし	軽度、点状出血など	中等度の出血	大出血	出血に血圧低下を伴う
感染	なし	小感染	中等度の感染	重症の感染	重篤な感染
悪心・嘔吐	なし	悪心のみ	24時間中1.5回の嘔吐	24時間中6回以上の嘔吐	−
下痢	なし	治療前に比し1日2〜3回の排便回数の増加	1日4〜6回の排便回数の増加または夜間便、軽度の腹痛	1日7〜9回の排便回数の増加、中等度以上の腹痛	1日10回以上の排便回数の増加、または血性下痢
口腔	なし	軽度の疼痛・紅斑、鎮痛剤の投与を必要としない	有痛性紅斑・軽度の潰瘍・浮腫、食餌摂取可能、鎮痛剤(非麻薬性)の投与必要	中等度〜重度の潰瘍・浮腫、食餌摂取不能、麻薬の投与必要	重篤な潰瘍・浮腫、気管内挿管必要
咽頭炎／食道炎	なし	軽度の疼痛・紅斑、軽度の嚥下困難、鎮痛剤の投与を必要としない	有痛性紅斑・軽度の潰瘍・浮腫、中等度嚥下困難、食餌摂取可能、鎮痛剤(非麻薬性)投与必要	中等度〜重度の潰瘍・浮腫、食餌摂取不能、麻薬の投与必要	重篤な潰瘍・浮腫・完全閉塞、穿孔
蛋白尿	なし	＋ ＜3g/ℓ	＋＋〜＋＋＋ 3〜10g/ℓ	＋＋＋＋ ＞10g/ℓ	ネフローゼ症候群
血尿	なし	顕微鏡的血尿	肉眼的血尿、凝血塊なし	肉眼的血尿、凝血塊なし	大量の肉眼的血尿、輸血が必要
出血性膀胱炎	なし	顕微鏡的血尿	肉眼的血尿治療を要しない	膀胱潅流を要する	膀胱摘出を要する
腎不全	−	−	−	−	透析を要する
心機能	正常	無症状、治療前より10〜20%のEFの減少	無症状、治療前より20%以上のEFの減少	軽度の心不全治療に反応	重篤または治療に不応性の心不全
低血圧	なしまたは不変	治療を要しない変化(起立性低血圧など)	輸液などの治療を要するが入院不要	昇圧剤の投与と入院治療必要、薬剤中止後48時間以内に改善	昇圧剤の投与と入院治療必要、薬剤中止後48時間以上持続

グレード0はふつうの状態

ープに属するがんです。そして一六人のうち一二人は、この試験の前には抗がん剤治療を受けていません。つまりこれらの病院へ行くと、抗がん剤が無効と言われているがんなのに抗がん剤を使われ、それも最初からいきなり実験台にさせられてしまうということです。

第一相試験のことを専門家は「安全性確認試験」と言いますが、このイリノテカンの実際をみれば分かるように、その本質は「毒性試験」です。治療目的はまったくなく、どこまでやったら危険かをみるものです。それなのに「安全」という言葉を使うのは、危険だと患者さんに悟られたくないからなのでしょう。ここにも言葉のトリックがあります。

●第一相試験はますます危険に

九〇年のGCPに続いて九一年二月に「抗悪性腫瘍薬の臨床評価方法に関するガイドライン」(つまり抗がん剤の治験はみんなでこんなルールでやりましょうという指導的な案内。以下「ガイドライン」と呼びます)が公表されました。メンバーは表参照。

●抗悪性腫瘍薬の臨床評価ガイドライン作成に関する研究班メンバー

班長　末舛恵一・国立がんセンター病院長

班　員（五十音順）

阿部　薫・国立療養所松戸病院長
川名　尚・東京大学医学部付属病院分院教授
栗原　稔・昭和大学医学部豊洲病院教授
西條長宏・国立がんセンター研究所薬効試験部長
佐久間昭・東京医科歯科大学難治疾患研究所教授
下山正徳・国立がんセンター病院薬物療法部長
塚越　茂・（財）癌研究会癌化学療法センター所長
中島聰總・（財）癌研究会付属病院消化器外科部長

ガイドラインの作成にかかわった下山正徳氏は次のように発言しています。

「第一相試験の特殊性を確認しておく。抗癌剤は毒性が強いので第一相試験は患者で行わざるをえず、現段階では効果を期待してもその保証はない条件で試験をするのであり、したがって安全性の試験となればできるだけ少数例で試験することが必須である」「日本の現状ではどの施設でもこのように難しい抗癌剤の第一相試験ができるというシステムは考え直す時期にきている」（「文献3」一二四頁）

また、日本臨床腫瘍学会研究会の抄録（九四年二月）には次のような発言が載っています。

「わが国における第一相試験の根本的な問題として、無コントロール状態の中で開発薬剤が多すぎ、開発効率と倫理の双方の点で必ずしも好ましい状態ではないことと、試験に参加する患者の incentive（動機）の問題とがある」（大橋靖雄氏）（東大医学部疫学生物統計学）。この「動機」の問題というのは、要するに患者さんは「試験」ではなく「治療」と思っているということです。

「一方、近年 colony stimulating factor（白血球増多剤）の登場により、白血球減少以外の毒性が dose limiting toxicity（用量制限毒性）としてクローズアップされて来た。これらの非血液毒性は、時に致死的となる可能性もあり、第一相試験の遂行を、これまで以上に困難なものとするとともに、従来にも増して慎重な study design（研究計画）が要求されることとなった」（国立がんセンター東病院化学療法科）と、先述した、副作用止めを使うことによる副作用死の可能性にも言及しています。

これらの発言を総合すれば、無秩序・無コントロール状態であちこちの病院で試験をやっているし、死ぬ危険もますます高まってきたということでしょう。

医師の「期待」ないし「情熱」には際限がありませんから、次のような計画も実行に移します。これは、再発乳がんの患者さんを対象として国立がんセンターで行われた治験の中間報告で、今までの途中経過と、これからの計画を述べたものです。

「投与量を増減し、一四〇mg／㎡のレベルにおいて一症例に重篤な骨髄障害の副作用が認められた。そのレベルでさらに五症例を追加し、MTD（注・最大耐容量）であるか否かの検討を行う」（「文献1」二一〇頁）。一人の患者さんが重篤になった量で、さらに五人が実験されるわけです。

●第二相試験は「手探り試験」兼「毒性試験」

皆さんは、抗がん剤は、胃がん用とか肺がん用とか、がんの種類別に開発されていると思っているかもしれませんが、そうではありません。なんらかの抗がん作用がありそうだという物質が見つかると、それを精製して試験薬をつくり、動物実験である程度の毒性を調べたあと、患者さんに使って第一相試験を始めるわけです。ですから、最初はどのがんに効くのか、果たして人間が死なないで、がんだけ殺せるのかどうかも分からないわけです。そこで第二相試験を行うわけです。

第二相試験には前期と後期があり、前期は、どの臓器のがんに有効か、がんが縮小するかどうかを、第一相試験で出た最大耐容量に近い量で、単独で使ってみて調べるものです。ここで縮小効果が出ないとなると開発中止となるものもあります。ある程度効く（しこり縮小効果の意味）ことが明らかになって、効きそうながんの種類も特定されてきた新抗がん剤については、後期の試験をします。後期は、今度はどのくらいの量をどのように使ったら、どれだけの縮小効果が出るかを研究するわけです。その結果、ある程度の奏効率（縮小効果）が出たら認可されます。

抗がん剤は、他の分野の新薬とは、第二相試験の性格も違っています。他の新薬の場合には、たとえば胃潰瘍や糖尿病など、どういう疾患に使うかは最初から決まっていますから、どのくらいの用量が適当かを調べればいいわけで、その本質は「用量設定試験」ということになります。しかし抗がん剤の場合には、どういうがんに効きそうかを調べるわけですから、さまざまな臓器のがんに試してみる「手探り試験」の性格をもっているわけです。

しかし第二相試験の性格はそれだけではなく、第一相試験で一応定めた用量で本当に安全かも、再確認しなければならないのです。というのは、第一相試験では、各用量レベルで数人ずつしか試していないので、おおぜいに使うと思わぬ副作用が出たりするからです。たとえば三人に試して誰も死ななかったとしても、おおぜいに使うと三割、四割が死ぬ可能性もあるのです。したがって場合によっては、第一相試験で一応決まった用量を、第二相試験で大幅に変更することも生じます。このように第二相試験は、依然として「毒性試験」の性格を兼ね備えているのです。

それならば、第一相試験をじっくりやればいいではないか、という疑問があります。それでも、さっさと切り上げて第二相試験に移行するのは、第二相試験と名乗ったほうが、医師の良心のとがめ方が少なく、患者さんも勧誘しやすくなる、という事情があるわけです。これは患者さんにしてみたら、試験の名称が変わっただけで、どちらにころんでも危険なわけですから、朝三暮四の世界でしょう。

●多剤併用でも第一相試験、第二相試験のことがある

第一相試験は、多剤併用療法の時にも行われることがあります。既存の薬を組合せて、新しい組合せに意味があるかを調べるものです。組合せが違えば、がんの縮小率も副作用も異なりますから、新しい組合せは、いわば新しい抗がん剤のようなものなのです。それで、その組合せの毒性をみる第一相試験、がんの縮小率と毒性をみる第二相試験、という順番で試していくわけです。

たとえばイリノテカンはすでに認可されましたから、現在はイリノテカンを組み込んだ、新しい組合せがあちこちで第一相試験から順ぐりに、治験として試されているところです。認可された薬でも治験が行われるのですから、油断してはなりません。

多剤併用療法の治験は、新抗がん剤を認可させるための治験に比べて安全かというと、そんなことはありません。医師たちは、がんの縮小率をできるだけ上げたいと願っていますが、そのためには抗がん剤を増量させるしか手がないわけで、ぎりぎりまで増量することを考えます。そのために、抗がん剤の量を段階的に増量するプログラムを組むわけです。この場合、増量を可能とするために、白血球増多剤や吐き気止めが併用されることが多いのですが、前述の理由で、白血球減少や吐き気以外の副作用で苦しみ、死亡することになります。血小板減少で死亡した患者さんの場合も、白血球増多剤を使いながら、抗がん剤をどこまで増量できるかの第一相試験で被害にあったものです（一〇四頁参照）。

●なぜ第二相試験の結果が出てすぐ認可されるのか

抗がん剤の治験に関しては、ここが一番分からない点です。理由が公表されていませんから、推測するしかありません。

第二相試験で済んで得をするのは誰か。製薬会社です。第三相試験までして意味がない薬と判明した場合、それまでの開発費が全部パーになります。一つの薬を開発して認可までもっていくのには五年や一〇年の月日がかかりますし、研究開発費や医師に対する研究費などもろもろで一〇〇億円以上かかると言われています。もちろんその中には、医師へのゴルフの接待費なども含まれているわけですが、それが全部無駄になるのです。しかし、第二相試験で済むのならば、認可は約束されたようなものです。認可のためには「奏効率（消失あるいは部分縮小の率）」さえ出せばいいからです。

新抗がん剤が認可されるには、第二相試験で、がんをある程度縮小させることが示されればいいのです。がんの種類にもよりますが、一割程度の奏効率が出れば認可され、奏効率が二割ともなれば、「高い」奏効率という表現になります（「イリノテカンSBA」二四頁）。ところが、抗がん剤として開発されるような薬は、がん細胞をある程度殺す力をたいてい持っていますから、第二相試験にこぎつけられた抗がん剤は、もう認可が約束されたようなものなのです。なぜならば、第一相では死ぬ患者さんが出るあたりまで薬剤量を上げていくので、第一相で決めた薬剤量を使えば、がん細胞はいくぶんかは必ず殺せ、一定の奏効率が出てくることになるからです。

したがって、第二相試験で認可するのは、早く製薬会社に元を取らせようという親心というか、熱心な製薬会社に対するご褒美的な性格もあるのでしょう。生存率が上がらないことが判明しないうちに、とにかく薬を売って儲けなさいという親心です。しかし表向きは、有効な治療法がないがんの患者さんのために、早く認可して福音となるようにしたいとうたっているのです。この場合、本当の効果も不明な段階での認可ですから、「寿命短縮効果」についてはどう返答するのでしょうか。

この仕組は日本独特のもので、アメリカでは、第三相試験が済まないと認可になりません。

●第三相試験で「生存率が上がる」という効果が出なくてもよい？

日本では、なんとか薬を認可させ、存続させようという気持ち（ないし利害？）が医師の側にも強いので、これまた変なことを言っています。

ガイドライン作成にかかわった下山正徳氏は、発売後に行われる第三相試験は、「必ず延命効果があり、QOLもよいというのが最もよい。場合によっては、延命効果はそこそこ同等であるが、QOLが非常によくなるというのであれば、これもよい」と言います（「文献3」一二九頁）。

QOLとは何かというと、下山氏は「QOLのエンドポイント（指標）はむずかしいが、治療中の入院しない日数（off-hospital day）、発熱期間とその頻度、治療費（ただし、入院にまつわる日常生活費を除く必要がある）、社会復帰率、精神的・肉体的苦痛の緩和を評価する各種の方法があげられる」と述べています（「文献3」一三〇頁）。

こうなると第三相試験は、延命効果があまり上がらなくても、なんでもいいからQOLといえるようなものさえあれば認可取消しはしないよ、と言っているようなものです。そうすると、奏効率を上げるために毒性の強いものを開発して、治験死を増やすような危険な賭けをする必要はなくなります。「そこそこに縮小して副作用が弱い薬」、つまりフルオロウラシル系経口抗がん剤とか、得体の知れない免疫療法剤などがいよいよ全盛となります。そして、それらに高い薬価がつくのですから、製薬会社にしたらこたえられません。

そもそも患者さんにとって最大のQOLは延命のはずです。そして日常生活が楽になれば長生きできるのがふつうですから、延命がなくてQOLが上がるというのは、ほとんど考えられない現象なのです。もしそういう論文・報告が出てきたら、どこかにインチキがあると思って間違いないでしょう。また抗がん剤治療をしなければ入院日数も減るはずで、副作用も受けずに済んで発熱期間も精神的・肉体的苦痛も減るはずで、下山氏の発言中にQOLとしてあげられた中身は、ほとんどナンセンスなものです。結局、抗がん剤治療をしないことが一番QOLが高いのではないでしょうか。

どんな患者さんが実験台にされるか

●第一相試験(毒性試験)は再発して助からない患者さん

一般の薬の場合、第一相試験の対象になるのは「健康な成人男子」です。学生がアルバイトとして雇われたり、製薬会社社員がボランティアとして被験者になったりします。

抗がん剤の場合は、「がんの患者さん」です。なぜ、がんの患者さんでいきなり第一相試験が行われるのでしょう。それは「細胞毒性を有する多くの抗がん剤は、発がん性、催奇性、変異原性を完全に否定することは困難である。したがって健常者を対象にすることは避けるべきである」(「日癌治」二一巻九五五頁八六年)とあるように、死者まで出ることが予想されるので、被験者になる一般人がいないからです。

割り切ってしまえば、第一相試験では、薬の毒性さえ分かればいいのですから、毒性の判定に必要な期間だけ患者さんが生きていてくれればいいわけです。つまり期間をあけて、段階的に増量しながら人間が耐えられる限界の量を推定するので、一か月間(!)生存しそうなら十分なのです。ガイドラインに書いてある条件を分かりやすい表現に直し、それぞれに考えられる理由もあげてみましょう。

●第一相毒性試験の患者さんの条件(とその理由)

① 有効な治療法がないがんの患者さん。もともと標準的な抗がん剤治療がないか(第四グループのように)、治療したが再発した患者さん(もう抗がん剤で治る見込みはないので毒見役に)

②しこりはなくともよい（縮小効果でなく、人体への毒性を観察するだけなので）
③必要な観察期間中は生存可能（毒性を観察する間さえ生きていてくれればよい）
④入院している患者さん（白血球減少などの毒性を検査したり、副作用対策をするには入院していたほうが便利だし、すぐ死ぬかもしれないから）
⑤前の抗がん剤治療の影響が残っていないこと、また試験中は他の抗がん剤治療をしないこと（新しい抗がん剤の毒性の影響がはっきり分からなくなるから）
⑥十分な臓器機能がある患者さん。ＰＳ４は除外（なんらかの毒性が出た時、もとから具合が悪かったためか、薬の影響かまぎらわしくなって、毒性が判定しにくいし、あまりに危険だから）
⑦一五歳以上で原則として七五歳未満（原則だから例外あり。七五歳以上も対象に）

●第二相試験は、あと二か月は生きていそうな患者さん

第二相試験では、がんが縮小するかどうか、その後、縮小したがんが増大してこないかどうかまで観察しなければならないので、第一相試験よりはもう少し長生きしそうな患者さんを対象とします。そして、奏効率を出すために、より効きやすい種類のがんが選ばれます。

●第二相試験の患者さんの条件（とその理由）

①第二相試験には前期と後期とがある
前期は、有効な治療法がないがんの患者さん（もう治る見込みがないので対象にしてよい）
後期は原則として抗がん剤治療が初めての患者さん（抗がん剤は初回が効果が出やすいから）
白血病のように標準的な抗がん剤治療があるがんは、原則としてすでに治療したことがある患者さ

ん。つまり治療に反応しなかったり（効果がなかったり）、再発した人ならよい（治る可能性が低いので、実験台にしても構わない）

後期は他の抗がん剤との併用比較試験でもよい（単独使用では効果が出にくいので）

② しこりなど観察可能な病変があること（がんの縮小効果をみるので、ないと困る）

③ 十分な期間＝少なくとも二か月以上の生存が期待できる（理由は先に述べた通り）

④〜⑦は第一相試験と同じ

●高齢者や寝たり起きたりの患者さんも対象になる

まさか、寝たり起きたりの患者さんや、お年寄りや子供は治験の対象にならないと思っていませんでしたか。昔の治験では、被験者の十数％が八〇歳以上だったり、八八歳とか、七五歳で体重三〇キロの女性とかも対象になっていました。今でも、ＰＳ３まで認められていますから、実際にかなり状態の悪い患者さんまで対象とされてしまうのです。

ここでＰＳについて説明しておきましょう。ＰＳとはパフォーマンス・ステイタスの略で、患者さんの全身状態を表す区分です。いわば患者さんの元気度といったところで、０〜４までの五段階があり、抗がん剤の治験では、ＰＳ４以外の人は全部対象になります。

●ＰＳ（患者さんの元気度）

ＰＳ０＝「無症状で社会活動ができ、制限を受けることなく、発病前と同等にふるまえる」

ＰＳ１＝「軽度の症状があり、肉体労働は制限を受けるが、歩行、軽労働や坐業はできる。例えば軽い家事、事務など」

ＰＳ２＝「歩行や身の廻りのことはできるが、時に少し介助がいることもある。軽労働はできないが、日中の五〇％以上は起居している」

ＰＳ３＝「身の廻りのある程度のことはできるが、しばしば介助がいり、日中の五〇％以上は就床している」

ＰＳ４＝「身の廻りのこともできず、常に介助がいり、終日就床を必要としている」

（以上、日本癌治療学会固形がん化学療法効果判定基準「日癌治」二一巻九二九頁八六年）

もっと具体的に言うと、ＰＳ２は、進行がんや再発がんがあるけれど、まだなんとか暮らしていられる人、ＰＳ３は、寝たり起きたりの人ということです。なお医師の世界では、「ＰＳ５」という言い方もあって、これは死亡のことです。

最近でも、イリノテカンの治験をみると、七八歳まで被験者としていましたし、ＰＳ２〜３が何人も含まれていました（「癌と化学療法」一七巻一一五頁、九九三頁九〇年）。それらの論文を読むと、苦しい治療（強力な多剤併用療法）をしても再発してきた、日常生活の介助が必要な寝たり起きたりのお年寄り、といった被験者像が浮かび上がります。もともと第四グループのがんだったり、強力な抗がん剤と再発のために身も心もボロボロになっていて、もう抗がん剤では絶対に治らないことが分かっているのに、そこから新薬の毒性試験（第一相試験）が始まるのです。

●「治験漬け」になったり、治験途中で死ぬ患者さんも

時には、第三相比較試験で使われてボロボロになってから、次に第一相試験に組み込まれるといった悲惨な目にあう患者さんもいることになります。このように、同じ患者さんが何回も治験対象にな

ることは、次のような言葉で裏づけられます。

「初回治療でNC（不変）またはPD（増大）の場合、何らかのPhase 1（一相試験）あるいは2 study（二相試験）に入ってしまうことが行われています」（「文献1」七七頁）

「効く薬がない患者については、新薬の治験を行いたいということがある反面、治験漬けになることは避けなければならない」（「文献3」一一九頁）

「被験者の濫用の禁止」（「文献2」三〇頁）

「臨床的に耐えうると推定される最大投与量を確認する段階では（注・第一相毒性試験）対象とされる症例の約半数以上は当該薬剤による未治療例であることが望ましい」（「日癌治」二一巻九五五頁八六年）。残りの半数はすでにその薬剤で治験したことのある患者さんでもいい、二度目でもよいということを言っているわけです。再発してももう助からない患者さんに残された貴重な一、二か月間を捧げることを求めているのが、抗がん剤の第一相試験と第二相試験というわけです。

次のような率直な対談もあります。

「他の部分は条件を満たしていて、二カ月以内《ママ》の生存を期待してentry（参加）しても、二カ月以内に死んでしまうのが、一〇%くらいあるのですね…」（栗原稔氏氏）（昭和大学医学部消化器科教授）（中略）

「最初に『二カ月間の生存が期待できる』というようなことがうたってあるわけですね。しかし時に二カ月以内に亡くなるわけです」（阿部薫氏）（国立がんセンター病院）

「そうなんです。それは現時点ではどうしても予測できないんですね」（栗原氏）

「それが一〇%ありますかね」（塚越茂氏）（癌研癌化学療法センター副所長）

「一〇%近く出てますですね」（栗原氏）（以上「オンコロジア」二一巻六号二四頁八八年）

二か月以内に死亡した患者さんは、がんが進行したために亡くなった可能性もありますが、実際にはそうではなく、抗がん剤のために死んでいるはずです。なぜならば、がんは規則的に進行していきますから、経験ある医師が最低二か月もつと判断した場合、その判断が間違っていることはほとんどあり得ないことなのです。容態が急変して患者さんが死亡したのは、抗がん剤のせいだと考えなければ説明がつかないのです。

ところで、専門家たちが一〇％がふつうと言っていることからみて、イリノテカンでの四・二％という副作用死亡率は特別ではなく、むしろ治験では良好といえる成績であったことが分かります。そして医師は、五％や一〇％の副作用死が出ることを認識しながら、そのことを患者さんに知らせず、治験を断行しているのですから、現実に死者が出た場合、これは未必の故意による殺人とも評価できるのではないでしょうか。

●奏効率を上げるために、標準的治療のあるがんの患者さんも治験の対象に

すでに述べたように、後期第二相試験は、どのような種類のがんで縮小効果があるか調べるものですから、すでに抗がん剤治療をすればある程度効果があることが分かっているようながん（標準的治療が認められているがん）を対象とすることはできません。標準的治療をすれば治ったかもしれない患者さんを、まだ海のものとも山のものとも分からない、効果も不明な新薬の治験に使うことは人道的に許されないという理屈です。

ガイドラインには、「標準的化学療法がある疾患」として「例えば白血病、悪性リンパ腫、肺小細胞癌、卵巣癌、睾丸腫瘍、乳癌など」があげられています。これらのがんの場合、まだ抗がん剤治療を

受けたことのない未治療の患者さんは、対象にしてはダメですよ、再発してきた患者さんや、抗がん剤が効かなかった患者さんは、患者さんの同意さえあればいいですよ、ということです。

しかし、これを忠実に守ると、単独使用では、なかなか期待するような「奏効率（一定以上のしこり縮小効果）」が出ないと、平林光司氏（国立福山病院産婦人科）は座談会で発言しています。

「タキソール、タキソテーレの話しですが、日本の場合はphase 2 study（第二相試験）の規定（注・ガイドライン）でやりますと、卵巣癌のように標準的な処方があるものは、再発癌でやれということになります。そうしますと、それをやる施設もある程度限られてきますし、いろいろな薬剤を使って、もうどうにもならないような症例だけが出てくるのです。そうなると当然有効率は低くなります。adriamycin（アドリアマイシン）の誘導体も、卵巣癌では、住友、キリン、明治の全部が潰れました。そういう症例ばかりなのでタキソテーレもタキソールも有効率はよくありません」（「癌治療・今日と明日」一五巻三号四頁九三年）

たとえばイリノテカンでは、最初、頭頸部がん（第四グループ）も対象になっていましたが、途中で奏効率が低いことが分かり、試験の対象からはずされました。そうするとどうなるでしょう。そういう事態が生じることを恐れて、どんな薬にも反応しやすい卵巣がんや肺小細胞がんの「初回治療の患者さん」が狙われることになります。

その証拠に、イリノテカンの第二相試験では、抗がん剤未治療の卵巣がんの患者さんが少なくも四人（「癌と化学療法」一八巻一六八一頁九一年）と、抗がん剤未治療の肺小細胞がん八人（同一〇一三頁）が第二相試験の被験者になっています。

第三章で私は、卵巣がんと肺小細胞がんは第三グループのがんに分類しました。それらが抗がん剤で治ることが証明されていない、と考えているのですが、生存期間が延長する可能性は否定できませんから、標準的治療が定まっているという言い方にはあえて反対せず、それで第三のグループをつくったわけです。しかし専門家たちの立場にたって考えると、ガイドラインでも「肺小細胞癌にも卵巣癌でも標準的治療がある」と言っているように、彼らは卵巣がんや肺小細胞がんには抗がん剤治療が有効だと考えているのですから、すでに定まっている標準的治療法を行わなければならないはずです。ところが、このガイドラインの作成にかかわった専門家の一人は、未治療の肺小細胞がんの患者さんを被験者にしたイリノテカンの第二相試験に参加しています（「癌と化学療法」一八巻一〇一三頁九一年）。これは許されることなのでしょうか。

もし許されるとするなら、このがんには標準的治療がないことになるわけで、彼ら自ら、第三グループのがんには標準的治療がないことを認めた行いではないでしょうか。専門家たちが卵巣がんや肺小細胞がんを対象としている行為は、やはり内心では、これらのがんが抗がん剤では治らないと考えている証拠でしょう。どんな医師も、治ると思えば標準的な治療をするはずで、「海のものとも山のものとも分からない新薬」を使うはずはないからです。

白血病や悪性リンパ腫など標準的治療がある第一グループのがんは、再発した場合にも治る患者さんがいるので第二グループに入る、と前述しました。しかし第二相試験のガイドラインでは、再発した患者さんなら第二相試験の対象にしていいと言っていますから、専門家たちは、第一グループのがんも、再発したらもう助からないと考えていることがよく分かります。イリノテカンの第二相試験の一つでは、悪性リンパ腫、急性白血病などの造血器腫瘍で再発した患者さんも対象になりました（「文献3」九一頁）。この点、三章のグループ分類を見直す必要がありそうですが、再発した白血病や悪性リンパ腫の中には、少数ながら再治療で治る患者さんがいるので、分類はそのままにしておきます。またそのガイドラインの、もっと問題の表現は、第一グループのがんは「原則として既治療のある患者」と言っている点です。これは、「原則として」という言葉によって、その反面の例外を認める表現ですから、第一グループのがんで、初回治療でも、いきなり第二相試験の対象にされかねません。しかも、そういう事態は実際に生じているようです。愛知県がんセンターの医師は次のように問題提起しています。

「化学療法が標準的治療となり、それが生存期間にimpact(影響)を与える腫瘍を多く含む造血器腫瘍における新抗がん剤開発の臨床試験計画は極めて慎重に考慮しなければならない」(小川一誠氏、有吉寛氏)(「第二回日本臨床腫瘍学会研究会の抄録」九四年二月)

●どういう患者さんが治験の対象として狙われるか

自衛に役立つように、被験者にされやすいがんや病状を整理しておきましょう。まず、毒性をみるためには、ある程度の期間生存していてくれればいいわけですから、どんなに病状が悪くても、治験対象になります。

次に、がんの縮小率をみるのが目的の場合には、抗がん剤で縮小しやすいがんが対象となります。それで第一グループのがんも対象となります。もっとも狙われやすいのは、そこそこに縮小して、しかし抗がん剤では治らないがんです。医師が罪悪感を感じることが少なくなるからです。この意味で、小細胞肺がん、卵巣がん、子宮がん、頭頸部がんなどが狙われがちです。しかし、どんな診療科も治験をしていますから、非小細胞肺がん、食道がん、胃がん、大腸がん、腎がんなど、どんながんも狙われます。

今までの治療との比較を目的とする治験では、標準的治療のあるがんがますます狙われることになります。患者さんとしたら、標準的治療があるなら、それをしてもらえば十分なはずですが、「もっと良くなる可能性があるから」と、多剤併用療法の薬剤増量試験に勧誘されたりするわけです。しかし何度も言うようですが、多剤併用療法といえども、第一相、第二相試験の場合には、効果も毒性も未知なのですから、必ず効果があるとか、治療だとか、勘違いしないでください。

多剤併用療法で、今までの治療との比較をして、さらに良い成績を出そうと願うと、体力のある元気な患者さんを選ぶことになります。したがって、多剤併用療法の治験では、PS0とかPS1といった患者さんが選ばれがちです。それで再発してきて元気がなくなると、認可前の新薬の治験（ことに第一相毒性試験）はどんな状態でもオーケーですから、前述したように、今度は新薬の被験者になることを勧められる、というパターンになります（一八九頁参照）。

さらに、その薬を広く普及させるためのデモンストレーションのような、販売促進の治験もありますが、その場合、どんながんでも対象になります。とくに、フルオロウラシル系の経口抗がん剤で多いのですが、それを処方されたら、このタイプの治験とみなしてよいでしょう。この手の治験は、医師への動機づけ（使っているうちに慣れて、自然と使い慣れた薬を処方するようになる）が目的なので、効果を熱心に調べる必要性もうすく、経口なので入院させる必要もなく、外来で行われます。

●治るがんでも治らないがんでも第三相試験

第三相試験は、くじを引いて患者さんを二つの群に分けて、それぞれに別の治療をして、その優劣を比べるものです。その例は主に第三章で紹介しましたが、最近日本でも盛んに行われるようになってきました。

第三相試験の場合、従来の治療法で治療される群が対照群（コントロール群）と呼ばれますが、これは、たとえば手術だけの群でもいいのです。その場合、新しく試してみるもう一方の群は、手術＋抗がん剤であったり、放射線照射だけの群であったりします。あるいは、対照群には二種類の抗がん剤を使い、他方の群は抗がん剤を三種類使うようにして、くじを引いたりもします。

第三相試験では、従来からある治療法と比べる、という大義名分があるので、医師たちは割合気楽に試験を始める傾向にあります。医師が、このがんにはこの治療法が向くと考えていれば、それが従来の治療法になるわけで、抗がん剤では治らない第四グループのがんに対しても、第三相試験が行われることになります（八三、八四頁参照、**図10図11**）。第四グループでさえ対象になるのですから、他のグループのがんはなおさら、ということになります。それにしても、「くじ」と聞いて同意する患者さんはいませんから、八三、八四頁で紹介したくじ引き実験は、医師が患者さんに無断で行ったものです。医師の一存でそんな実験を断行する神経は、理解しがたいものがあります。

●どこの病院で治験が行われているか

これは皆さんが気になることだと思います。九四年現在、「当病院では治験を行っています」という貼り紙はしてありませんので、患者さんには分かりません。

「医師の本音アンケート」（一七一頁参照）では、「癌患者を対象とする治験を実施することを可としていますか？」という質問に対して、回答のあった六〇〇病院のうち、「はい」と答えた病院は五二五（八

七・五％）でした。（「文献２」五〇頁）

医科大学系では、回答のあった八三病院のうち八二の病院が「はい」と答え、たった一病院だけが「いいえ」と回答し、治験をしない理由としては「誤解が生じ、患者または家族との信頼関係を損なう恐れがある」からと答えています。医科大学系以外の病院の中では、七五病院が「いいえ」と回答しています。

患者さんとしては「治験はしない」方針の病院なら、安心してかかれるかもしれませんが、無記名アンケートなので、これらの病院名は分かりません。どんな小さな病院でも治験をする可能性があることは、本書で紹介した治験施設リストで分かると思います。ソリブジンの治験施設（一二一頁参照）、クレスチンの治験参加施設（一四四頁参照）、イリノテカンの治験参加施設と医師名（二〇〇頁参照）、ＵＦＴ（ユーエフティ）の治験参加施設（二四四頁参照）を紹介しました。

また、治験にあたってとくに説明文書をつくりたがらないのは医科大学系の病院に多く、同意説明文書を手渡しして説明するとした施設が三分の一ですが、医科大学区分ではその率が低かったそうです。医科大学は文部省の管轄で、その他の病院は厚生省の管轄です。ＧＣＰに関しては厚生省がそこそこ指導しているせいでしょうか。

現在、国立がんセンターや愛知県がんセンターをはじめとするがん専門病院は、治験の宝庫になっています。また、がん専門病院を名乗っていなくても、がん治療で有名な病院では、治験をされると覚悟したほうがいいでしょう。

●ホスピスでも治験？

治験の論文を見ていると、ホスピスを併設している病院がいくつか参加しているのをよく目にします。日本のホスピスの草分け的なある施設でも、患者さんに抗がん剤をよく使っていました。

ホスピスや緩和ケア病棟に入所してくる患者さんというのは、まず間違いなく第四グループですから、その意味でも、絶望的な努力をして、患者さんにいたずらに生への希望をいだかせ、その反面、副作用で患者さんを苦しめる結果になっていると思います。ただその草分け施設では、医師自身が抗がん剤の価値を信じていたようで、まだ許せる面があるように思いますが、次のような発言を読んで、皆さんはどう考えますか。以下の発言中で「研究」と言われているのは、「試験」のことです。

「例えば先生が乳癌でアドリアマイシンを使ってしまって効かないとしますと、次は新しい抗がん剤を手元に持っていて確実に効く薬剤、それを提供してあげる。第二相の研究が効果をあげなかったら、その次には本当に新しい薬で作用機序など全く違うような薬の第一相研究をすることを患者さんと相談する。このように、例えば第一相とか第二相の研究を緩和ケアの病室で行なわれても良いのではないかと思っております」（小川一誠氏）（愛知県がんセンター病院長）

「緩和ケアで化学療法をやろうということは、そこで働いている人たちは非常に抵抗があるのですね。……（中略）……患者さんが緩和ケアに行ったときに『私はもう帰ってこれないのでしょうか。またこの病棟に引き取ってくれますか』ということを言うのです。そういうのは私は戻せばいいと思うのです。元気が出てきて、例えば新薬の Phase 1（第一相試験）があるけれどもどうだという話があったときに、『よし、私やってみよう』と言ったら、これは戻り得ると。そういうように緩和ケアを最後の場所に

しないことのほうがよいのではないかと思います」（阿部薫氏）（国立がんセンター東病院長）（中略）
「一つは本当のことだからあえて言いますが、外科の先生などは往々にして末期癌を見たくないと思っていますね。それをどこかにまとめてくれと。それがホスピスだと思っている人がいますね。もう一つは、内科などでは化学療法の適応の限界があって、限界になったときには、化学療法などやらないほうがよいという考え方がありますね。そうすると、一般病棟にいて、患者さんにとって自分だけが何も治療を受けないというのは、医者もつらいし、患者さんもつらいのです」（阿部氏）（中略）
「欧米ではほとんどの併用療法は第二相研究と考えています。その段階で効かないとなると、新しい薬の第一相研究が考えられます。第一相研究をすることが患者さんのQOLにどのような影響を与えているかに関して最近かなり論文が出るようになりました。それを見て、やはり感じますことは、たとえ第一相研究でもやはり治療されているということが患者さんに元気を出させる。そして、また不思議なことに、多少吐き気があって苦しくても、そうやって治療されているということ自体が、非常にQOLを高めているという結果が多く報告されています。ですから、先生がおっしゃいましたように、たとえ緩和ケアであっても、一つのスタディ（注・臨床試験のこと）をするということは、ある面ではとても必要かもしれませんね」（小川氏）（以上「オンコロジア」二六巻三一一頁九三年）
外科からは追い出され、内科でも化学療法が効果がなくて治療終了した患者さんには、かわいそうだから、第一相試験をやってあげようじゃないか、そのほうがQOLもよいという報告もあるしというわけです。これらの患者さんは、果たして自分の病状や予後をきちんと伝えられているのでしょうか。もし、医師を信頼して、「医師が自分を見捨てていない」と喜んでいるとしたら、患者さんの切ない心理を悪用した説明ではないでしょうか。

少なくとも、患者さんは、第一相試験の本当の意味を理解しているとは思えません。QOLの向上といっても、患者さんは錯覚して喜んでいるだけでしょう。もし、患者さんが真実を知ったら、医師に二重に裏切られた思いがすることでしょう。ここでも、病名や予後を隠す風土が、患者さんの気持ちを無視した実験を許していることがうかがえます。こうした末期の抗がん剤治療については、実験ではありませんが、武田文和氏（埼玉県立がんセンター）は、同じような趣旨の発言をしています。

「緩和ケア病棟にいて緩和ケアを受けた結果全身状態が一見良くなって、体力がついたら化学療法が必要となったら、化学療法病棟に移ることは可能なのです。それでまた緩和ケアが必要であるとなったら緩和ケア病棟に移ることができるとよいのです」（「ターミナルケア」四巻一八一頁九四年）

ホスピスというのは、延命や治癒への執着を断ったところから出発する概念ないしケアだと思いますから、ホスピスで抗がん剤というのは、かなり矛盾した話だと思います。ペットの犬用の首輪で、農薬と同じ強い毒性のある薬剤をしみこませた「ノミ取り首輪」というのがありますが、製造会社の説明書には、その首輪をつけて犬がぐったりしたり、元気がなくなったりしたら、とりはずして、また元気になったらつけましょうと書いてあります。飼い主は、ノミが取りついたらかわいそうと思うのかもしれませんが、毒物でぐったりするほうが、よほど残酷ではないでしょうか。

緩和ケア病棟と化学療法病棟を行き来すればいいという話も、これと似ています。緩和ケアから化学療法病棟に戻る時、患者さんは治ると期待しているからこそ抗がん剤治療を受けるわけですが、末期の患者さんに化学療法をすれば確実に体調は悪化しますし、やっぱり治らないと分かった時には、絶望しながら緩和ケア病棟に戻ることになります。期待と絶望との間を行ったり来たりするほど、残酷なことはないのではないでしょうか。ましてや、それが実験場との行ったり来たりとは……。

●CPT-11（イリノテカン）の治験参加施設

（施設名は文献記載通り）

	施設名	医師名
① 第Ｉ相試験 「癌と化学療法」 17巻1号115頁90年	CPT-11研究会 大阪大学微生物病研究所・外科（代表世話人） 東北大学抗酸菌病研究所・臨床癌化学療法部門 財団法人慈山会医学研究所附属坪井病院・内科 日本医科大学・臨床病理科 帝京大学医学部附属溝口病院・内科 愛知県がんセンター・血液化学療法科 広島大学原爆放射能医学研究所・外科	 田口鐵男● 涌井　昭 長谷川浩一 仁井谷久暢 古江　尚 太田和雄 服部孝雄
② 第Ｉ相試験 「癌と化学療法」 17巻5号993頁90年	CPT-11研究会肺癌分科会 大阪府立羽曳野病院・第二内科 〃 日本医科大学・臨床病理科（肺癌分科会世話人） 帝京大学溝口病院・内科 坪井病院・内科 九州労災病院・内科 国立病院九州がんセンター・呼吸器科 大阪大学微生物病研究所・外科（代表世話人）	 福岡正博 根来俊一 仁井谷久暢○ 古江　尚 長谷川浩一 原　泰寛 原　信之 田口鐵男●
③ 第２相試験 前期 （肺がん） 「癌と化学療法」 18巻4号607頁91年	CPT-11研究会肺癌分科会（協力例数順）㊟[1] 東北大学抗酸菌病研究所・内科 大阪府立羽曳野病院・第二内科 国立療養所近畿中央病院・内科 ㈶癌研究会附属病院・内科 日本医科大学・呼吸器科 徳島大学医学部・第三内科 国立病院九州がんセンター・外科 弘前大学医学部・第一内科 名古屋大学医学部・第一内科 ㈶坪井病院・内科 千葉大学肺癌研究施設・呼吸器内科 ㈶癌研究会癌化学療法センター 愛知県がんセンター・呼吸器循環器内科 国立神戸病院 岡山大学医学部・第二内科 日本医科大学・呼吸器科 大阪大学微生物病研究所（代表世話人）	 中井祐之 福岡正博 古瀬清行 中尾　功 吉森浩三 小倉　剛 原　信之 坂田　優 斎藤英彦 長谷川浩一 栗山喬之 小川一誠 有吉　寛 入江一彦 木村郁郎 仁井谷久暢 田口鐵男●
④ 第２相試験 前期 （婦人科がん） 「癌と化学療法」 18巻4号579頁91年	CPT-11研究会婦人科癌分科会 新潟大学医学部・産婦人科（婦人科領域世話人） 千葉大学医学部・産婦人科 東京女子医科大学・産婦人科 東京女子医科大学・放射線科 岐阜大学医学部・産婦人科	 竹内正七○ 高見澤裕吉 武田佳彦 大川智彦 玉舎輝彦

	近畿大学医学部・産婦人科 大阪市立大学医学部・産婦人科 岡山大学医学部・産婦人科 久留米大学医学部・産婦人科 大阪大学微生物病研究所（代表世話人）	野田起一郎 須川　佶 関場　香 薬師寺道明 田口鐵男●
⑤ 第2相試験 早期 （悪性腫瘍、急性・慢性白血病、骨髄腫） 「日癌治」 24巻9号2193頁	CPT-11研究会造血器腫瘍部門 名古屋大学第一内科 〃 CPT-11研究会造血器腫瘍部門 〃 〃 〃 〃 〃 〃 〃 〃 〃 〃	 伊藤良則 大野竜三 太田和雄 吉田　豊 正岡　徹 小黒昌夫 小川一誠 坂井保信 古江　尚 蔵本　淳 市丸道人 橋本修治 田口鐵男
⑥ 第2相試験 後期 （肺がん） 「癌と化学療法」 18巻6号1013頁91年	CPT-11研究会 大阪府立羽曳野病院・第二内科 〃　（後期第II相試験世話人） 日本医科大学・呼吸器科（肺癌分科会世話人） 札幌医科大学・第三内科 国立札幌病院・呼吸器内科 弘前大学医学部・第一内科 東北大学抗酸菌病研究所・内科 新潟県立がんセンター・内科 ㈶坪井病院・内科 千葉大学肺癌研究施設・呼吸器科 国立療養所松戸病院・内科 ㈶癌研究会癌化学療法センター・臨床部 ㈶癌研究会附属病院・内科 国立がんセンター・内科 東京医科大学・第一外科 帝京大学溝口病院・内科 愛知県がんセンター・呼吸器循環内科 名古屋大学医学部・第一内科 国立療養所近畿中央病院・内科 近畿大学医学部・第四内科 国立神戸病院・内科 岡山大学医学部・第二内科 徳島大学医学部・第三内科 国立病院四国がんセンター・内科	 根来俊一 福岡正博 仁井谷久暢○ 鈴木　明 中林武仁 木村昌宏 本宮雅吉 栗田雄三 長谷川浩一 栗山喬之 西脇　裕 小川一誠 中尾　功 西條長宏 於保健吉 古江　尚 有吉　寛 下方　薫 古瀬清行 中島重徳 入江一彦 木村郁郎 小倉　剛 藤井昌史

	国立病院九州がんセンター・呼吸器科	原　信之
	九州労災病院・内科	原　泰寛
	長崎市立市民病院・内科	中野正心
	佐世保市立総合病院・内科	荒木　潤
	日本医科大学・薬理（コントローラー）	宮田雄平
	大阪大学微生物病研究所・外科（代表世話人）	田口鐵男●
⑦ 第2相試験 後期 （婦人科がん） 「癌と化学療法」 18巻10号1681頁91年	CPT-11研究会婦人科癌分科会	
	帝京大学医学部・産婦人科（婦人科領域世話人）	竹内正七○
	〃　（判定委員）	土橋一慶
	北海道大学医学部・産婦人科	藤本征一郎
	新潟大学医学部・産婦人科	田中憲一
	千葉県がんセンター・婦人科	鈴木通也
	東京慈恵会医科大学・産婦人科	寺島芳輝
	㈶癌研究会附属病院・婦人科	荷見勝彦
	東京医科大学・産婦人科	秋谷　清
	〃	根岸能之
	岐阜大学医学部・産婦人科	玉舎輝彦
	大阪大学医学部・産婦人科	谷澤　修
	大阪市立大学医学部・産婦人科	須川　佶
	〃　（判定委員）	梅咲直彦
	岡山大学医学部・産婦人科	関場　香
	徳島大学医学部・産婦人科	青野敏博
	九州大学医学部・産婦人科	中野仁雄
	近畿大学医学部・産婦人科（婦人科領域世話人）	野田起一郎○
	〃　（判定委員）	塩田　充
	久留米大学医学部・産婦人科（婦人科領域世話人）	薬師寺道明○
	〃	杉山　徹
	札幌医科大学・産婦人科	橋本正淑
	東北大学医学部・産婦人科	矢嶋　聰
	千葉大学医学部・産婦人科	高見澤裕吉
	国立がんセンター・婦人科	園田隆彦
	東京女子医科大学・産婦人科	武田佳彦
	名古屋大学医学部・産婦人科	友田　豊
	愛知県がんセンター・婦人科	太田正博
	大阪府立成人病センター・婦人科	尾崎公巳
	国立福山病院・産婦人科	平林光司
	国立病院四国がんセンター・婦人科	日浦昌道
	鹿児島市立市民病院・産婦人科	波多江正紀
	東京大学医学部・保健管理学科（コントローラー）	西垣　克
	大阪大学微生物病研究所・外科（代表世話人）	田口鐵男●

●印は代表世話人　○印は各分科会の世話人
㊟なお、イリノテカンの治験は、この他に胃がん・大腸がん・膵がん・皮膚がん・乳がん・腎細胞がんなどでも行われています（『癌化学療法の進歩―新版』メジカルビュー社、91頁）。

㊟[1]・③の「協力例数順」とは、被験者になった患者数が多い施設の順に並べたということ。

口頭同意、家族の代理同意というGCPの抜け道

●新薬の承認数は世界一、実験数も世界一

「臨床試験」とか「治験」というと、科学や学問を連想する人も多いと思いますが、どういうふうに言葉を変えても、本質は人体実験です。

人体実験では、しばしば患者さんの人権や人格が踏みにじられます。もっとも有名なのは、ナチスが戦争中に行った非人道的な人体実験でしょう。しかしナチスを批判したものの、いざ、裁いた側が自分の足元を見たら、同じような非人道的な臨床試験をしていたじゃないかという反省が起こり、治験に際しては、患者さん本人の承諾を得ること、という国際的なルールが決められました。世界医師会が勧告したもので、ヘルシンキ宣言と呼ばれています。それが今日のインフォームド・コンセントの概念につながってきています。インフォームド・コンセントというのは、患者さんが十分な情報を得て選択、決定、拒否することを言いますが、その出発点は治験にあったわけです。

米国では、一九五〇年代の医事裁判を経て、一九六二年には薬事法が改正されて、インフォームド・コンセントが条項に追加され、治験だけでなく広く日常の医療診療でも、患者さんの同意なくしては医療行為ができないことになりました。

日本では、患者さんの承諾なしに治験が広範に行われてきた歴史があります。現在日本には、成分数で約二〇五〇(九四年)、商品数で約一万四〇〇〇もの医家向けの医薬品があります。年間売上高で

六兆円、欧米の四倍です。いったい、これだけの薬を、どこが開発したのでしょうか。

八二年以降、九〇年までの九年間の世界の新薬承認数（新有効成分で）をみると、合計で日本は一三一、アメリカは七四、EC八か国の合計が九八ですから、日本が圧倒的に多いのです。世界の合計三三三のなんと三分の一以上を占めています（「文献2」二七頁）。しかも日本で承認されたこれらの薬は大部分外国では通用しないのですから、人口当たりの新薬承認数はなおさら多いことになります。これは有効成分での話ですから、剤型の違いを入れると商品数としてはもっと多くなります。抗がん剤では、フルオロウラシル系経口抗がん剤が、新薬としてとくに多く認可されています。

新薬が認可されるまでには、必ず人体実験が必要ですから、日本ではたくさんの患者さんが被験者になっているわけです。認可数からみて欧米より断然多いと考えねばなりません。新薬数世界一というのは、実験数世界一でもあるのです。ところが、あなたの身のまわりを見ても、被験者になった人を誰も知らないのではないでしょうか。患者さんは知らないうちに治験の被験者にされているのです。

日本も戦争中に、七三一部隊（石井部隊）という特殊部隊が中国で、生体解剖をしたり、ペスト菌をばらまいたりしていました。ドイツと違って、そのことへの反省がなされなかったことが、いつまでも同意なき治験が続けられた最大の理由ではないかと思います。

前述したように、厚生省は九〇年一〇月に、GCPという新薬開発の実施基準を打ちだしました。GCPというのはグッド・クリニカル・プラクティスの略で、正式には「医薬品の臨床試験の実施に関する基準（Good Clinical Practice）」と言います。これは治験が倫理的な配慮のもとに科学的に適正に行われることを目的として定められたといい、次の四項目を柱とする一二章からなっています。
一、治験契約を結ぶこと（薬の製薬会社と治験を依頼された病院との間で）

二、治験審査委員会を設け、治験実施計画書（プロトコール）などを提出して審査を受けること
三、被験者の人権保護
四、記録の保存など
「今の日本のように、データは誰がまとめているか、責任者はいるらしいですけれども、彼が実際にまとめたかどうかわからない」（「オンコロジア」二一巻六号二四頁八八年）とか、「日本における癌薬物療法の臨床研究はいまだ発展途上の段階にあり、国際的に評価される臨床研究は少ない」（「日本臨床腫瘍学会研究会会則」）というような実態は遺憾であるとして、医療機関に対して、これを守りましょう、これが最低の倫理的基準ですよと発表したのです。

●ＧＣＰは何のため？　誰のため？

今まで野放しでされていた治験に対し、この時期に、なぜこういう基準が突然ポンと出てきたかを考えてみると、興味深いものがあります。結論から言うと、ＧＣＰは、医薬品の国際化をにらんだ基準なのです。

前述したように、医薬品の開発には長い年月と多額の費用がかかりますが、現在のところ、たとえば米国で開発され認可された薬でも、日本で認可される前には第一相試験からやり直さなければならないことになっています。逆も同じです。しかしそれでは、他の国の国民が新薬の恩恵を受けるのが遅れるし、製薬会社の負担が大変なので（つまり、もっと早く儲けたいということ）、ある国で開発・認可された医薬品は、他の国でもすぐ認可できるようにしようという流れになってきています。どこの国でも治験はやりにくくなっているので、同じ薬の治験をくり返さなくても済むように、データの

相互利用の動きも活発化しています。これをハーモニゼーションと言います。

ところがハーモニゼーションをすすめるにあたって、日本には障害が一つありました。それは従来日本では、患者さんの同意を取らずに治験を行ってきたという実態があり、試験のすすめ方や内容もかなりずさんだったので、日本のデータは信用できない、そんなデータに基づいて開発・認可された薬は、米国やEUではすぐには認可しない、と言われてしまったのです。米国やEUでもう一度治験をやり直す、というのです。

逆に、米国やEUはきちんとしているから、そこで開発・認可された薬は、日本ではフリーパスにして認可しろ、という流れになりそうだったのです。それでは日本の製薬会社の多くが競争に負けてつぶれてしまいます。そこで厚生省があわてて、治験のすすめ方や内容を欧米並みにしようと音頭をとったわけです。厚生省薬務局新医薬品課長・土井脩氏は、そのことをはっきり語っています。

「臨床試験データの信頼性確保の前提としてGCPの完全実施が国際的にも強く求められており、わが国におけるGCPの実施の徹底が求められています」(平成四年三月「文献2」序文)

このように、GCPは、薬品の開発・流通の国際化時代を迎え、「データの信頼性確保」によって、国内製薬会社を保護するために打ちだされた基準だと言えます。ですから、患者さんの利益を優先したものになっていないのです。

いつの時代にも、医師や製薬会社には、思うがままに治験をすすめたいという強烈な願望があります。過去の苦い経験から人類は多くのことを学びました。治験に関して学んだことは、その願望から患者さんの人権を守るには、患者さんの本心からの同意を得るようにさせることが一番確実な方法である、ということです。患者さんの人権を守るために、本心からの同意、真の同意が必要なのです。

治験に際して患者さんの真の同意を得るためには、患者さんの病名や病状、これから行われる医療行為の詳しい内容、実験であること、不利益（デメリット）を受けかねないこと、標準的な治療がほかにあることなどを説明することを義務づけなければなりません。それらを知ったうえで、患者さんが同意するならば、治験を行ってもよろしい、ということです。患者さん自身が、自分の人権を守るのです。そのためのキーポイントが、「文書での説明と本人の同意」なのです。

●薬品市場の国際化に向けて、ポーズとしての「患者さんの同意」

日本のGCPでも、一応、第一七条に「被験者の同意」が盛り込まれています。

第一項「治験担当医師は、治験の実施に際し、治験の内容等を被験者に説明し、治験への参加について文書又は口頭により、自由意志による同意を得るものとする。ただし、口頭による同意を得た場合は、その同意に関する記録を残すものとする」

「文書又は口頭」と言ったとたんに、「原則」と「例外」が逆転しました。実際には、文書での同意は取られていません。それに、口頭の同意を記録するといっても、「試験の内容を説明し、同意を得た」という記載だけで済んでしまうわけです。それでは、どこまでどんな説明をしたのか、本当に説明したのか、あとでさっぱり分かりません。そもそも実験だと言ったのかなど、一番肝心な点すら分かりません。

しかも、GCPは、同意は、本人あるいは家族でもよいと言っています。

第二項「同意の能力を欠く等により被験者本人の同意を得ることは困難であるが、当該治験の目的上それらの被験者を対象とした治験を実施することがやむを得ない場合には、その法定代理人等被験者に代わって同意を成し得る者の同意を得るものとする。この場合にあっては、同意に関する記録とともに同意者と被験者本人の関係を示す記録を残すものとする」

具体的にはこんな場面が予想されます。

「新しい薬ですが、これでやれば長生きできるかもしれません」と言われたら、家族は「お願いします」となりがちです。「新しい薬を使います」と言われて「はい」と答えたのが、まさか治験への代理同意だなんて家族としては思ってもみないわけです。治療の一環だと思って、「よく説明してくれるい い先生」「最後までちゃんと治療してくれる先生」と家族のほうは感謝して疑いません。まさかその「新薬」によって死亡したり、重篤な後遺症が残るなんてことも説明されていません。

本人にがんと知らせていない場合が多数の現状では「口頭同意」「家族の代理同意」という例外規定が抜け道として使われるであろうことは、GCPの制定当時から予想されていました。これがかえって治験をやりやすくしたのです。

原則	**例外=抜け道**
・文書同意	対 口頭同意
・本人同意	対 家族同意

実態としては、「医師の本音アンケート」でも、「がん患者を被験者とする治験の場合、原則としてどのように同意を得ることが必要と考えていますか」という質問に対する回答は、「法定代理人(つまり家族)の同意」が七六・三％、「本人の同意」は二一・三％しかありませんでした。

GCPは、なぜこういう抜け道を許したのでしょう。それは、GCPに医師や製薬会社を保護する機能を持たせようとしたからでしょう。GCPは患者さんのためにではなく、製薬会社がつぶれないようにつくられたものだと考えないと、そんな抜け道があることを説明できません。

そして医師が「説明した」と言えば、説明があったことになってしまうのが、日本の裁判の現状です。あとで争いになった時に、文書が残っていないほうが、医師や製薬会社にとっては有利なのです。

現在（九四年）、「254S」という新抗がん剤の治験で妻が死亡したことを偶然知った遺族が、治験であることを知らせずに行ったのは人権侵害であるとして、愛知県がんセンターと担当の医師を相手に裁判を起こしています。その裁判では、担当医は「説明して承諾をもらった」、遺族は「聞いていない」との水掛論になっています。遺族は、担当医から、「がんは肝臓に転移し第四期であり、これまで抗がん剤を使った『治療』を行ったが、今後も同じような『強力な治療』が必要である」とは聞いたが、使用する抗がん剤が治験薬で、臨床試験を行うという説明はまったくなかったと言っています。遺族である夫は、亡くなった妻が「パパ、かたきをとって」と言っているように思うと言っています。（その後、裁判では原告側の主張が認められました。）

抗がん剤以外の医薬品の治験でも同じです。ソリブジンの治験段階で死亡した人の遺族は、「治験とは聞いていなかった」と言いますが、担当医師は「本人に口頭で説明した」と言い抜けています。まさに死人に口なしですが、その治験はくじ引き実験で、「くじ」や「偽薬」と聞いて同意する人は日本にはいないのですから、どうしてそんな言い抜けを許してしまうのか、社会の態度にも問題があります。社会や裁判所は、文書が残っていない場合、同意はなかったものとみなさなければいけません。

●医師の本音…「文書で了解を取ると実験だと分かって拒否される」

文書でなく口頭でもよいことについて、治験現場の医師はどう考えているのか、先の「医師の本音アンケート」でみてみましょう。

「口頭で同意を得ることはできても、同意文書にサインを求めると態度を保留することが多い」「文書で同意を得ることは極めて困難である。実験されると思って断る例が多い。今後全例に文書による同意を得ることになれば、治験は不可能になるのではないかと危惧する」（「文献2」五五頁）。患者さんは文書による同意だと治験と認識できるが、口頭だと治験と認識できないということがよく分かる回答です。口頭と文書の差がはっきり出て、文書による同意の重みが伝わってきます。

また治験審査委員を経験した紫芝良昌氏（虎の門病院医師）は、「われわれは文書で同意を得ることを原則としていることを、これも文書で院内に表明している。どうしても文書で得られない時は口頭でもやむを得ないということである。文書で同意を得ることで出発したものの、結果として口頭にしたケースはどうするかという質問がある。それは認められないということになると、われわれ治験審査委員会が病院の中で浮き上がってしまう要因のひとつとなるので、これはやむを得ないこととして認めるという立場である」（「文献2」九五頁）。現場の医師と治験審査委員会の、病院内での力関係がしのばれる発言です。妥協してしまったら、治験審査委員会はないのと一緒です。

「治験審査委員会」とは、治験が医師の勝手によらないでフェアに行われるように一定のチェック機能を持たせたもので、治験を実施する医療機関は、「非専門家」一名を含む五名以上からなる治験審査委員会を設置することと、厚生省は指導しています。「非専門家」の条件としては、その医療機関とは特別の関係のない、患者さんの利益を代表できる人と決められていますが、「医師の本音アンケート」（「文献2」では、約九〇%の施設で、内部の関係者、事務系の職員がなっているというのが実態でした三四頁）。

富永祐民氏（愛知県がんセンター研究所所長）は、「日本におきましても、臨床試験審査委員会は、下山班以外の多施設共同試験の場合には、俗に世話人会とか幹事会と言われておりまして、このような委員会がprotocol案（注・治験計画書）を策定して自己審査しておりますが、外部の人の意見を聞くことは普通は少ないようであります」（「文献1」二三頁）と実態を語っています。

なお、総務庁がGCP発足後の実態を調べるために抽出調査した六種の治験（抗がん剤とは限らない）では、二六人の被験者に聞き取り調査した結果、文書による同意をしていた人は三人だけで、残りは口頭、しかも、口頭になった理由が書いてないということで、総務庁は、文書による同意の原則を徹底させること、やむを得ず口頭で同意を取った場合は、その理由を記録するようGCPマニュアルを改訂せよ、また、治験審査委員会に入れる「非専門家」の徹底を図るようにと勧告しました。が、厚生省はこの勧告を無視しており、文書同意の徹底を図る気持ちはないようです（九四年現在）。

もっとも、ものごとの受け取り方にはいろいろあるもので、二六人中三人ということを聞いた関係者は、「一割もあるのか」と驚いたそうです。

●「この薬の副作用（毒性）をみるための実験だなんてとても言えっこない」

患者さんはこういう医師たちの本音をとことん知っておかないと、危険です。栗原稔氏（昭和大学医学部豊洲病院）、清水弘之氏（東北大学医学部）、阿部薫氏（国立がんセンター病院）らは次のように語り合っています。

「Phase study（治験）をやると、患者さんの立場を考えて、倫理面を重要視しなければならないということはもちろんよくわかるのですけど、今度はそれが行き過ぎて、自由な研究を阻害するようになると困ると、そういうことを危惧する向きもあると思うのです。…（中略）…患者に対する倫理的見地、古い言葉でいえば、『一億玉砕』というようなことが叫ばれると、それに矛盾を感じた場合も、叫べなかったのに似た状況も出て来ないかと……」（栗原氏）（中略）

「必ず私たちは、説明して同意書を取るわけですから、その説明する場合も、この薬の副作用を見るために、というふうなことは言えっこないですよね。やはり基礎実験の成績から希望があるからこそ、その患者を使ってPhase 1（第一相試験）をやるんだというふうなつもりでないと、とってもできないのじゃないでしょうか。医の倫理観というよりも、むしろ人間的な心情ですかね。われわれだって希望を持っているわけです。希望を持っているからやることであって、むだと知りつつやるというのは、やはりないと思います」（阿部氏）（中略）

「先生がいまおっしゃった同意書というのは、患者さんご本人から？」（清水氏）

「もしくは家族です」（阿部氏）

「やはり癌の告知の問題があって、本人からはむずかしいことが多いのでしょうか」（清水氏）

「私は主として乳癌をやっておりますけれども、乳癌というのは、だいたいresponse rate（しこり縮小率）は七〇％位はありますから、全員に言います。言う場合は、必ずほかの患者さんのカルテを見せて、これはこういうふうになっているよということを説明して、あなたもがんばれば、こういけるんだよと。そうするとこれは副作用の点で全然違うですね。患者が、自分がやらなければいかんと思ったときの強さというのは、すばらしいものがあります。だからこれは私たち、前に全然話さずにやっていたときと、最近患者さんに必要性を話してからやるのとでは、drop out（脱落）のパーセントはまるっきり違いますね。それはまた乳癌だから、逆に言えるのですね。栗原先生みたいに胃癌の方にあ

れだけ response rate がない癌に言えるかどうかというのは、ちょっと違うかもしれませんね」(阿部氏)

病名を知らせると治験がやりやすくなるということですから、患者さんとしたら、「知らせてくれた良い先生」と考えては危険なことになります。それに必ず他人のカルテを見せるというのは、患者さんのプライバシー保護の観点から大問題です。この座談会では、このあとに、やけっぱちで以下の意見が出てきます。

「くどいようですが、言葉だけで『倫理、倫理』といって、研究(注・治験)が必要以上に制限されることを恐れます。また informed consent (インフォームド・コンセント)まで入ると、これだけでいつ終わるかわからなくなりますので……」(栗原氏)(以上「オンコロジア」二一巻六号二四頁八八年)

●「患者さん本人からの文書同意」の原則を守ることが日本の製薬会社の生き残る道

欧米の医師たちは、被験者の人権を守る上で、「文書同意は不可欠」であると認識しています。患者さんとして知っておくべきことを米国の専門家が発言しています。

「最もよいのは、両方実施されることじゃないでしょうか。口頭による同意では、同意書に記載されていない質問のやり取りとか、ある種のコミュニケーションが可能となるので、口頭による同意を通して、多くのことが達成できると思います。一方、書面による同意は、ある種の内容が意識的に削除されることを防止するでしょうし、患者に同意書を読む機会が与えられれば、都合のよい時に患者が同意書を検討して医師と話し合ったり、質問したりすることが保証されるといった利点があります。両者は、お互いを補い合っているんです」シーゲル氏(FDA医薬品調査研究センター課長)

「確かに、医師と患者の直接のコミュニケーションに代わる方法がありません。FDAは、そのようなコミュニケーションが同意を得るのにとても重要なことだと考えています。しかし、患者がいつ同意し、何が説明されたかということが記載されていて、署名がされている同意書に代わるものはありませんね。ですから、FDAでは同意書に署名してもらうことを主張しています。それは、短いものであってもです。患者の多くは、大きなストレスにさらされていて、医師から何を説明されたか、家に帰ると覚えていないことが多いのです。このような場合でも、同意書のような書類が渡されていれば、患者は都合のよい時にそれを読むことができるため、治験による危険と利益を理解することが可能なのです。繰り返しますが、署名された同意書に代わるものはないのです」バートン氏（FDA医薬品調査研究センター主任医務官）

しかし日本側は、あくまで文書同意に抵抗します。

「プリントされた説明書を見せるだけで、患者に署名させるという状況を心配しています。…（中略）…患者に沢山の複雑な専門用語が記載してある書類を見せるだけで事足りると考えるよりは、口頭による十分な説明に基づく同意の方が幾らかはましではないかと考えています」本間光夫氏（慶応大学名誉教授）（以上、「日本医事新報」三六五五号九五頁九四年）

なんとか文書による同意を取らないでもいいと、欧米に認めさせようという意図のようです。しかしこうした現状が続けば、治験の結果が出たとしても、欧米の製薬会社は必ず、同意の取得法のいいかげんさを問題にしてきます。そもそも、たとえば経口薬の治験では、患者さんのきちんとした理解がない限り、薬を実際に飲んだかどうかもあやしくなるわけですから、問題にするのは当然のことです。口頭の同意がほとんどというなら、日本で認可された薬は、やっぱり欧米で改めて試験しないかぎり認可させない、ということになるでしょう。ですから、同意方法をきちんとすることこそが、今後、日本の製薬会社を生き延びさせる道とも言えるわけです。

同意なき治験によって、患者さんの人権が侵害されることを防ぐために、これからは、文書での同意が取れないような治験はする必要がない、と考えるべきでしょう。そして治験医には、説明文の真下に患者さんのサインをもらうよう、義務づけなければなりません。

患者さんは「実験であること」を知らされているか

●同意の取り方のポイント

治験の際、患者さんにはどんな説明がされているのでしょう。いくつかのアンケート調査と医師の発言を総合してみると、問題点は、次のように四段階に分けられます。

① 病名を言わない
② 実験であることをはっきり言わない。
③ 実験とは言うが、メリットだけを匂わせ、デメリットを言わない。
④ すべて正直に言い、ボランティア精神を強調する。

●「胃潰瘍の薬です」と言って抗がん剤の治験？

これはもう論外ですが、まだまだ多いようです。

島田安博氏（国立がんセンター）が、GCP施行以前（八八年十二月から九〇年十一月まで）に行われた進行胃がんの治験について医師にアンケート調査したところ、患者さんに病名を伝えていた施設は一八施設のうちたった二施設（国立がんセンターといわき市立総合磐城共立病院）でした。国立がんセンターの「告知率」は八九％ですが、一四施設はゼロだったといいます（「文献1」八七頁）。**表1**は、そのアンケート結果です。

この治験は、薬剤の組合せの違う二つの治療法を比較する試験で、それぞれの項目について何％の医師が説明したかをまとめたものです。「ＥＡＰ群」はエトポシド、アドリアマイシン、シスプラチンからなる併用療法で、副作用が最強の部類の組合せです。

表１のＡの④薬剤名、⑤抗がん剤であること、⑧治療関連死があることは、きわめて説明が少なく、これらは「病名を言わない」ところから出発した芋づる式の嘘ということになります。「胃癌は、従来胃潰瘍・胃腫瘍、前癌状態などの説明のもとに治療を開始されることが多かった」（「癌治療と宿主」五巻一六九頁九三年）そうですから、「胃潰瘍の新しい薬が出ましたので、それで治療します。治療期間はうんぬんかんぬん…」と言われて抗がん剤の治験をされている人が大勢いるということになるのでしょう。

表１●国立がんセンター他17病院の進行胃がんの治験に関するアンケート

	フルツロン＋シスプラチン群	EAP群
A●患者に説明したものは？	（患者59名中何％に）	（患者40名中何％に）
① 病名	8.5 ％	45.0 ％
② 病状	13.6 ％	42.5 ％
③ 予後	3.4 ％	7.5 ％
④ 薬剤名	8.5 ％	25.0 ％
⑤ 抗がん剤であること	8.5 ％	42.5 ％
⑥ 期待される有効性	44.1 ％	67.5 ％
⑦ 予想される副作用	54.2 ％	100.0 ％
⑧ 治療関連死があること	6.8 ％	17.5 ％
⑨ 第二相試験であること	10.2 ％	12.5 ％
⑩ 他の治療法の選択の可能性	37.3 ％	35.0 ％
⑪ 拒否しても不利に扱われない	49.2 ％	42.5 ％
⑫ 同意しても随時撤回できる	44.1 ％	32.5 ％
B●ICは何のために必要？	（医師38名中）	（医師21名中）
① 患者の権利	55.3 ％	71.4 ％
② 患者の闘病意欲の向上	21.1 ％	33.3 ％
③ 医療従事者と患者の疎通	42.1 ％	38.1 ％
④ 患者の不安解消	47.4 ％	28.6 ％
⑤ 治療がしやすい	15.8 ％	61.9 ％
C●治験ではICはないほうがよいか？	（医師38名中）	（医師21名中）
①はい	42.1 ％	23.8 ％

（出典：「薬物療法を主体とする固形がんの集学的治療の臨床試験研究」協和企画通信、89〜92頁を参考にして作成）

これでは患者さんは「自分の病気が『がん』であることさえ知らない」上に、「何かされているのは治療だ」と思い込み、「抗がん剤の治験をされている」とは知りようがないことになります。病名も知らず、実験台になったことも知らない患者さんが真実を知ったら、二重のショックでしょう。

このように、「病名は言えない」まま治験が行われている現状を、抗がん剤のガイドライン作成にかかわった下山正徳氏はこう語っています。

「かなり進んだ進行期の患者も治験の対象となるが、患者は病名を知らされていない場合が多い。一般に経過をみながら、どこかの時点で告げるという方法がよくとられている。治験の場合では治験研究を開始する前に病名を告げなければならないとすると、非常につらいことが起こる。実際には、患者本人に事前に病名が告げられないという場合がしばしばある。病名や予後はなかなか言いにくい。しかし、直接かかわりのある病態や、治療の必要性、治療の内容をはじめ、効果・副作用・治療期間などは、事前に患者に納得してもらわなければならない」(「文献3」一一九頁)。

これは、正直に言うと治験ができなくなって辛い、と読む必要がありそうです。つまり、辛いのは患者さんではなく医師だ、という発想なのでしょう。また文中「治験」なのに「治療」となっていますが、どうも専門家の間でさえ、「治療」と「治験」の区別がついていないようです。

●実験であることを患者さんが理解できる言葉で言っていない

西條長宏氏(国立がんセンター)の報告では、九一年に国立がんセンターで進行肺がんのインフォームド・コンセントの現状について、医師と患者さんの双方にアンケート調査したところ、調査した一〇名の医師は、⑩「実験であること」を患者さん二五人中一七人(六八％に当たる)に伝えたそうです。

表2はその結果を抜粋してまとめたものです（「癌治療と宿主」五巻一七九頁九三年）。表1の胃がんでは「第二相試験であること」を説明した医師は約一〇％でしたから、さすがに国立がんセンターですね。数年で一気に増えています。

しかし、⑯「無作為化比較試験であること」（第三相試験）については、医師は一〇〇％説明したというのに、理解していた患者さんはゼロという結果です。これはなぜでしょう。「無作為化比較試験」と聞いても、誰もその意味が分からなかったということでしょうか。「医師は一〇〇％言ったつもり」で「患者はゼロ％しか理解していない」という結果から推測すると、患者さんの六八％に医師が「実験と言ったつもり」でも、患者さんのほうはどのくらい理解したか分かりません。なにしろ、この調査では、この点は確認されていないからです。

表2●国立がんセンターでの進行肺がんの治験での医師の説明と患者の理解度

●説明した項目	説明したと回答した医師（医師10名中）	説明通りに正しく回答した患者（患者25名中）
① 病名	100 %	96 %
② 病期・病状	84 %	50 %
③ 新治療	96 %	67 %
④ 治療目的	100 %	32 %
⑤ 効果	96 %	32 %
⑥ 従来法との相違	80 %	24 %
⑦ 薬剤名	100 %	12 %
⑧ 副作用対処予防	100 %	28 %
⑨ 代替治療	72 %	55 %
⑩ 試験性（実験であること）	68 %	★ NA
⑪ 拒否自由	100 %	72 %
⑫ 中止自由	96 %	64 %
⑬ 検査	100 %	48 %
⑭ 治療回数期間	96 %	54 %
⑮ 質問自由	100 %	—
⑯ 無作為化比較試験	100 %	（該当患者4名中）0 %
●副作用の説明の一部		
治療関連死（感染症・敗血症）	2名	0名

★は「質問票に該当項目なし」

（出典：「癌治療と宿主」5巻179頁93年より抜粋引用して作成）

表2で一見して分かるように、患者さん向けのアンケートからは、⑩の「試験性（実験であること）」の項目だけが、はずされています。なぜ聞かなかったかといえば、それが治験の説明で患者さんに言うべき最大のキーポイントだからでしょう。

「これからあなたにすることは実験ですがいいですか」という「実験への同意」を求めるのが治験のインフォームド・コンセントの主眼ですから、「試験」「実験」ということを患者さんが理解しなければ、意味がありません。故意であれ、無意識であれ、キーポイントをはずしているので、この調査は骨ぬきになっています。国立がんセンターはこんなにしっかり説明しています、と印象づけたかったのでしょうが、ナンセンスな報告になってしまいました。

また、全体としては、「自分は病気について半分以上の内容を理解できた」と感じている患者さんは九六％、「治療方針や内容について」は全員が半分以上理解できたと感じたと答えたそうで、表2の「アンケート結果とはかなりの隔たりを認めた」そうです（「癌治療と宿主」前掲）。つまり患者さんは正しく内容を理解していないままに、半分以上は理解した、方針もよく分かったと回答しているわけですから、このギャップは大変問題です。説明さえあればよいのではないことが分かります。しかし、今まで病名すら言わなかった現実からしたら、「病名を知らせてくれた先生」を、患者さんが無条件で信頼してしまうのは仕方がないことでしょう。

それにしても、治験尊重体質の国立がんセンターで、あんなに「告知率」が高いのは、患者さんのためを思ってでしょうか。治験は、少なくとも目の前の患者さんのために行われるのではありませんから、患者さんのために病名を知らせていると考えると矛盾します。両者を整合させるためには、治験がやりやすくなるように、どんどん知らせ始めたと考えるしかありません。

●患者さんの「お任せします」で本人からの同意?

渡辺亨氏（国立がんセンター）は、八八年末から行われた進行再発乳がんの患者さんを対象とした治験でのアンケート調査を報告しています。まとめると**表3**のような結果でした。これは、初回治療として二種類の内分泌療法の効果を比べるくじ引き実験で、患者さん八〇名に対して一三施設二〇名の医師が説明した内容を聞いたものです（「文献1」七九頁）。

③の「予後」については、正確な説明がされていません。医師の説明の仕方は、「治癒することはない」＝一九％、「治癒する」＝三二％、「治癒の可能性もある」＝二〇％で、渡辺氏は、「治癒することはないという正しい説明を受けた患者さんが一九％で、それ以外は正確な説明は受けていないことになります。また予後について何らかの説明がなされた場合に、七三％の患者さんに対しては、治療の奏効率を予後の指標として説明されております」と述べています。

「奏効率」は単にしこりが縮んだだけですから、「予後」の指標になるとは限らないことは、六章で説明した通りです。「しこりが縮小すれば、治る」とほのめかす説明をした結果になったようです。これは、「正確な説明は受けていない」というより、嘘の説明ということ

表3 ●国立がんセンター他13施設の進行再発乳がんの治験での医師の説明度合

説明項目	説明した医師	説明しなかった医師
① 病名	85 %	15 %
② 病状（転移している臓器）	85 %	11 %
③ 予後の見通し	71 %	29 %
④ 試験性（実験であること）	16 %	84 %
⑤ 無作為（くじ引き）	10 %	90 %
⑥ 抗がん剤	93 %	7 %
⑦ 薬剤名	55 %	45 %
⑧ 副作用	98 %	2 %
⑨ その他選択できる代替治療	28 %	72 %
⑩ 治療拒否自由	38 %	62 %

（出典：「薬物療法を主体とする固形がんの集学的治療の臨床試験研究」協和企画通信、79〜85頁を参考にして作成）

になりそうです。

渡辺氏はさらに、説明時間は「大体五分から一五分かけて、一回で説明がなされているのが大部分のようです」「このような医師の説明に対して患者の反応は『おまかせします』というものが大部分でした。これをもって本人からの同意と見なされているようです」と述べています。

「実験である」「くじで決める」ということは極めて説明率が低いのですから、これでは患者さんとしては、「治る可能性の高い治療への同意を求められた」と解釈してしまい、「お任せします」と答えてしまうのがふつうではないでしょうか。

●「本当に真実を言えば五秒で」治験への同意がふっとぶ

「実験です」「くじで決めます」と言ったら、ほとんどの患者さんは同意しない、というアンケート結果があります。乳がんの手術法を比べるくじ引き実験が日本で可能かどうかを、意識調査したアンケートです。くじを引いて乳房温存療法と乳房切除術に分けるので、術後の形で言うと、乳房がほとんどそっくり残るか、まったくなくなるか（全摘）、どちらかになります。

看護婦、看護学生、乳がん検診で受診した患者さんの合計三五八名の女性に聞いた結果は、「無作為化比較試験に参加してもよいと答えた人は、看護婦二人、看護学生一人の計三人とわずか〇・八％のみであり、無作為（くじ引き）比較試験への参加を拒否する結果であった」ということです（「癌治療と宿主」五巻一八五頁九三年）。

また、坂井氏（駒込病院）は、くじと言ったら「五秒」で同意がふっとぶと、ズバリと言っています。

「くじ引きだということは五秒くらいで患者にいえるわけです。ですから時間の問題ではなく、それをいうと患者さんがやってくれない、実際に私がそういっても、大抵の患者さんは『いや、いい方をやって下さい』といって、くじ引きは嫌だという人がほとんどです。実際に皆がやっていないわけです（注・くじの説明を）。こんなに大規模に研究は進めていますが、根本的な一番大事なところは黙って過ごしているわけです。非常に重大な問題だと思いますので、大いに考えていただきたいと思います。これは日本人の医療社会事情のなかで、豊かで何でも好きなことができる状況とも関係すると思われます。本当に真実をいえば五秒で研究へのエントリーが駄目になってしまうことですが、日本人独特の問題として、それを考えていただきたいと思うのです」（「文献1」二三八頁）

発言中の「日本人の医療社会事情のなかで、豊かで何でも好きなことができる状況と関係する」とは、国民皆保険で平等に好きな医療を選べる社会では、誰も好き好んで、自ら実験台になろうという患者さんはいないということです。ところが、医療が不平等な社会では、実験に参加することが唯一の先端医療を受けるチャンスであるという層の人々がいます。参加しなければ何ら満足な治療も受けられず、被験者になれば、実験的なものであっても十分先端的な医療を受けられて、しかも高額の医療費が全額ただになるわけですから、参加するメリットがあるわけです。

これが、米国でなぜ治験ができるかという理由の一つです。米国には医療保険に加入できない無保険者が約三七〇〇万人いますし、保険に入っていても、保険組合が十分に払ってくれないので、不十分な医療しか受けられない人たちも大勢います。治験はこれらの人たちを標的にします。医療費を全部研究費で払うから、実験台にならないかともちかけるわけです。断れば、がん治療を全然受けられないか、中途半端な治療しか受けられないのですから、患者さんには拒否する道は残っていません。

ですから、米国の人たちは、犠牲的な精神で実験に参加するというより、メリットのある道を選んだことになります。くじで既存の方法か新方法かどちらになるにしても、とにかく治療らしきものが受けられるだけましという場合です。また、そもそも米国でも、自分で医療費を払える患者さんには、医師は決して実験台になれとは言わないのです。そんなことをしたら、不信感をかって、患者さんに逃げられ、収入が減ってしまうからです。これが、米国の治験の実態です。

つまり、患者さんに正直に伝えて実験ができる国は、「医療が不平等な国」と言えそうです。

●「くじ」と分かったらみんな拒否するから先に内緒で「くじ」を引いてしまう

「くじ」と言ったら同意してもらえそうにないので、先の乳がんの比較試験は、別の方法で行われました。「これが本邦の現状であると考え、次善の策として」、温存療法の研究対象とする予定の一期の患者さんには、入院前にパンフレットを渡して、乳房温存か乳房切除かを決めてもらい、入院してから担当医と相談して、どちらかに決定することにしたという報告です（「癌治療と宿主」五巻一八五頁九三年）。これが正しい方向でしょう。

しかし、くじ引き実験のやり方について、座談会で次のように語る専門家もいます。

「あの文面は『臨床試験に参加することを承知します』というんですか」（林知己夫氏）（放送大学教授）

「『参加することを承諾します』という形になりますね」（中島聰總氏）（癌研外科）（中略）

「いろいろなのがありますけれども、一般に、今度病院でこういう治療法をやってくださることに対して異議はない、というような内容になっていますね」（中里博昭氏）（愛知がんセンター消化器外科部長）

「だいぶ抽象的な表現にして、とんでもないことはしないんだという安心感をまず与えなければまず

いのと、普通と違うことはやらないということ、なるべく文面は抽象的にするということでしょうね」(林氏)
「それと口頭で説明して、その承諾の件をカルテにドクターが記入するという方式も日本ではとられていますね」(中里氏)(中略)
「こういうのはどうでしょうか。例えばA、B二つのものを取り上げて試験するとしますね。これらに対しては承諾書を取る。Aは旧来のほうだとしましょう。もう一群randomize(くじ)でとって、Aを黙って使う。Aは旧来の方法だから同意書を取らなくてよい。同意書を取ったほうと、取らぬほうの比較は、やはりしておくということはありうる。そのつもりでセットすればいいわけです。control(対照群)は医者だけが知っているわけですから、こうして、これとこれを比較してみると、多少はこの差は出てきましょう」(林氏)
「それと、この承諾をrandomizationする(くじを引く)前に取るか後に取るかで、かなり違いますね」(中島氏)
「それはもう全然違いますね。これはやっぱり前でしょうね。後で取ると、いろいろ検査をしてきますから、感づかれてしまう」(林氏)
「確かにアメリカやヨーロッパの報告を見ると、患者が拒否したということで、drop out(脱落)の原因として挙げることがありますね。理由の一つに、そういうような項目がありますね」(中島氏)
「拒否するとどうなるかわからないというのは、ちょっとまずいしね。アメリカはたしかに強烈ですね。診療費がただじゃなくなっちゃうんですね」(林氏)(以上「オンコロジア」二二巻二号五頁八八年)
この引用にあるように、くじ引き実験に参加を承諾したものの、あとで拒否する患者さんが欧米でもいるわけです。アメリカでも「randomized trial（無作為化比較試験）」と言っても患者さんには理解できず、「くじを引く」は「コインを投げて裏表で決める」と表現したりしますが、コインで決めると分かったとたんに嫌だと拒否する人が出るわけです。

そこで、治験に同意を取る以前に、先に医師のほうで勝手にくじを引き、従来の治療にあたった人には今まで通りの治療をふつうに続け、新治療にあたった人にだけ、治験をやりたいが、あなたは新治療に決まりましたよと伝えるという方法も取られています。患者さんは新治療法に期待するので、拒否は少なくなるわけです。もちろん論文では、患者さんの同意を得て新治療法に割り当てたと書いてあるわけですが、実際には欧米でも「先にくじを引く」場合があるのです。

●プラセボ(偽薬)の治験ではもう説明のしようがない

薬の比較試験で片方に新薬、もう片方にプラセボ（偽薬）を飲ませる二重盲検法試験というのがあります。これもどちらになるか分からないので「くじ」と同じですし、プラセボにあたった患者さんは治療されないことになるわけですから、患者さんはやはり拒否します。

「医師の本音アンケート」でも、こんな回答があります。「プラセボを対照とする二重盲検試験の際、被験者の同意を得るための医師の心情は複雑である。当施設では、将来このような治験は一切断った方がよいとする意見もある」（「文献2」五六頁）

二つの治療法を比較するので実験に参加してくださいという場合は、どちらになるか不明にしても、なんらかの治療が行われるので、まだ同意を得やすいけれど、プラセボでは片方は無治療ですから、医師としてはもう患者さんに「説明のしようがない」とも言っています（「文献1」九六頁）。半分の人は治療にならない薬を渡されるわけですから、「そんな実験台になるはいやですよ、ちゃんと治療薬をください」ということになるわけです。

ところで、日本では、医師が、自分の担当の患者さんが不利なくじ（医師には劣ると思われるほうの治療法）にあたると、わざと脱落させたり、封筒を順番に開封しなかったりして（日本では「くじ」は封筒割付法が使われた。最近は電話法による中央管理の割付けが行われている）、「無作為」の意味を医師が理解していないと言われています。

なお、がんに関するくじ引き実験は、大きく分けて次のようなタイプがあります。

・手術の仕方を比べるもの…たとえば「拡大手術」対「標準的手術」
・手術と抗がん剤の組合せを比べるもの…たとえば「手術のみ」対「手術して抗がん剤治療」
・抗がん剤の組合せ方を比べるもの…たとえば「抗がん剤一剤」対「多剤併用療法」

●実験とは言うが、治療にもなると思わせるような、あいまいな言葉で期待をもたせる

「実験」と伝えても、患者さんになんらかのメリットがあると匂わす説明もあります。国立がんセンターで用いられている説明文書（「薬剤A前期臨床第二相試験に際し患者または法定代理人の同意を得るための説明文書」）をみてみましょう（「癌の臨床」三九巻一三二五頁九三年）。

そこにはまずのっけから、「当病院では、最新の治療を患者さんに提供するとともに……」とあり、しばらくすると、「あなたの病気に効果が期待できる薬です」と書いてあって、患者さんの「治療」への期待をあおるようになっています。

一番問題なのは次の記載でしょう。

「この臨床試験の目的は、あなたの病気に対する、今まで以上の治療法を確立するために行うものです」

しかしこれは第二相試験です。第二相試験は、その新薬がどういうがんを縮小させるかを調べるためのもので、その段階では、治療効果があるのかないのか分かっていません。また、第二相試験は毒性試験の性格ももっていることは前述しました。したがって第二相試験は、病気に対する治療法を「将来」確立するためのもので、その目の前の患者さんにとってはあくまで「実験」なのですが、その説明は、患者さんが「私の」病気に対する「治療」をしてくれるものと勘違いするように仕組まれているわけです。

さらに、予想される効果と副作用の欄には「この薬は、海外であなたと同じ病気の患者さんに、優れた効果を示していることが伝えられています」とか、他の治療法の有無の欄には「あなたの病気に対する治療法は他にいくつかありますが、なかなか十分な効果が得られないのが現状です」とあって、患者さんの勘違いを補強するようになっています。

それを読んだ患者さんは、これは良い治療なのだ、治ることが期待できる、と勘違いしてしまいます。私は特別大事にされている、と考えるかもしれません。しかし医師にとって大切なのは「新薬」であって、「あなた」でも、「あなたの病気」でもないのです。あなたが大切なら、新薬の被験者にしないでしょうし、そもそも「あなたのがん」が抗がん剤では治らない現状を教えてくれるはずです。

あなたの国語力を試しましょう。いったい次のような説明は治験の説明としてフェアだと思われますか？　これは先の虎の門病院の治験審査委員を経験した医師の発言です。

「説明を行う前に『何かメリットがありますよ』とお話しできればよいが、現在は患者に『参加してもらっても、そのためにあなたがうんと得をすることは特にないかもしれません』とお話ししている。患者もメリットをよこせとは言わないのが現状である」(「文献2」九五頁)

「うんと得をすることはない」と言われた患者さんは「少しはあるのかな、いやきっとあるだろう、十分あるに違いない」と解釈しがちです。実際、患者さんは医師から聞いた説明を勝手に「どんどんよい方に解釈する」と島田氏は言っています(一三八頁参照)。これは世紀の大手術をしても治る見込みがゼロ%の患者さんに、「一〇〇%治るとは言えない」と答えたという、さる医師の言葉に似たトリックです。そう言われた患者さんと家族は、治る見込みは「五分五分」と思い込みました(逸見政孝『ガン再発す』廣済堂)。

●同意を取るための説明は国語力が勝負

なにか問題が生じる時には必ず言葉がからんでいるものですが、政治の分野でも経済の分野でも、問題状況を覆い隠すために言葉が使われたり、人々を勘違いさせるために言い換えたりするわけです。政治家というのは、言葉をあやつる人、とも定義できますが、おそらく医師はそれ以上でしょう。

がん治療では、とくにその傾向が強いのです。それは、がん治療が、お腹を開けて臓器を取ったり、毒物を注射したりという過酷で危険な手段を用いるので、医師がそれをやりたいと考えた場合、問題状況をなんとか覆い隠そうとする必要性がきわめて高くなってくるからです。たとえば、毒性試験を第一相試験と言い換えたのもその例ですし、縮小を有効と定義したのも一例です。

治験の説明には、上述のような、言葉の言い換えがありますが、それ以外にも、毒性試験の本質を覆い隠すために、「安全性を確かめます」と書いたりします。しかしこれは毒性の増量試験ですから、

「どこまでいったら危険かを確かめる」という意味なのです。

傑作なのは、くじ引きの説明です。くじ引き実験の場合、「くじ」と説明しないと社会の非難を浴びる。といって「くじ」と言ったら誰も被験者になってくれない、というジレンマをどうやって解決するか。その一例は、「現在ふつうに用いられる薬剤Aと、新しい薬剤Bの治療効果を比べるために、たとえば二〇〇人ずつの患者さんを、まったく偶然によってどちらに当たるかが決まるような方法で(たとえば、さいころで奇数が出たらA、偶数が出たらBというように)割り当てて治療を行うという試験です」と言い換えます。それでも、この説明は、よく読めば「くじ」と分かるかもしれません。

もっとすごいのは、「どの治療法にするかの決定は、統計学的に一番公正な方法でします」です。これで「くじ」と分かる人はいなくなるわけです。治験をするには、まず言葉の技術から磨かなくてはならないわけです。

治験医って、日本語の天才ですね。

●すべて正直に言い、「他の患者さんのためになる」とボランティア精神を強調する

これは、まあまあ良心的な説明です。きっと文書で同意もきちんと取っているのでしょう。しかし、医師としての基本的な姿勢に矛盾はないのでしょうか。

どんなに説明がフェアであり、治験のシステムに不正がなくクリアーにしたとしても、目の前の患者さん自身のためにはならないと分かっている内容の治療に患者さんを参加させることは、人道的とは言えないと思います。抗がん剤は、「寿命短縮効果」という確実なデメリットがありますから、目の前の患者さんの命を縮めるか、QOLを損なうことを医師はよく分かっているはずです。残された限

りある命の患者さんを、できるだけ家庭に帰して、家族とともに過ごさせてあげたいとは思わないのでしょうか。

ボランティアになってもらったとしても、それが「将来の患者さんのためになる」かどうかも分かりません。この先、抗がん剤治療が進歩する保証はないからです。本当に正直に言うとしたら、「ボランティア精神を発揮してもらっても、役に立つデータが取れるとは限りませんが」とも言うべきでしょう。そこまで言った上で初めて、治験の本当の説明と言えるのではないでしょうか。その上で患者さんに受けるか拒否するかを選択してもらうべきでしょう。私は、臨床試験の科学性と人道とは本来、両立しないと思っていますが、治験医が、治験の科学性と人道とが両立させられると考えているのなら、自信をもってそこまでの説明ができるはずです。

●なぜ、がんの患者さんだけが「ボランティア精神」を要求されるのか

またもし、「ボランティア精神」というなら、たとえば第一相毒性試験を考えてみると、単なる毒性試験ですから、誰がなってもいいわけです。むしろ、全身機能が悪くて治験途中で死亡してしまうような再発した患者さんより、健康な成人がなったほうが、人間が副作用に耐えられる最大限度量を早くつかめていいかもしれません。

実際に、がんにかかった妻に処方された抗がん剤を先に自分で飲んでみて、大丈夫そうだから飲みなさいと渡した夫がいるそうです。ふつうの体力の自分が飲んで耐えられなかったら、ましてや手術後の体力の落ちた妻が耐えられないはずだから、医師が大丈夫と言おうと自分で確かめてからでなくては大切な妻に飲ませられない、として「患者さんの身になって」みたわけです。

第一相試験の対象となる患者さんの条件としては、一八六頁の②にあるように「しこりはなくともよい」わけですから、第一相試験をどうしてもしたいなら、製薬会社の社員や医師がボランティアとして対象になればいいでしょう。しかし、製薬会社の重役でも、健康な時でも、がんにかかった時でも、抗がん剤の治験の被験者になることに同意するとは思えません。だったら一般の患者さんも、「新薬開発のために」協力する必要はないでしょう。後述するように「新薬」を必要としているのは、その患者さんではないからです。

少なくとも、がんが再発してきた患者さんを被験者にするのは、人道的ではないと思います。よく考えてみると、他分野の薬も一種の毒なわけで、抗がん剤とは程度に差があるだけですから、他分野の薬で患者さんを使うことが許されないなら、抗がん剤でも許されないと考えるべきでしょう。

●治験を拒否する自由は保証されているか

表1（二一七頁）のCは、「現在の医師のストレートな気持ちを聞いたもの」だそうで、「インフォームド・コンセントは研究的治療や比較試験を行う上で無いほうが行いやすいか」という質問の回答です。イエスの多いほうのグループでは、四二％の医師がイエスと回答していることを患者さんは肝に銘じておいたほうがいいでしょう（平均は三六％）。

ガイドライン作成にかかわった下山氏は、次のように語っています。

「本当に話すことがよいかどうかも少し問題がありますね。たとえば非常に結末が悪くなるところまで理解してから治療を始めるという方針では、患者になってみるとなかなかむずかしい問題でもあります。ですから、かなり段階的な、いろいろな informed consent（インフォームド・コンセント）がなければいけないのではないか、いわゆる通り一遍の答弁でいくような答えでは駄目ではないかと私は思っているのですが」（「文献1」九四頁）

話さないで済ます項目があってもいいじゃないかと言っているわけですが、これはGCPの精神に反するはずです。それに「結末が悪くなるところまで理解」した患者さんは治療をしないという選択をすることも大いに考えられますから、病状を隠すことは選択の自由を奪うものではないでしょうか。「治験を拒否しても不利に扱われない」「同意してもいつでも撤回できる」については、表1では約半分の医師が説明せず、表2（二一九頁）では全員が説明し、表3（二二一頁）では七割が説明していません。

大倉氏（国立がんセンター）は、治験の説明は一回だけでは患者さんには理解できないし、説明内容を理解するだけの満足な情報手段がない現状では、

「拒否する、しないというのは、非常に感情的な話になってしまうのではないかと思います。やはり拒否しても不利益を受けないといいながら、もし断れば、この次再発した時に入院させて貰えないのではないかという不安が非常に強くて、ちょっと怖いけれども、承知しましょう、何でも先生のいう通りにします、というのが患者の本心ではないかと思います」（「文献1」九八頁）と語っています。

患者さんが同意してしまうのが、再発した時に診てもらえないかもしれないという不安からと言っていますが、こんな切ない期待も簡単に裏切られている現状を同じ席上で、栗原稔氏（昭和大学豊洲病院）は、次のように語っています。

「国立がんセンターで胃がんの手術を受けた患者さんで、外科で病名告知された方が、腹部腫瘤（肝転移）で再発し、近医（注・近所の医師）の紹介で当院へ来られました。この患者さんは、胃がんの告知

がなされていましたが、再発した腫瘤に対して、がんではないと説明されていて、その後の診療に困った経験があります。この患者さんのように告知とその後の説明がちぐはぐでは困りますので、告知された場合は、最後まで診ていただくことが必要ではないでしょうか」（「文献1」九五頁）

島田氏は、表1（二一七頁）の先の胃がんの治験では、医師の約三割が、患者さんに拒否された経験があると報告したうえで、インフォームド・コンセントという概念は、患者さんの拒否があるのは当然だから「医療者はこれを『患者が逃げた』と解釈せず、一つの立派な治療選択をしたと考えるべきではないかと思います」（「文献1」九一頁）と言っています。

患者さんとしても、再発したって診てもらえる保証があるわけでもないのですし、他の患者さんも拒否しているということを心得ておいたら、少しは心強いでしょう。

国立がんセンター以外で唯一病名を知らせていた病院、いわき市立総合磐城共立病院の大津医師は、こう語っています。

「治療を拒否されて困るといいますが、むしろ胃癌に関しては治癒を目指せる治療ではないのですから、患者側の人権を守る意味では、治療を拒否する患者が出てきて当然で、そうあるべきだと私は思います」（「文献1」九七頁）。

当然のことです。しかし、現状では、大部分の医師は、大津氏のようには考えません。

●治験中に被害にあっても救済制度はない

「治療関連死があること」については、表1の治験では説明率は極めて低く、表2（二一九頁）の治験では医師は一〇名中二名が説明したと回答したものの、理解していた患者さんはゼロという結果でした。表3（二二二頁）の治験では、説明項目にすらもあがっていません。

治験中に死亡しても、公的な副作用被害の対象にはなりません。そもそも、たとえ補償が用意されていたとしても、治験段階で死亡した患者さんは、自分が治験されていることすら知らされていない場合が多いのですから、補償を求めようもありません。

家族にも、本当の死因（もともとのがんの悪化ではなくて治験が引き起こした死亡、あるいは早めた死亡）は知らせないのがふつうです。愛知県がんセンターで行われた新抗がん剤「254S」の治験で死亡した人の遺族の場合も、ある日、新聞記者がたずねてきて、それで被験者になっていた可能性があることが分かり、証拠保全としてカルテを差し押さえて真相が分かったといいます。

先の「医師の本音アンケート」でも、この点に関しての質問が寄せられています。「治験中に被験者に被害があった場合、その救済のための財政的裏付けが明瞭でないように思われる」（「文献2」五三頁）。これに対しては、調査した研究班は次のようなコメントを書いています。

「治験薬による健康被害には、医薬品副作用被害救済制度は適用されない。しかし、GCPマニュアルには、（病院と製薬会社との）契約書の記載事項のひとつとして『治験薬等により健康被害が発生した場合の補償に関する事項』が明記してある。それを受けて、治験契約書には補償に関する条項が記載されており、万一の場合にはそれが効力を発生するはずである」（「文献2」三九頁）。

治験では患者さんには公的な救済制度は適用されないのに、病院のほうは、万一の時（訴訟が起きた時）に損をしないように備えて、治験を依頼された製薬会社との間に契約書をかわしているわけです。

「新薬」はいったい誰のために必要なのか

●製薬会社からの「研究費獲得」のために「これ、これ、これと順番に」治験

医師など専門家たちが新薬の開発に協力するのは、研究費という名目のキックバック（見返りの金）を期待するからでもあります。そのことを、あるがんセンターの病院長は次のように語っています。

「やはりいまはmaker oriented（製薬会社優先）なんですね。研究費もかなりそれに依存していますから、いろいろな委託を受けて、これ、これ、これと、順番にやっているわけですね」（「オンコロジア」二一巻六号二四頁八八年）

ある一流国立大学の外科教授は、大腸がんに関する座談会で、抗がん剤は必要ないのではないかという発言に対して、次のように語っています。日本の医学の世界では「常識」として周知のことです。

「日本というのは非常に変な国で、正論を言っていたらわれわれは生きていけないというか、若い連中の研究費を稼げないというか（笑）、それが目的じゃないけれども、そんな面があるんですね。それはやはりある節度をもってやらなければいけないですね。抗生物質などもそうですよね。抗生物質も無菌手術の後だったらいらないはずなんだけれども、術後一週間も二週間もやることがあるでしょう。ですから、うちではきちんとしたプロトコール（注・治験計画書）を作って、やるんだったらとにかく二年ずつ一つのプロトコールでやって、あと五年はフォローする。そういうシステムでいろいろな薬を順番に使ってやっています。せめてもの良心を持ってということで、折衷案ですね。全部経口（抗がん

剤）ですが、二年ごとに違う薬を使っています。新しい薬が出ればそれを使ってやってみるわけです。そうすると五年たてば三〇〇例から四〇〇例ぐらいのランダマイズ・トライアル（くじ引き実験）でのデータが出ますし、このやり方はダメだということで捨てられます。だいたい日本の患者さんは術後何もしないと何か使ってくれという人もいますので、副作用の出ない程度にやっています。先生がおっしゃるみたいにたくさん飲ませませんし、食欲もあって元気ですから」（『消化器病研究の現況と将来』医学図書出版九四頁）。

この中で「ランダマイズ・トライアル（くじ引き実験）」と言っていますが、ある期間一つの治療法だけを行っているのですから、くじ引きはしていないわけです。この教授は、ランダマイズ・トライアルの本質を知らなかったか、議論をはぐらかそうとしてわざと言ったかのどちらかですが、どちらとしても程度が知れます。

また彼は、五年たてばデータが出ると言っていますが、かりに優れた結果が出たとしても、その薬を使うことは予定していません。なぜならば、新薬を試験的に使ってこそ多額の研究費が出るのであって、すでに治験結果の出た薬をいくら使っても、製薬会社はたいして見返りをくれないからです。そういう事情は、この教授の病院に限りません。

製薬会社からの研究費をあてにするからには、どこの治験実施病院でも、つねに新たな新薬の治験をし続けねばならないわけです。つまり新薬は、良い結果が出たとしても、その治験をした病院では、日常診療の一環として患者さんに使っていくことを予定していないのです。なんという矛盾なのでしょう。

ところで、この大学教授の理屈では、患者さんが何か使ってくれという、ということが、研究費稼ぎに経口抗がん剤を使うことの口実になっています。この口実は、他の多くの医師も持ち出すものです。しかし、いくら患者さんが望んでも、治療に意味がないなら「ない」と説明するのが医師の役目のはずです。経口抗がん剤を飲まされている患者さんの多くは、体調の悪さを自覚していますが、医師の耳に入ってきていないだけです。

患者さんが、何かを期待するのは確かでしょうが、無意味かつ有害な抗がん剤を使ってくれといっているのではないはずです。治る可能性をほのめかされるからこそ使ってみたいと思うわけですから。患者さんとしても、何かものほしげな顔をすると、無意味かつ有害な治療をされてしまうことを、強く肝に銘じなければなりません。

要するに、抗がん剤をめぐっては、医師と製薬会社と厚生省とが、それぞれ自らの思惑のままに行動しています。「新薬を国民のために開発する」という言葉は美しいけれど、実態はそんなきれいごとではないのです。自分たちが経済的、社会的利益を受けることが、一所懸命に新薬を開発する理由でしょう。

●業績主義や名誉も治験の原動力……初めに治験ありき?

しかし、お金だけが目当ての医師ばかりではありません。ASCO(アメリカ臨床腫瘍学会)という世界最高の評価を与えられた学会があります。そこで発表できることは、とても名誉なことなのです。日本の抗がん剤の治験の元締め的立場にある国立がんセンター薬効試験部部長、西條長宏氏は次のように語ります。

「全発表演題中一七題(二・六%)が日本からの発表であった。昨年二一題(三・五%、一昨年一七題（三・五％）と比べるとやや低下している。CPT‐11（イリノテカン）に関する演題が減少した事が最大の理由ともいえる。米国外からの発表が全体の約三分の一を占めている事を考えるとこの比率は極めて低く、癌の臨床研究の分野ではわが国は後進国と言わざるをえない。一七題を分野別にみると…（中略）…。数を頼りの臨床試験（もちろんこの場合でも並大抵の内容では採択されないが）の発表も含まれるが、大半は知恵を絞った演題が採択されていたのが今年の特徴といえる」（中略）

「冗談まじりに日本癌学会よりAACR（注・アメリカ癌研究学会）やASCOで賞を取る事を狙った方が評価されやすいと話す事もあるが、我々の経験から考えてもそのようである。ASCO会議ではいろいろなエピソードが生まれる。今まで日本の学会や国際学会でreject（採択拒否）された事のない人がrejectされ怒りくるっている場面もみた。また、自分の演題が必ず採択されることを信じ、大ツアーを組んだのにrejectされ途方にくれているグループもあった。来年のASCOは（九五年）五月二〇日〜二三日ロサンゼルスで行われる。来年もこのレポートを書くためにはまず演題を採択させる必要がある。抄録提出に残された期間は六か月しかない。毎年コンスタントに発表を可能とするためには、緻密な計画と莫大な努力が必要である」（『臨床腫瘍学の最前線』中外製薬）

ここから推察されることの一つは、イリノテカンの治験で四・二％が死んでいても、そのことを含め、学会という医師の集まる場では戦果として報告でき、報告した医師には業績が一つ加わったということです。患者さんが死ぬレベルまで薬を増量することは敗北ではなく、医師の勝利のために必要なプロセスとも言えます。この辺も、患者さん側と医師側との感覚の大きなズレがあるところです。

また同冊子には、誰の言葉か分かりませんが、

「臨床試験研究は短期間で成果の得られるものではない。何年も前から綿密な計画を立てても、成果

が得られた時、それが時代遅れになってしまっていては無意味である。毎年演題をaccept（採択）させるためには、数多くの秀れた臨床試験研究を同時進行させる必要がある」との号令も載っています。

先のコメントといい、この号令といい、患者さんのために治験があるのか、業績のために患者さんがいるのか、どうもよく分からないと思ってしまうのは私だけでしょうか。

●第三相試験は製薬会社の販売戦略の一環になる

いずれにしても、新薬が認可された後は、製薬会社は大手をふって販売促進活動をすることができます。新薬は、ただ「新薬」だという理由だけで、医師たちはおおいに期待し、どんどん使いはじめます。そして新薬は、開発費にみあうように、薬価が高く決められます。ですから、開発費はいずれ回収することができます。そして回収したあとは、薬九層倍の世界に突入するわけです。販売促進活動に身が入らないほうが不思議です。その活動に際しても罪悪感はありません。なにしろ厚生省に認可された薬なのですから。

患者さんの主治医としても、認可前の治験ということでは、第三相試験に参加しにくい、ということもあるでしょう。しかし認可後は、正式に認められた薬を使うことになるわけですから、「これは認可されて市販されているいい薬だから」ということで抵抗感や罪悪感をもたなくて済みます。悪い結果が出ても、「がんが手ごわかった、相手が悪かった」で片付けることができます。

すでに認可されている薬を使って治験が行われる場合、病院には薬価どおりの収入が入ってきます。製薬会社は、その大部分を回収しますが、一部は薬価差益として病院に残ります。他方、製薬会社は、研究費という名目で、なにがしか(といっても患者さん一人につき一〇万、二〇万円という単位です)

を医師に戻します。そして患者さんは治療してもらっている気になっています。こうして、みんなニコニコの治験が続いていくわけです。

ことに問題なのは乳がんでしょう。乳がんでは、どんな病期でもどんな状態でも、フルオロウラシル系の経口抗がん剤とタモキシフェン（抗ホルモン剤）を飲ませるという、判断停止型の処方が盛んです。そういう医師がいたら、治験研究費もしくは薬価差益の二重取りを狙っていると考えて、まず間違いありません。乳がんでは二重取りできるという構造が、世界的に認められた多剤併用療法（CMFなど）を遠ざけてきた最大の原因かもしれません。

もっとも、二重取りで驚いてはいけません。たとえばユーエフティとフルツロンとタモキシフェンを同時に処方するという、三重取りを狙った処方もあるのです。

●多剤併用療法での治験はもっと危険

新抗がん剤が発売されたあとは、一般病院でどのように使おうと医師の自由です。たいていは多剤併用療法の組合せの一部に新抗がん剤を組込みますから、他の抗がん剤の副作用と合わさって、大変なことになる可能性があるわけです。

そして多剤併用療法でも治らないがんがほとんどなので、医師が次に何を考えるかというと、増量です。多剤併用療法に使われているうちの特定の薬を、段階的に増量していくわけです。

増量試験では、たとえばイリノテカンのように新たに認可された薬を増量する場合と、ずっと前に認可された薬を増量する場合とがありますが、どちらも製薬会社がバックにいて研究費を払っていることは、まず間違いありません。増量した薬によって少しでも治療成績が上がれば、その薬の効果を宣伝することができますし、成績が上がらなくても、「がんが手ごわかった。相手が悪かった」と言えば済むので、どちらにしても製薬会社の損になることはないからです。

また、白血球増多剤や吐き気止めを併用して、抗がん剤がどこまで増量できるかを調べる試験もありますが、この場合には副作用止めの製薬会社もバックにいることが多く、増量薬と副作用止めとの両方の製薬会社から研究費をちゃっかり二重取りします。

何度も言いますが、副作用止めを併用した増量試験は大変に危険です。これは多剤併用の第一相ないし第二相試験に分類される毒性試験です。医師は、特定の副作用を軽減させることができる、と油断していますから、患者さんは他の副作用で死亡したりします。その実例は前述しました（一〇四頁参照）。

●認可対象（適応症）を広げるための治験もある

たとえばすでに肺がんに認可されている抗がん剤を、卵巣がんに用いるような場合です。卵巣がんで治験をしてデータを集めて、認可してもらい、卵巣がんにも使えるようにしよう、というわけです。この場合、他のがんに対してではあっても、すでに正式に認可された薬だ、ということで、治験に参加する医師を募りやすくなります。そして治験に参加した医師は、治験が終わって認可されたあとには、その薬を使うような条件反射（動機づけ）ができているでしょう。

この場合はよい自衛手段はないのですが、抗がん剤治療を受ける場合は、いつでも「副作用に注意したいので添付文書をください」と言ってみましょう。添付文書の適応にないがんだったら、適応症拡大のために治験されている可能性が高いわけです。

●とくに儲かるのはフルオロウラシル系経口抗がん剤の治験

　フルオロウラシル系の経口抗がん剤は、単価が高いので、病院や医師それぞれに入る金額が大きくなります。しかもシスプラチンのような副作用の強い注射薬に比べれば、使っても罪悪感が少なくて済み、外来でできるし、その分気楽に処方できます。それで、認可後の治験がよく行われています。

　そしてこれらの治験論文の結論は、総じて「有効である」とか「長期連用に適している」とありますが、肝心の「有効」の中身は「部分縮小（PR）」で、「CR（消失）」はめったにありません。文字通り「PRの論文」なのです（広告という意味で）。

　全国各地で、あたまに経口抗がん剤の名を冠した「何々研究会」という名の治験がいくつも計画され、治験自体が販売促進セールとなります。たとえば「東京癌化学療法研究会」「東北地区UFT E顆粒研究会」「大阪UFT E顆粒研究会」「大阪癌化学療法研究グループ」「中部地区UFT研究会」などなど。

　たとえば、現在最も売上高の多い「UFT（ユーエフティ）」の第二相試験を行った研究会と施設名は**表**のようになります。

　これらの研究会によく登場する田口鐵男氏と太田和雄氏は、座談会で次のように語っています。

「抗癌剤でも単独でみますと高々一〇数％か二〇％前後の有効率の薬剤が多いのです。しかもCRになるというわけではないのでしょう」（田口鐵男氏）（がん薬物療法研究会）

「わずか一～二割の症例が半分くらいの大きさに小さくなるのが一カ月以上続けば良いという程度ですからね」（太田和雄氏）（名古屋記念病院）

●全国のべ 211 の施設で治験が行われたとの記載のあるUFTの添付文書に載っている、認可のもととなった文献から順に引用した。★以外の文献はすべて「癌と化学療法」

東海大学医学部耳鼻咽喉科
癌研究会附属病院頭頸科
国立病院医療センター耳鼻咽喉科
順天堂大学耳鼻咽喉科
東京慈恵医大耳鼻咽喉科
東京女子医大耳鼻咽喉科
日本医科大学耳鼻咽喉科
日本大学耳鼻咽喉科

野田起一郎他
12巻 4 号900頁85年

近畿大学医学部産婦人科
大阪市大医学部産婦人科
岡山大学医学部産婦人科
関西医科大学産婦人科
京都府立医科大学産婦人科
兵庫県立成人病センター産婦人科

内藤克輔他
12巻 7 号1440頁85年

金沢大学医学部泌尿器科
福井県立病院泌尿器科
藤田病院泌尿器科
舞鶴共済病院泌尿器科
石川県立中央病院泌尿器科

向井洋他
★臨床と研究62巻11号3717頁85年

鹿児島大学歯学部第一口腔外科

田口鐵男他
14巻10号2936頁87年

大阪 UFT 細粒研究会
大阪大学微生物病研究所外科
大阪市立大学医学部第二外科
大阪府立成人病センター外科
国立大阪病院外科
市立豊中病院外科
大阪医科大学一般消化器外科
北野病院胸部外科
箕面病院外科
大阪労災病院外科
星ケ丘厚生年金病院外科

二ツ木浩一他
14巻 5 号 PART. I .1274頁87年

東京癌化学療法研究会
一宮温泉病院
青梅市立総合病院
大森赤十字病院
川崎市立川崎病院
杏雲堂病院
群馬県立がんセンター
群馬大学病院
国立郡山病院
国立療養所南横浜病院
埼玉県立がんセンター
慈山会坪井病院
順天堂大学病院
昭和大学病院
昭和大学豊洲病院
昭和大学藤が丘病院
帝京大学溝口病院
都立府中病院
日本医科大学
秦野赤十字病院
山崎胃腸科外科病院
横須賀共済病院

田口鐵男他
17巻 7 号1295頁90年

大阪 UFT E 顆粒研究会
大阪大学微生物病研究所外科
大阪市立大学医学部第二外科
国立大阪病院外科
市立豊中病院外科
大阪労災病院外科
大阪医科大学一般消化器外科
大阪府立成人病センター外科
北野病院胸部外科
星ケ丘厚生年金病院外科
箕面市立病院外科
近畿大学第一外科
大阪逓信病院外科
大阪大学第二外科

高橋秀夫他
17巻10号2043頁90年

東京癌化学療法研究会
石和温泉病院
青梅市立総合病院
大森赤十字病院
川崎市立川崎病院
国立郡山病院
国立療養所神奈川病院
埼玉県立がんセンター
佐々木研究所杏雲堂病院
慈山会坪井病院
順天堂大学病院
昭和大学病院
昭和大学豊洲病院
帝京大学溝口病院
日本医科大学
秦野赤十字病院
横須賀共済病院

菊地金男他
17巻11号2183頁90年

国立仙台病院外科
東北大学抗酸菌病研究所臨床癌化学療法部門
東北大学第 1 外科
東北大学第 3 内科
宮城県立成人病センター内科
宮城県立成人病センター外科
宮城野病院内科
宮城県立瀬峰病院消化器科
公立気仙沼総合病院内科
青森県立中央病院外科
八戸市民病院外科
岩手医科大学第 1 内科
秋田大学第 1 内科
平鹿総合病院外科
山形大学第 2 内科
東北中央病院内科
福島県立医科大学第 2 外科
国立郡山病院外科
福島労災病院外科
福島労災病院内科
磐城共立病院消化器内科

大山勝他
17巻 6 号1211頁90年

鹿児島大学医学部耳鼻咽喉科
鹿児島市立病院耳鼻咽喉科
国立南九州中央病院耳鼻咽喉科
国立都城病院耳鼻咽喉科
鹿児島県鹿屋病院耳鼻咽喉科
鹿児島県北薩病院耳鼻咽喉科
鹿児島県大島病院耳鼻咽喉科

●売上高トップのユーエフティ（UFT）の治験に参加した施設

中島修他
7巻9号1558頁80年

国立病院医療センター臨床研究部、同内科、同外科

朝日俊彦他
9巻3号503頁82年

岡山大学医学部泌尿器科

太田和雄他
14巻9号2749頁87年

札幌市同交会病院消化器科他8施設
　市立室蘭総合病院内科
　市立釧路総合病院内科
　函館市五稜郭病院内科
　小樽市北生病院内科
　小樽市協会病院内科
　市立芦別病院内科
　札幌市天使病院内科
　札幌医科大学第一内科
千歳第一病院外科
東北地区UFT研究会13施設
　弘前大学医学部第一内科
　青森県立中央病院外科
　八戸市立市民病院外科
　秋田大学医学部第一内科
　平鹿総合病院外科
　岩手医科大学第一内科
　山形大学医学部第二内科
　山形県立中央病院内科
　山形県立中央病院外科
　東北大学医学部第三内科
　国立仙台病院外科
　公立藤田総合病院内科
　東北大学抗酸菌病研究所
　　臨床癌化学療法部門
東京癌化学療法研究会（26施設）
　日本大学医学部板橋病院
　大森赤十字病院
　川崎市立井田病院
　川崎市立川崎病院
　群馬大学医学部付属病院
　群馬県立がんセンター
　国立郡山病院
　国立療養所東京病院
　国立療養所松戸病院
　社会保険埼玉中央病院
　埼玉県立がんセンター
　佐々木研究所杏雲堂病院
　順天堂大学医学部病院
　田浦共済病院
　千葉県がんセンター
　中央鉄道病院
　東京警察病院
　東京厚生年金病院
　帝京大学医学部付属病院
　都立駒込病院化療科
　練馬総合病院
　秦野赤十字病院
　服部消化器内科
　山梨県立中央病院
　横須賀共済病院
　山崎胃腸外科医院
国立病院医療センター
癌研究会附属病院内科
東京女子医大消化器病センター
慶応義塾大学医学部外科
中部地区UFT研究会8施設
　愛知県がんセンター第二内科
　大垣市民病院外科
　社会保険中京病院消化器科
　豊橋市民病院外科
　名古屋市立大学第一外科
　名古屋市立大学第二内科
　名古屋第一赤十字病院内科
　藤田学園名古屋保健衛生大学内科
国立名古屋病院
名古屋大学医学部第二外科
京都府立医科大学第三内科他7施設
　愛生会山科病院内科
　国立福知山病院内科
　京都府立与謝の海病院第一内科
　京都第一赤十字病院内科
　京都第二赤十字病院内科
　茨木中央病院内科
　藤田胃腸科病院
京都大学医学部第一内科
大阪癌化学療法共同研究グループ（15施設）
　大阪大学微生物病研究所
　大阪市大医学部第二外科
　兵庫県立病院がんセンター内科
　大阪府立成人病センター外科
　大阪医科大一般消化器外科
　市立堺病院外科
　国立大阪病院外科
　新千里病院外科
　星ケ丘厚生年金病院外科
　星ケ丘厚生年金病院内科
　市立吹田市民病院内科
　市立豊中病院外科
　大阪労災病院外科
　奈良県立医大第一外科
　和歌山県立医大消化器外科
関西医科大学外科
岡山赤十字病院外科
山口労災病院外科他5施設
　山口県立中央病院外科
　国立下関病院外科
　下関市立中央病院外科
　県立広島病院外科
　広島大学原爆放射能医学研究所外科
国立善通寺病院外科
九州大学医学部耳鼻咽喉科
鹿児島大学医学部第二内科他5施設
　鹿児島大学腫瘍研
　県立薩南病院内科
　済生会川内病院内科
　国立霧島病院内科
　鹿児島逓信病院内科

志田圭三他
11巻6号1307頁84年

群馬大学医学部泌尿器科
千葉大学医学部泌尿器科
東京医科歯科大学泌尿器科
日本医科大学泌尿器科
東京慈恵医大泌尿器科

野代忠宏他
★基礎と臨床18巻7号3433頁84年

九州歯科大学口腔外科学教室第一講座

波多江正紀他
11巻11号2386頁84年

鹿児島市立病院産婦人科

犬山征夫他
12巻3号PART. I .479頁85年

慶応大学医学部耳鼻咽喉科
東京医科大学耳鼻咽喉科

「そもそもそういう薬が、適応があるとか、ないとか、ということさえ非常にむずかしい問題があるのではないかと思うのです」（田口氏）（中略）

「だんだん締め付けがきつくなって思うようにtry（実験）もできないようになってきましたね」（太田氏）（「癌治療・今日と明日」一五巻四頁九三年）

効かない薬を治験して、認可させてきた方々の述懐として、興味深いものがあります。

●抗がん剤治療は限界に達し「新薬」開発の必要性は低い

こと抗がん剤に関しては、すでに限界にぶちあたっています。

悪性リンパ腫の第三世代のくじ引き実験（六五頁）を思いだしてほしいのですが、あの第三世代の薬というのはものすごく強力なもので、一〇％くらいの人が治療死しかねないほどです。それでも生存率はあれ以上向上しそうにないのです。骨髄移植をして抗がん剤をがんがん使った場合は、もう一〇％くらいは向上するかもしれないけれど…、というところまで現代医学は到達してしまったのです。しかも骨髄移植は、綿密に行われた治験でも二〇％が治療関連死するほど強い治療ですから、本当に向上するかどうか…。抗がん剤で治りやすい悪性リンパ腫という第一グループのがんでさえ、さらに強力な治療で成績が向上しそうにないのですから、新しい薬を開発して強力に治療しても、他のグループのがんで成績が向上するとは思えません。このことは理論的にはどう考えたらいいのでしょうか。

理論的には、新抗がん剤を使ったり、既存の抗がん剤を増量したりして、強力に治療すれば、生存率が上がったり、生存期間が延びたりする可能性があります。可能性というより、多分それは実現するのでしょう。副作用さえなければ。

実際には副作用がありますし、治療を強力にすることは副作用を増強させることになるので、抗がん剤の「寿命短縮効果」が強く出ます。それで、せっかく向上しかけた成績の足を引っ張り、プラスマイナスでゼロにしてしまい、それで悪性リンパ腫などでも、成績向上がはっきりしないのでしょう。

こうしてみると一般的にいって、治療を強力にして成績が向上する分だけ、副作用が増強して成績が低下する、と考えられます。そして重要なのは、今までの治療で治ったはずの人たちも、増強した副作用で苦しみ、治ったはずの人たちの中からも、副作用で死ぬ人が出てくることです。

●「新薬」がなくても患者さんは困らない

このように、がんがこれ以上治るようにならないのは、いい薬がないから治らないのではなく、人体とがんとの性質がそうさせているのです。人体は有限でもろいうえ、がんは正常細胞と性質が共通しているからです。もともと共通した性質をもつのですから、将来的に見ても、がん細胞だけをやっつける夢の新薬が出るはずはないのです。

これまでの抗がん剤で治らなかったがんは、抗がん剤の力量不足からではなく、がんと人間の性質ゆえに治らなかった、と考えるべきでしょう。治るがんは今ある薬で治るのですから、今までにある抗がん剤で不足している証拠はないのです。

この点、なかなかあきらめきれない人がいて、「それでも副作用の少ない抗がん剤を開発できる可能性があるのではないか」、と抵抗します。確かに、そういう可能性は否定できません。しかしこれまで抗がん剤について勉強してきたあなたにとって、副作用が少なく、しこり縮小効果の大きい抗がん剤が存在すると思えますか。かりに存在するとして、目の前の新薬がそうだという保証はなく、副作用が少ないかどうかは、治験してみねばなりません。その被験者には誰がなるのでしょう。あなたががんにかかった時に、副作用が少ないというふれこみの新薬の被験者になりますか。とてもなる気にはなれないでしょう。副作用が少ない抗がん剤があるのではと考える人も、被験者になってくれと頼まれたら、考えを変えて、「やっぱり抗がん剤はふつう副作用が強い」と言い出すでしょう。そうすると、今治療を必要とする切実な患者さんにとって、新抗がん剤は必要がないことが分かります。

このように考えてくると、抗がん剤については、もう「新薬」を開発する必要性はないのでしょう。開発の必要性がなければ、なおさら治験に協力する必要はありません。

患者さんも、抗がん剤の現状と将来に対する、このような洞察と、ある種の諦観をもたなければ、夢を一方的に売りまくる専門家や製薬会社にしてやられてしまうのです。そしてこのことは、新薬一般に言えることだと思います。どういう病気の分野でも、新薬や新治療法の開発の必要性を持ち出されたら、成績向上の可能性に、つねに思いをはせるようにしましょう。そして、その病気にかかったあなたが、新薬の被験者になりたいかを考えましょう。種々の弊害に目をつむって治験を続ける意味がないところまで、現代医学はもう到達してしまっているのです。

つまり、WHOの「エッセンシャル・ドラッグ（必須医薬品）」に載っている二七〇の薬（九四年現在）は、人類のもっているすべての財産なのです。一年に一個増えるかどうかくらいで、そんなに増えるはずがないものなのです。エッセンシャルドラッグについては巻末索引を引いてください。

参考文献●浜六郎・別府宏圀訳『世界のエッセンシャルドラッグ』（三省堂）

日本に抗がん剤の専門家はいるか

●抗がん剤の専門家「メディカル・オンコロジスト」とは？

こうしてみてくると、抗がん剤の問題というのも、抗がん剤自体が悪いのではなく、それを使う医師、あるいは治験にかかわる医師に問題があるらしいと分かってきたのではないでしょうか。

患者さんや家族は、抗がん剤という危険な薬を使うのだから、医師は皆十分な知識をもっていると思い込みがちですが、事実はまったく異なります。日本には抗がん剤の真の専門家はほとんどいないのです。まず、いわゆる専門家とはどんなものか、米国の様子を紹介します。

米国には、メディカル・オンコロジスト（化学療法医）という抗がん剤治療の専門医が数千人います。認定試験を受けて資格を得ており、抗がん剤治療しかしません。抗がん剤治療は彼らの専権なので、他の内科の医師も、外科や泌尿器科などの医師も手を出さない、専門家支配の構造があります。これは他の専門領域でも同じで、日本では、外科医や婦人科医などが、放射線科医に対して、放射線治療のやり方を指示してくることがありますが、米国では放射線治療専門医がしっかり自分の領域を守っていて、そういうことを許しません。

米国で専門家支配が強固なのは、専門医制度に守られているという以外に、それぞれの専門分野の医師たちがしっかり勉強しているのが一因です。なまじっかな知識では、他分野の医師にすぐに馬鹿にされてしまいますから、知識をいつも新しくするために専門医もそれなりに苦労しています。

知識更新の面では、メディカル・オンコロジストは非常に有利です。仕事といっても、患者さんの状態をチェックして薬の処方さえすれば、実際の注射は看護婦（士）がしてくれるので、週に一日程度分働けば、だいたいの仕事は済んでしまい、あとの時間を論文を書いたり読んだりにあてても、おつりがきます。それでいて相当な収入がありますから、メディカル・オンコロジストの生活はなかなか優雅です。米国の他分野の専門医たちから、やっかみの声を聞いたことが何度もあります。

「集学的治療」というチーム医療が米国では盛んであると言われています。しかし、こういった構造と雰囲気の中で行われるチーム医療ですから、「集学的」といっても、外科医は手術を、放射線科医は放射線治療を、そしてメディカル・オンコロジストは抗がん剤をと、お互いに自分の領域を確保した上での、「よってたかってする」過剰治療の危険をはらんでいます。これがアメリカの医療費が高くなる原因の一つでもあります。

●素人医師が抗がん剤を使うので、治るがんも治らない

日本は、米国とはまったく違っています。整理してみると、抗がん剤を使う医師は、おおよそ四つのタイプに分かれると思います。第一のタイプは、抗がん剤のことについてはほとんど何も知らず、「胃もたれに胃散」式の感覚で抗がん剤を使用している、素人のような医師たちです。

日本では、外科や婦人科や耳鼻科や放射線科といったそれぞれの科の医師が、手術や放射線治療のかたわらに抗がん剤を扱っているのが実態で、二足のワラジをはいていますから、手術に時間をとられたり、勉強熱心でなかったりすると、抗がん剤に関する知識が乏しいままに終わるわけです。それで製薬会社のつくったパンフレットをうのみにしたり、「がんなのに何も薬を出さないのも問題だろう」

などと単純に考えて、フルオロウラシル系経口抗がん剤を出したり、第四グループのがんにも必死になって抗がん剤の注射・点滴をしたりしています。

製薬会社の売上に一番貢献している、お得意さんタイプないし素人医師と言えるでしょう。

素人医師はどこにいるかというと、中小の病院や医院に多いのです。抗がん剤を処方する医師の大部分が素人医師ですから、皆さんは、このタイプの医師にあたる確率が一番高いと考えておいたほうが間違いが少ないでしょう。素人医師は大病院や大学病院あるいは、がん専門病院にもいて、教授や部長になっていることもあります。非常に危険なのは、この人たちが第一、第二グループの治療に手を染めた時です。小川一誠氏（愛知県がんセンター）は、座談会で次のように指摘しています。

「例えば悪性リンパ腫、あるいは白血病もそうなのですけれども、手元にいろんな薬があるものですから、どちらかと言うと専門でない人が少し薬を使って、あまり手応えがないから病院に送るケースがあります。やはり最初の治療の選択がその人の予後（注・生死）を決めますから、ぜひ、『最初から任せてください』と。そうでないと、例えば薬剤耐性の発現等も絡んで、その人の治癒のチャンスを失わせてしまうということがあります」（「オンコロジア」二六巻三一一頁九三年）

●抗がん剤を使う医師には治験屋さんがいる

第二のタイプは、製薬会社に協力して臨床試験（＝治験）をして、新抗がん剤の認可申請用のデータをそろえたり、パンフレットのもとになるデータをつくる医師たちで、彼らは一応抗がん剤の専門家を自称し、世間からもそう取り扱われています。本書でもその一端を紹介しました。しかし彼らの大部分は、もともとの専門は外科であったり、耳鼻科であったりで、二足のワラジをはいている点では第一のタイプと異ならず、知識や能力も足りないことが多いのです。

実は、治験をする先端病院でも、その内実はお寒いものなのです。抗がん剤のみならず、薬一般の使い方については、医学教育の過程で履修しないのがふつうですから、現在、抗がん剤治療にかかわっている医師の大部分は、危険な多剤併用療法を行う知識も能力も不十分なまま、治験という形で新薬の開発に手を染め、欧米で行われている強力な多剤併用療法に気楽にチャレンジしているわけです。

これが手術なら、医師自身も、血が出ればビックリするし、どんな突発事故が起きるかもしれないと警戒しますから、経験を積んだ指導者なしに初心者が手術を始めることはほとんど考えられません。が、抗がん剤治療の場合には、その辺に置いてある薬を注射するか飲ませるかすればいいわけで、とりあえずは誰にでもできるような気がするものなのです。そのため、初心者や知識の乏しい医師が安易に手を出し、びっくりするほど質の低い医師が新薬の治験に携わることにもなります。

そして、きちんとした体制をつくらずに、金に目がくらんで治験を行いますから、次のような嘆きが聞かれることになります。

「日本の治験については、一つの治験に参加する医療機関や担当医師の数が多く、医療機関ないし担当医師当たりの症例数が少ないためにバラツキが大きく信頼性に欠けるといった批判があるが、これには製薬企業にも責任があろう。また、担当医師の側からは、今のように治験が多くてはとても注意が行き届かず、質が落ちるのは当たり前だとの意見が出されている」（「文献2」七二頁）

笹子三津留氏（国立がんセンター外科）は次のように語ります。

「これだけ多くの胃癌が発生するわが国で、それに対する薬物療法の評価が十分ではなく、国際的にみても遅れをとっていたという事実には愕然とするが、その理由は研究方法や体制が不適切であったためである。臨床医の医療統計学や臨床試験の方法論に対する勉強不足がそもそもの原因ともいえるが、見識のある臨床医が製薬会社やその関連財団とまったく独立した立場でこれらの臨床試験を企画することが少なかったというシステムの問題が背景に存在する。そのような体制では、有効性に対するnegative data（効かないというデータ）は決して発表されないことになる」（「消化器癌」三巻三一一頁九三年）

「（胃ガンについて）有効薬剤の登場がなかったことも確かであるが、逆に少なくとも無効である薬剤を無効とすることはできたのではないだろうか。多くの胃癌患者を抱えるわが国からの胃癌化学療法の論文が評価を受けていない理由は、まさにこれらの経験的投与の症例報告にしかすぎないという事実に対する当然の評価なのである」（「臨床消化器内科」六巻一三三三頁九一年）

第二タイプの医師たちは、製薬会社のために働いてきたという点で、提灯持ちタイプないし「治験屋さん」と名付けられます。治験屋さんは、いいかげんな治験を行って、フルオロウラシル系の経口抗がん剤を認可させたり、イリノテカンのように治験で多数を死亡させた点において、第一タイプよりもっと悪質ということもできます。このタイプの医師にも、かからないほうが安全です。

●「倫理」を強調する医師は、「非人道的」治験に手を染める

これまでの抗がん剤治療のあり方や、治験のやり方を反省し、「もっと倫理的な治験をしよう」と旗を振っている医師たちで、「倫理派タイプ」とでも呼ぶことができます。その一部も本書に出てきました。もともとは治験屋さんだった人が大部分を占めますが、問題点にはたと気づき、「患者さんの同意を取らねばならない」などと言い出したわけです。しかし、あくまで新抗がん剤を開発するのだとい

う熱意を捨てませんから、同意とは名のみの「口頭」同意で済ませたり、実験なのに「治療」と錯覚させる説明をしたりして、非人道的な行為をするはめになり、自己矛盾に陥ってしまっています。また、製薬会社との協同体制も崩さずに、あいかわらず問題だらけの治験に手を染めていますから、治験屋さんであることに何の変わりもありません。

イリノテカンの開発にも、この倫理派タイプがだいぶ加わっていましたが、倫理を叫んで社会を勘違いさせている点で、第一、第二タイプよりも、もっとタチが悪いともいえます。

倫理派タイプは、標準的治療をする段になれば、きちんとした治療をしてくれるかもしれません。日本でメディカル・オンコロジストと呼べる医師がいるとすれば、このタイプと、次に述べる第四タイプの医師でしょうが、全部合わせても数十人にすぎません。

しかし、第三タイプの医師に治療を頼んでも、実際に標準的治療をしてくれるかどうかは、保証の限りではありません。というのも、彼らは治験をしたいという強烈な願望をもっていますから、標準的治療がある場合でも、効果不明の新薬をついつい使ってしまうからです（一九二頁）。

●メディカル・オンコロジストにかかると、もっと悲惨になりかねない

最後は、「科学派タイプ」です。知識が深くて、きちんとした抗がん剤治療を行い、日本の現状を憂えていて、現在の治験には加わろうとはしません。何が標準的治療かを知っていて、副作用対策も万全です。このタイプの医師は非常に少ないのですが、治療を受けるなら、彼らにしてもらうに限ります。しかし、このタイプの医師が増えれば、別の問題が生じるだろうことは、やはり米国の現状から予想できます。

米国のメディカル・オンコロジストは、そのすべてが科学派タイプに属するといえます。しかし彼らは抗がん剤だけで飯を喰っていますから、抗がん剤へのこだわりは半端ではありません。他の医師たちをそれとなく洗脳しようとするし、患者さんにはもちろん治療を勧めます。

乳がんにかかって米国で闘病した千葉敦子さんは、再発したあと大変に苦しい治療を受け、その闘病記を読んで皆感動し、涙もしました。(『乳がんなんかに敗けられない』(文藝春秋社)他)

しかし、あの抗がん剤治療は、客観的にみてしなくていい治療でした。少なくとも、再発乳がんが抗がん剤で治ると考えている専門家はいませんし、生存期間が延長するかどうかも疑わしいからです。それでも千葉さんが治療を受けることになったのは、相談した相手がメディカル・オンコロジストだったことが影響しているでしょう。

米国では、インフォームド・コンセント(患者さんが十分に説明を受けて、治療法を選択、決定すること)の制度が発達していて、患者さんは納得するまで説明を受け、自ら決定できると言われます。しかし専門家にかかれば、患者さんは、お釈迦さまの手の上を飛び回っている孫悟空でしかありません。患者さんはよく説明を受け、自分で選択・決定したように思っても、知らず知らずのうちに抗がん剤治療のほうへ誘導されているだけ、ということになりがちです。

こんなアンケート調査があります。骨に転移のある非小細胞肺がんの患者さんがいたとします。この人の治療をどうするかを医師に尋ねると、米国では八五%が、カナダでは八六%が骨への放射線治療と答えました。しかし、抗がん剤治療に関しては大きく異なり、(併用あるいは単独で)抗がん剤治療をすると答えた割合は、カナダでは六%にすぎなかったのに、米国では四五%にも達しました(「Radiother Oncol」一九巻一七頁九〇年)。これは、米国のメディカル・オンコロジストが、他の医師たちをも洗脳した結果なのでしょう。

米国のメディカル・オンコロジストは、さらに治療の対象を拡大しようと狙っています。各種のがんで、抗がん剤治療が標準的治療である、と社会にアナウンスするわけです。たとえば肺がんや大腸がんや再発乳がんで、そういう動きが見られます。そのアナウンスのもとになったデータをみると、たしかに生存期間は少し延びているようだが、苦しい期間が延びただけ、という評価も可能な論文だったりします。しかし彼らにとっては、それはどうでもいいことです。肺がんや大腸がんや乳がんといった患者さんの数の多いがんを取り込めれば、仕事も収入も飛躍的に増えるわけですから、メディカル・オンコロジストだけからなる会議で、「このがんを適応症にしよう」「抗がん剤治療が標準的だ」と談合のように決めていくわけです。それに反対するメディカル・オンコロジストに対しては、学会の主要ポストからはずし、医学雑誌や教科書の編集に携われなくしたりして影響力をそいでいくという、学問を装った排除の構図が用意されているのですから、米国といえども、「もの言えば唇寒し」の国なのです。

したがって、「標準的治療」を頭から信じてしまうと危険です。米国では、「標準的治療」なるものを、電話回線などまで利用して、公衆にアナウンスするシステムがつくられていますし、日本でもそれを真似する働きがあります。が、専門家たちが自分たちに不利にならないように寄ってたかってつくった「標準」なので、批判的にながめる必要があります。「標準」と決めた根拠がどこにあるのか、それが妥当なのかを、もとの論文やデータにあたって、素人が自分たちで判断していく作業を怠ってはなりません。たとえば、がんに関する最新情報をＦＡＸで医師や一般人に流す「がんファックス」（米国の国立がん研究所が全世界向けに行っているサービス）でも、専門家の陰謀がまぎれ込むおそれがあるので、注意が必要です。

ところで米国のメディカル・オンコロジストが、どこで一番稼ぐかというと、実は、「最後の注射」なのです。抗がん剤を使用するだけなら、誰にでもできます。その後、なんの副作用も出なかったら、いわばメディカル・オンコロジストの出番はないわけです。しかしたとえば六サイクルの抗がん剤治療をした場合、最後のサイクルが一番副作用が強くなり、肺炎になったり、下痢がひどくなったりします。そこで入院させ、注射・点滴、輸血、抗生物質など、さまざまな対症療法を行うことになります。金のかかるさまざまなことをするので、ここが一番儲かる部分です。最後の一サイクルの治療費は、それまでの数サイクル分の治療費と等しいか、それを上回るという試算を見たことがあります。

もちろん、副作用の強い抗がん剤治療でなければ治らないがんもあります。しかし、そういうがんでも、最後の一サイクルの必要性は疑わしいのです。治るがんは、その前のサイクルまでに治っていたのではないかという疑問が残るわけです。

しかし、もしメディカル・オンコロジストが、「三サイクルで死ななかったがん細胞が、あと一サイクルで死ぬのか」という疑問を口にしたら、六サイクルもの抗がん剤治療を受ける患者さんはいなくなるでしょう。それでは稼ぎが減ります。それで彼らは、そういった疑問は決して口に出さないのです。私が本書で述べた、二サイクルあるいは三サイクルの治療で死ななかったがん細胞には、次の一サイクルは無意味ではないかという単純な疑問ないし論理を、皆さんや一般の医師が聞いたことがなかったのは、このようなメディカル・オンコロジストの思惑に原因があったのです。彼らはとっくに、この単純な疑問・論理に気がついているはずです。

抗がん剤治療が八割、九割のがんに不要かつ有害、というのは、メディカル・オンコロジストが強力な抗がん剤治療をし続けてきた米国での話でもあるのです。米国では、今もってそれらのがんにどんどん抗がん剤を使っていますし、強力な新薬の臨床試験もしています。日本でも、メディカル・オンコロジストを養成しろ、という主張がありますが、以上のような弊害を考えると、容易には賛成しかねます。

●科学的で大規模な治験には意味がない

日本の科学派の医師も、抗がん剤の治験自体を否定するのではなく、「科学的」で「大規模」な治験の導入を目指していますし、第三、第四グループのがんにも治験しようとしていますから、そのあかつきには、日本は米国とそっくり同じになってしまうでしょう。

しかし私たちは、「科学的」という言葉自体に問題があることに気づかねばなりません。これまで見てきたように、第三、第四グループのがんでは、抗がん剤の現状も将来も悲観的なのですから、「科学的に検討した結果、抗がん剤の開発・試験はやめよう」という声が出てもいいはずなのに、科学派からはそういう声はけっして聞かれません。それが科学的な態度でしょうか。

これまで検討してきたように、がんの患者さんが、自らの意志で抗がん剤の治験の被験者になることは考えがたいことです。どんなに綿密な計画をたてて治験を科学のレベルまで引き上げたとしても、治験を実行した途端に、なにがしか人権を侵害することになります。科学性を追求することは、目の前の患者さんの個性をはぎとって、いわば抽象的な物体として患者さんを画一的に扱うわけですから、患者さんと医師との間に人格のふれ合いが生じることも期待しにくくなります。また、患者さんと医師との間に「くじ」を介在させて、病気のなりゆきを偶然に任せるのでは、医師が患者さんに対して責任をもつことにはならないでしょう。したがって、科学性を追求することは、その患者さんにとって、進歩ではなく退歩とも言えるわけです。

科学派が、「大規模」な治験を強調するのは、抗がん剤使用によって差が出るとしても、差が小さいから、その差が発見できるように多数の患者さんを実験台にしておこうという理由からです。多施設で実験チームを組織して、数百人、数千人を実験台にして、ようやく数％の差（といっても生存期間が数か月延長するだけだったりする）が見つかるか見つからないかという予想に立って行われるのが、「科学的」で「大規模」な治験の意味なのです。しかし、そういう治験をする意味があるのでしょうか。患者さんとしては、「科学」とか「大規模」という言葉を聞いたら、それだけで実験台になるのを断るのが正解だと思います。

他方、小規模な治験でも分かるような差は、大きな差のはずですから、それは治験をしなくても発見できるはずですし、小規模な治験で十分という医師は、大きな差があるだろうと予想しているわけですから、これまた小規模な治験の被験者になる必要はなく、患者さんは「治験」ではなく「治療」としてやってほしい、と言えばいいのです。結局、わずかな差を見つける必要性を、患者さん自身が納得できた時だけ、科学的で大規模な治験の前提がそなわる、というべきです。

●前門の虎、後門の狼…さらに危険な将来

ところで、島田安博氏（国立がんセンター内科）は「もはや診断医、外科医が片手間に行う経験的化学療法の時代は終わったのである」と反省しながら、結論としては、以下のようなことを「可及的に解決すべき重要な問題点である」としてあげ、これらの解決のためには、若いメディカル・オンコロジ

ストの育成が大切であると結んでいます（「臨床消化器内科」六巻二三三頁九一年）。

その解決すべき点とは、「アジュバンド・サージェリイを含めた手術療法との有機的結合」「高齢者に対する化学療法の開発」「腹膜播種症例に対する腹腔内化学療法の開発」「骨髄抑制に対する各種サイトカインの応用」「CDDP（シスプラチン）の神経毒性の予防・軽減」で、どれもこれも、これ以上やっては危険という領域で何とか活路を見い出そうというものばかりです。たとえば、「アジュバンド・サージェリイ」というのは、抗がん剤を主体とし、手術を補助的に用いる方法のことですが、それについては次のような述懐があります。

「（非小細胞肺がんについて）……薬はたくさん使ってから手術しますと、やはり手術は難しいですよ。手術の合併症が多いですよ。いまのところ手術死亡も増えています」（末舛恵一氏）（国立がんセンター病院長）（「オンコロジア」二四巻六号四七頁九一年）

それらが現在の先端治療の目標だとすれば、それにそった治療や臨床試験が組まれ、患者さんたちは、今よりもずっと危険な状態に置かれることになります。

要するに、第一、第二グループでは、医師の腕前の上手下手が、しばしば生存率の高低や副作用死に直結しますから、知識が深くて経験豊かな医師にしてもらわねば危険です。この方面では、メディカル・オンコロジストが必要でしょう。といって、数千人ものメディカル・オンコロジストが誕生したら、必ず、今以上に強力で無意味な抗がん剤治療と、危険な治験がはびこるでしょう。まさに前門の虎、後門の狼といったところです。

このように、専門家を養成することにより、かえって問題・矛盾が拡大することが予想されますから、患者さんとしては「抗がん剤の専門家」ができた時には、「最後の注射」を受けないように心して自衛すべきでしょう。

医療では、専門家をつくると、人々はかえって不幸になる場合があります。専門家は、えてして、自分に都合の悪いことを隠す「情報操作の専門家」だったりするからです。抗がん剤に限らず、がんの診断・治療については、さまざまなデマが横行し、一般の人は不利益をこうむっています。専門家がつくりあげ、マスコミが宣伝・普及に一役かってきたそれらのデマについては、拙著『がん治療「常識」のウソ』(朝日新聞社)で詳しく分析しました。

専門家の別の定義は、「先端ないし夢を語る人」です。専門家は、先端のことを行うことによって、他と自らとに差をつけ、その地位を維持・強化しようとします。標準的なことをするだけでは、決して満足しないのが専門家です。専門家たちは「抗がん剤をやりましょう」としか言わないし、日本でも外国でも、教科書を書くのはそういう人たちですから、どっちがいいか不明という時には、必ず、「やったほうがいい」と思わせるように書いてしまうわけです。

米国の専門家たちは、抗がん剤が効かないがんでは「これらのがんではもっと人体実験をやらなければいけない」とか、「そういうがんの患者が来たら抗がん剤の実験に参加するように勧誘しましょう」と書くわけです。そして、実験からでてきた不都合なデータは、なるべく発表しないようにするのです。あまりの死亡者の多さに、途中で立消えになった治験は日本でもゴロゴロしています。そして、うまくいきそうな手ごたえのあった治験だけが続けられ、結果が発表されているわけですが、それでも抗がん剤治療の意義を証明できないのが現状なのです。

米国のメディカル・オンコロジストや、日本の専門家と言われる人たちは、その存在が患者さんにとって、かえって脅威になっている面があることが分かりました。患者さんが不幸になるなら、そういう人たちは「真の専門家」とは言えないでしょう。専門家に期待されるのは、きちんと現実を見すえて、患者さんにとって何が一番得なのか、正直なアドバイスをしてくれることでしょう。第四グループのように、抗がん剤で治る見込みのないがんならば、「苦しい期間が長くなるだけだから、抗がん剤治療はしないほうがいい」と言ってくれたり、「抗がん剤治療なんてものが、この世にありましたっけ？　抗がん剤のことなんか考えなさるな」という態度に出てくれる医師こそが、「真の専門家」と言えるのではないかと思います。しかしそれは、自分たちの仕事をなくす行為ですから、そういう専門家を見い出すことは至難のわざでしょう。

専門家にやってもらわないと不安だけれど、専門家がたくさんできるとまた不安というジレンマ。これはどうしようもありません。打開策としては、第一、第二グループの治療は、特定の病院の、特定の医師だけに許すことにしたらよいでしょう。そうすれば、専門家の数を制限でき、その害が少なくなるでしょう。が、そのような制限にはおそらく専門家たちが賛成しません。

専門家が生まれると矛盾やジレンマが生じる原因は、そもそも抗がん剤自体が矛盾・ジレンマをはらむからではないでしょうか。私たちは、人体の一部である（がん）細胞を薬で殺そうという発想自体に問題があると気づく必要がありそうです。矛盾・ジレンマをはらむ治療をどのようにいじくりまわしても、どんな体制をつくっても、その矛盾・ジレンマからは脱却できないということなのです。

9章 抗がん剤をやめたいと思ったら

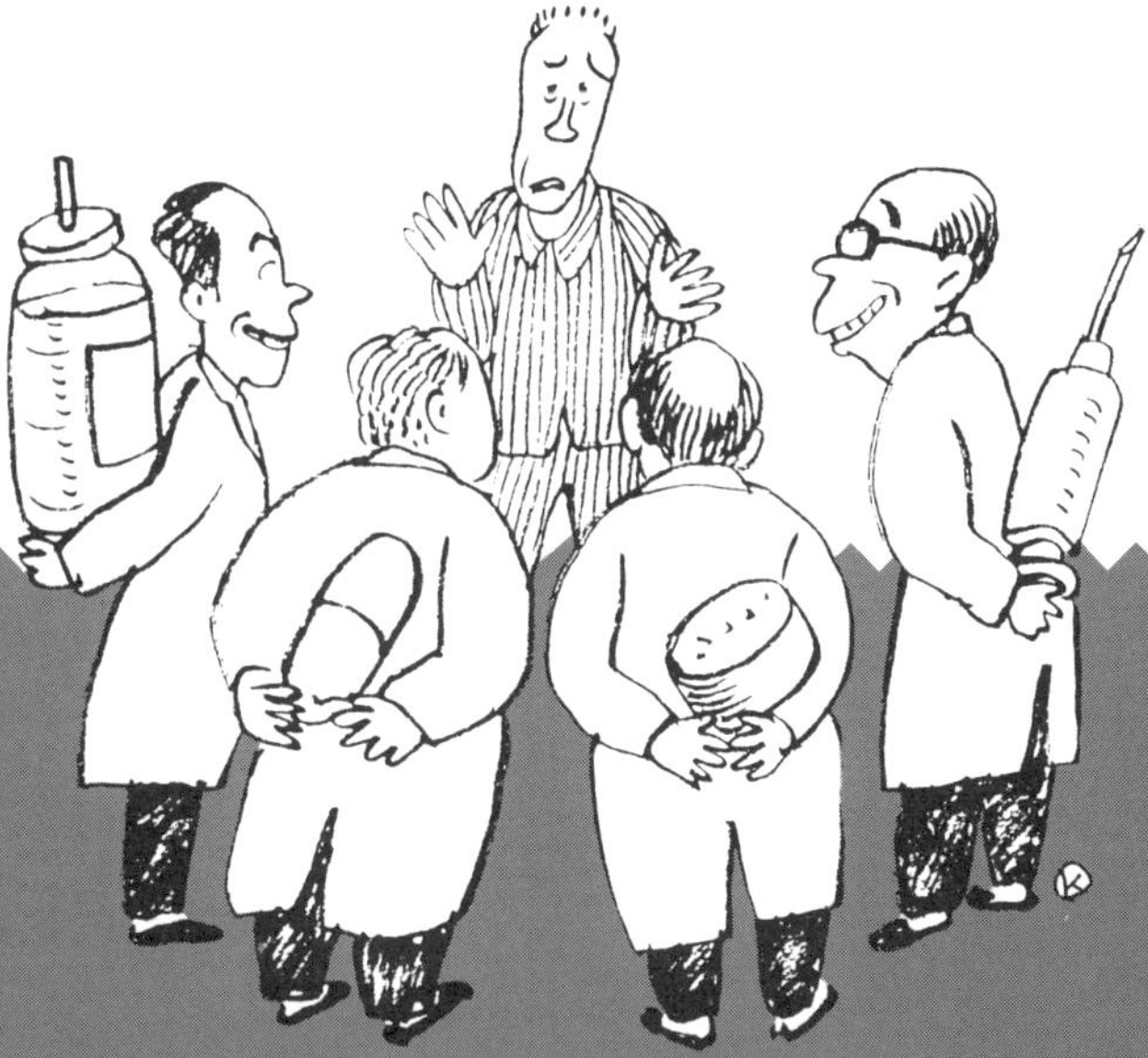

自分のからだは自分で守る

●医師や世間の無責任な「常識」に流されない勇気をもとう

もしあなたが医師に、「抗がん剤治療はイヤです」と言ったら、医師は驚いて、なんとか治療を受けさせようとなだめたり、すかしたりするでしょう。

「責任もてない」「やらなきゃ死んじゃう」「信じられない」「つきあってられん」「違う医者へ行ってくれ」

これらは、患者さんたちが、実際に医師にこう言われたと私に話してくれた言葉です。「がんなら抗がん剤治療を一度は受けてみるのが当たり前」という風土では、医師たちのこういう反応は、当然予想されることです。

しかし、自分のからだのことですから、そういう言葉に動揺しないで、あなたの頭で考えることです。医師が、「有害な抗がん剤治療」や治験に誘う時の言葉を想定して後述しましたので、参考にしてください。

がん治療に限らず、医療では、治療自体は医師にやってもらわねばなりませんが、治療方針の選択・決定まで医師に任せる必要はありませんし、任せてはなりません。家を建てる場合にたとえると、医師はいわば建築設計士。どこの世界に注文者の意向を無視する商売があるでしょうか。設計を相談しあったからといって、誰も専門性の放棄とは言わないはずです。がんという恐ろしげな病気でも、情報があって、考える筋道が分かれば、素人でも自分の治療法を十分決定できるはずです。

私は、がん治療においても、患者さん本人に、あらゆる重要な決定をする能力があると考えています。むしろ、治療に最も切実な利害をもつ患者さん本人こそが、自分自身にとって正しい決定を下せるのです。強い副作用を伴う抗がん剤治療では、個々の決定がどれだけ重要な意味を持ってくるかについても、本書で触れたつもりです。

患者さんが黙っていれば、抗がん剤治療はいつまでも続けられます。とくに、医師が本人に病名も病状も知らせていない場合は、患者さんは自分で治療の打ち切りを決められません。もうやめようとは誰も言わなくて、もちろん医師からも言われませんので、そのままだらだらと続けられることになるわけです。

もし嫌なら担当医に「飲みたくない」と話をしてみることです。だまってこっそり薬を捨てるのはよくないでしょう。患者さんに拒否されれば、担当医もそれ以後考え方を変えるかもしれません。そこでもし怒鳴られるようなら、担当医を替えることです。そして手紙でも出して、ことの顚末を病院長や、病院開設者（たとえば自治体首長）、あるいは地域の市民団体などに訴えることです。

●「必要がない」治療は受けないのが大原則

やめたいと思ったら、まず、抗がん剤が不必要なことをしっかり再認識しなくてはなりません。それには、本書全体をよく読んで確認してほしいのですが、それぞれのがんの分野で、抗がん剤治療というのは、すでに治療成績はピークに達しています。成績はこれ以上向上しないということを、もう一度認識してほしいのです。

皆さんが抗がん剤治療に期待を抱くのは、第一グループでの成績向上がめざましかったから、他のがんでも向上すると思っているのでしょう。それは錯覚です。

第一グループのがんは、他のグループのがんとは性質がまったく違います。おそらく、遺伝子レベルで抗がん剤に対する抵抗性（耐性ともいう）が違うのです。この抵抗性の差は、がん細胞自体が持っている性質の違いによることは、研究室での実験からも、ここ数十年の抗がん剤治療の経験からも、明らかになっていることです。

そしてさらに、第一グループでさえピークに来ているのですから、その他のグループでは、なおさら向上しそうもありません。

皆さんは、がんによる苦痛とか死を恐れていますが、がんによる苦痛には対処法があって取れますし、がんによる死も、皆さんが恐れるような苦悶の死ではなく、穏やかな死だということを知らないのではないでしょうか（拙著『再発・転移の話をしよう』三省堂、参照）。

逆説的に聞こえるかもしれませんが、がんで苦痛になるのは、がん治療をするからです。がんそのものの苦痛より、がん治療のほうが、ずっと過酷なのです。とりわけ苦痛なのは、抗がん剤治療です。抗がん剤の副作用は、巻末の「薬剤別副作用」をみて分かるように、全身に現れる毒性です。

毒性である以上、それは、からだからは容易に離れていきません。つまり、がんの苦痛は取る方法がありますが、抗がん剤の苦痛は取る方法がないのです。したがって、抗がん剤の苦痛を逃れるには、あらかじめ抗がん剤治療をしないという選択をするか、抗がん剤治療をやめるという選択をする必要があるのです。

このことをしっかり心にとめない限り、「無」抗がん剤治療を勝ち取ることは難しいと思います。

●本人抜きの家族の同意・判断は悲劇を産む

「本人ががんと知らない場合、家族はどう判断したらよいか」。こういう質問を受けることがあります。私は、治療の決定はすべて本人がすべきだと考えていますので、こういう質問には実は答えたくないのです。それでも現実には、家族が決めている場合があるわけで、やむなく答えることにします。

第三、第四グループに属するがんで、家族が判断する場合、なるべく現状維持の方向で考えるとよいと思います。がんは、手術や抗がん剤治療をしなければ、あまり苦しくないのです。痛みがあれば放射線やモルヒネで取れます。がんが消化管をふさいで、食べ物を吐いたりすれば、手術は必要かもしれませんが、その場合でも、消化管をつなぎかえるだけにして（昭和天皇が膵臓がんで受けたようなバイパス手術）臓器を切除しなければ、そんなに苦しまないで済みます。

わけても警戒したいのは、末期と言われるようになってからの抗がん剤治療です。東海大学病院で、医師が患者の安楽死（殺人？）を図った事件がありましたが、治らないことを医師も認めているのに、抗がん剤治療が続けられて、患者さんが副作用で苦しんでいるのを家族が見ていられなかった。それが、早く楽にしてやってくれと家族が医師に強く迫った遠因になっていたように思われます。

抗がん剤などに執着しないで、苦痛を和らげる治療に専念していれば、この事件は生じなかったでしょう。末期における抗がん剤治療を控えれば、安楽死の問題は論ずる必要性が薄れるのです。

がんの患者さんを看とった遺族が、もし自分ががんにかかった時には安楽死・尊厳死を希望する、というような話をよく聞きますが、それは、手術や抗がん剤で患者さんが苦しむのを見てきたからだと思われます。そういった場合にも、なるべく手術や抗がん剤を避けるという現状維持の方向で考えていたら、結果はずいぶんと違ったものになっていたでしょう。

患者さんが亡くなった場合、がんで死ぬのは自然なこととして、遺族もなんとかあきらめがつくはずです。しかし、副作用で苦しみ、万が一にも副作用死などしてしまったら、悔いを千載に残すことになり、なかなか立ち直れません。ですから、現状維持の方向で考えることは、患者さん・家族双方にとって必要なことなのです。

「できるだけのことをする」とは「できるだけたくさんの治療」と思い込みがちですが「できるだけ肩の力を抜いた治療」「できるだけ手を抜く」に近い治療が適していることが多いことを知っておいてください（点滴なし、気管切開なしなど）。

第一、第二グループに属するがんでは、事情は異なります。これらのがんは抗がん剤治療で治る可能性があるわけですから、抗がん剤治療をする方向で考えねばなりません。その場合、家族が判断してはいけません。これらのがんで行われる抗がん剤治療は、たいへんに厳しく辛いものです。患者さん本人ががんだと知って、治る希望のもとに行わないと、患者さんはめげて、うつ状態にもなり、最悪の場合には自殺します。私も、私自身の患者さんではありませんが、自殺した話をいくつも見聞きしています。それは決まって、家族が判断して本人には何も知らせていない場合でした。

がんと知らせるとかわいそう、患者さんが不安になると家族は言いますが、知らせずに抗がん剤治療をするのはもっと残酷です。不安は一時的なもので忘れていることも多いですし、からだが弱るわけではありません。しかし、抗がん剤の苦痛は、からだ自体が感じますし、抗がん剤が続けられる間中続きます。

また、家族のあなたが病名を知らせたいと思う時、そこには知らせたいとする理由や考え、あるいは医師であれば過去の経験や未来への予見があるでしょう。その動機はなんであれ、知らせたほうがいいと考えたその直感・洞察を信じましょう。どういう場合も、知らせたためにまずくはならないというのが私の経験です。

とくに「進行がんには化学療法しか道は残されていない」と一般的には思い込まれていますから、患者さん・家族が「いいです。やめてください」と意志表示しない限り、医師は、内心やめたほうがいいと思ってもやめられないのです。

抗がん剤の苦痛を味わった患者さんは、他の人には、とくに自分の家族には、とてもこんな辛い治療は受けさせたくないと思うものです。それなのに、家族が患者さんの肉体的苦痛を見て見ぬふりをするのは、あまりにも冷たい仕打ちではないでしょうか。

●抗がん剤をやめたあと、どうしたらいいか

抗がん剤をやめたあと、では今度は何を飲んだらよいかと悩む患者さんがいます。基本的に、何かからだに入れないといけない、自分のからだには何か足りない、だからがんになったのではないか、再発防止には何か特別なものを摂取しないといけないと思い込んでいるようです。その結果、各種の療法に走ります。

私は西洋医学の体系で治療をしている医師が、漢方などを患者さんに勧めるのは矛盾していると思います。西洋と東洋の折衷などと言う人もいますが、体系の違うものを折衷するのは問題がありすぎます。

しかし、患者さんが、自らの判断で、漢方をはじめとする非証明医療（科学的に効果が証明されて

いないもの)、いわゆる民間療法をするのを否定するつもりはありません。が、それはそれで危険が大きいことを知っておくべきです。

副作用が少ないと言われている漢方にも、重篤な副作用が多々生じています。しかし西洋医学の薬の場合以上に、漢方の副作用は報告されにくいので、副作用が少ないと勘違いされているだけなのです。他の民間療法はなおさらでしょう。

がん治療後に患者さんを民間療法に走らせないために、患者さんを引き留めておく手段として、なんらかの薬を気休めに使っている医師もいるのではないでしょうか。その場合、効果も弱いが副作用も弱い薬が便利なわけです。クレスチンやピシバニールなどは、そういった意味も込めて、「便利な薬」として大量に使われたのでしょう。しかし、大量に使われたがために、効かないことが分かって認可が取り消されました。今日の「夢の新薬」も、明日には「危険な薬」「無駄な薬」となるのです。

民間治療の中にも、当然、危険なものもあります。作用のある薬は、当然ながら副作用もあるからです。逆に、副作用がないというふれこみの薬やワクチンというのもありますが、薬には「副作用なければ主作用なし」という鉄則がありますから、これも信用するわけにはいきません。「副作用はあっても主作用なし」という治療がほとんど、という特徴は、西洋医学も民間療法も変わることはないのです。

あぶない言葉

●こんな言葉で医師は不必要な治療や治験に誘う

以下に並べた言葉を読んでいくと、あまりにも医師を悪者扱いしすぎているのではないかと、疑問をもたれるかもしれません。確かに、悪意を自認している医師はいないのです。どんな医師も、自分自身では善意と考えていますし、患者さんからも善意に見えるはずです。これらの言葉はそういった「信頼関係」の中で使われる言葉ですから、患者さんとしては、一も二もなく抗がん剤治療に誘われてしまうことになりがちです。そういった危険性を頭において、以下の言葉を熟読玩味してください。

それにしても、こんなコーチを必要とするのでは、あまりにも悲しすぎます。でも、これが、日本の医療の現状ですし、残念ながら、医師の側からの改善を期待していては、現在の患者さんの身には間に合いません。そう考えて、私は洗いざらいの情報公開を患者さん向けに、あえてしてきました。患者さんがきちんとした意志を、医師たちに対して示していかない限り、現状は変わりません。皆さん一人一人の選択が、日本の医療を改善していくはずなのです。そしていつか、この「おせっかいな」章が不要になる日がくることを願っています。

●「がんと一緒にたたかおう」

たたかったら苦しむと考えておいてください。とくに、抗がん剤でがんとたたかっては、からだがもちません。再発した場合でも、無理にしこりを縮めるために抗がん剤をするよりは、なんらかの症状（しこりが他の臓器を圧迫して痛むとか、腹水がたまるとか）がない限り、抗がん剤治療はしないほうが楽に生きられるはずです。症状がある場合も、抗がん剤以外の手段で治療したほうが（たとえば放射線とか）、楽でしょう。とくに、再発した患者さんは第一相試験の対象となるので要注意です。

●「最善を尽くしたい」

こんな言葉で、患者さんには何も言わずに家族とだけ話して、治療方針を決めたり、ひょっとすると家族から治験の同意を得たりしているかもしれません（二〇八頁参照）。「医師の本音アンケート」では「当院ではがんの告知をしていないので、制がん剤の場合、被験者本人に説明し難い」「当院ではがん患者が多く、病名を告げていない患者も多いため、患者からの同意を得ることが困難で、法定代理人からの同意が多くなる」（「文献2」五六頁）という回答がありました。

●「何もしないでいるよりは何かやったほうがいい」

抗がん剤が効くという神話が、患者さんの側にも根強くあるので、「あの時やっておけば……」と恨まれないように、防衛の意味で医師は抗がん剤を勧めることがあります。

それで再発すれば、「やれるだけのことはみんなやった」「最善の手を尽くしたつもりです」と言えます。がんがなぜ再発・転移するのか、一般社会に情報が行きわたってなくて、早期発見すれば転移しないとか、初回治療の失敗で再発が起きるという考えが根強く支配的なので、なおさらです。医師は、再発した時に患者さんに恨まれそうだと思ったら、抗がん剤治療を勧めておいたほうが安全というわけなのです。がんのメカニズムなどに関する知識が、もっと社会に浸透すれば、医師もこんなことは言わなくなるでしょう。

●「やれば長期生存できる」

長期の中身は、胃がんなどでは再発するとせいぜい一年。しかもこれが長期だとすると、残りの「短期」の人は、どのくらいの生存になるのでしょうか。そういう人たちは、抗がん剤治療を受けたら、ずっとベッドにしばりつけられたままで、家に帰ることはできないうちに亡くなってしまうことになります。

●「念のためやっておこう」

「焚き火にバケツで水をじゃっとかければ、すっかり鎮火できるでしょう。そんなものですよ抗がん剤治療とは」という言い方があります。なかなかうまい比喩ですね。でも、水をかけられた患者さんのからだは？

いくら比喩や表現がうまくても、抗がん剤の毒性が消失するわけではありません。「しこりは縮小した。患者は弱った」「しこりは消えた。患者は死んだ」という場合を忘れずに。

●「経口でも、がんが消失する患者さんはいるんですよ」

理論的には、フルオロウラシル系の経口抗がん剤にも縮小効果があるのですから、確かにいるかもしれません。たとえば、一〇〇〇人治療して再発する患者さんが一〇〇人いるがんの場合、そのうち一人くらいはフルオロウラシル系経口抗がん剤でも治るかもしれません。ただしその場合、注射なら三人あるいは五人が治るでしょう。

そして、一人が治るかもしれないという可能性を求めて、一〇〇〇人が経口抗がん剤を飲まされます。医師は自分の経験で縮小が見られた人が一人でもいると、可能性があるからと全員に勧めがちです。デメリットしかなかった残りの九九九人はどうなるのでしょう？　そもそも、本当に治せると思うなら、効果が弱い、いい加減なフルオロウラシル系経口抗がん剤などは勧めないはずですから、こんな言い方をする医師は信用できません。

●「しこりが小さくなる人がいる」

たとえば、胃がんで首に転移のしこりがある人に抗がん剤の注射をすると、しこりが消失する人もいます。とはいえ、あなたのしこりが必ず消失するという保証はどこにもありません。消失しない人のほうがずっと多いからです。しこりが消失した人は、寿命が延びるかもしれません。でも、治るわけではありません。世界中のくじ引き実験で、抗がん剤をしても全体の生存「期間」も、生存「率」も変わらないという結果が出ていることは、誰かの寿命が延びている一方、誰かの寿命が縮んでいる、ということです。そして、しこりが消失した人も含めて、副作用は全員が受けます。

●「やったほうが患者さんも満足してＱＯＬが高い」

現在、ＱＯＬをはかる適当な指標はありません。患者さんの誤解に基づく心理的満足が、本当のＱＯＬになるとは思えません。患者さんが自分の病状や予後を正確に知った上で、何がＱＯＬになるのか自分で判断すべきです。「倫理」「ＱＯＬ」「ボランティア精神」など、あいまいな言葉には用心しましょう。

●「やれば楽になる」

症状緩和のための抗がん剤治療を勧められた場合でも、症状がひどくないうちはやらないほうがいいのです。症状がひどくなった時にすれば十分ですし、先にやったからといって、予防できるわけではありません。患者さんとしては、症状が緩和するとそのせいで寿命が延びたような錯覚をもつのですが、他に「寿命短縮効果」ももらいますから、実際の寿命が延びたのか縮んだのか分かりません。

●「抗がん剤で腹水が取れます」

たしかに抗がん剤で腹水が取れる人もいます。とはいえ、ごく少数で、あなたの腹水が必ず取れるという保証はどこにもありません。取れない人のほうがずっと多いのです。

抗がん剤を直接腹腔内に注入すれば、全身に副作用を受けないで済むかもしれません、と勧める医師もいます。が、やはり全身に吸収されて、副作用が出ます。腹水は、どのような方法でも、コントロールしにくいのです。どうしても治療するというなら、たとえば放射線を腹部にだけあてる方法のほうが楽でしょう。一般に、「抗がん剤が効かない場合でも放射線は効くことがある」「抗がん剤が効けば放射線も効く」という関係があります（ただし、がんが縮小するという意味で、治るという意味ではありません）。

●「抗がん剤で痛みを取ろう」

転移のために痛みがあった場合、抗がん剤でがんが小さくなれば痛みは取れるはずですが、抗がん剤で縮小しないがんが圧倒的に多いので、実際に痛みが取れる人は少数です。その代わり、副作用は必発します。したがって、痛みを取るために抗がん剤治療をするというのは、あまり勧められる方法ではありません。

痛む箇所が何か所もあれば、モルヒネなどの鎮痛剤が適していると思います。もし痛いところが一か所、二か所と限られていれば、それは放射線照射の適応だと思います。痛みを取るための放射線照射では、副作用はほとんどありません。ただ、痛みが取れ始めるまでに少し日数がかかるので、その間はモルヒネなどの鎮痛剤で抑えておいて、痛みが取れてきたら鎮痛剤をやめる、という方針がいいと思います。モルヒネは、便秘という副作用がありますが、下剤で対応すれば安心して使える薬です。

治験では、モルヒネなどを一緒に使ってしまうと、抗がん剤の効き目がはっきりつかめないので、抗がん剤の評価期間中は、痛みがあっても痛み止めを使ってもらえない可能性があります。

●「最後にもう一回、抗がん剤に挑戦してみたいという患者さんもいるんですよ」

それでは本当に、人生の最期になりかねません。

●「患者さんの気の済むようにさせてあげたい」

可能性がほとんどないものを、ないと言ってあげないのは、患者さんのためになりません。

●「点滴しましょう」

歩けるうちに「点滴しましょう」と言われたら、まず抗がん剤です。弱ってきて寝たり起きたりになってから言われても、抗がん剤のことがあります。痛み止めのモルヒネと一緒に抗がん剤を点滴する場合もあります。

●「在宅でも抗がん剤治療はできます」

在宅で末期を迎えることができるようにと、抗がん剤・点滴・栄養補給という病院の濃厚治療セットが出前されるようになりました。これも必要のないものが多いので、注意が必要です。

●「一％くらい向上する可能性はある」

そう言われると、なんとか死なないでいたいと必死な患者さんは、そうかと納得してしまうようですが、一％の成績向上は証明することができないのです。五〇％が五一％になるのを証明するには、数千人ないし数万人の患者さんを被験者にして実験を組まなければなりませんが、そんな実験は世界のどこにもないのです。ですから「一％」を言い出す医師は科学的ではありません。一〇〇％に生じる副作用も失念しています。

●「再発予防のために飲もう」

抗がん剤は、すでにある転移をたたくためのもので、再発予防という考え方自体がナンセンスです。フルオロウラシル系経口抗がん剤で「再発予防」と考えている医師もたくさんいますが、薬を飲んでいたために再発が減ったという証拠はないのです。抗がん剤自体が発がん作用をもっているので、むしろ発がん促進になってしまいます。

もし、今現在、治療してしこりが残っていなければ必要ありません。必要ないというより、有害ですし、もし残っているなら、注射・点滴による標準的な治療をする必要がありますが、第三、四グループではそれも不要かつ有害です。

●「がんにならないようにするために」「予防のために」

実際にはがんなのに、こういって勧める医師もいます。もし自分ががんにかかっても、抗がん剤なら絶対に断るとつねづね言っていた人が、こう言われて、ヨレヨレになりながらも抗がん剤治療を続けている、という話がありました。

●「今まで飲んだのが水のあわになる」

がんは、それまで点滴したり飲んだりした抗がん剤によって、すでに治っているか、いないかのどちらかです。治っているなら、もうする必要はありません。他方、まだ治っていないなら、これからも治るとは期待できないでしょう。少なくとも、今までに得られた効果がなくなることはありません。

また治験だと、途中で拒否されたら医師としては研究費をもらうのが「水のあわになる」ので、無理に引き止められる可能性があります。治験でなければ、医師も無理には引き止めないでしょう。「そんなにいやなら、やめてもいいですよ」と言ってくれるはずです。

●「急にやめたらあぶない」

抗がん剤を急にやめてもいいものか。本当は、善は急げです。やめると決心したならば、すぐにやめていいのです。急にやめたことによる悪影響はありません。これは他の薬でも言えることです。副作用かなと心配になったら、とりあえず自分の直感を信じて、一時やめて様子をみる。「おかしい」とからだで感じているのに、飲み続けてはいけません。

患者さんは「薬というからには、からだに良いのだ」という意識から抜け出せません。「あなたのからだに良いお薬」と医師に言われると、「飲まないとからだに悪い」と思いがちです。ソリブジン事件の患者さんたちも、そう思って真面目に飲んだために被害にあっています。

唯一の例外は、ステロイドなどの副腎皮質ホルモンです。長く飲んでいる場合には、同じ種類のホルモンを分泌している副腎皮質の機能が衰えているはずで、急にやめた場合、からだが必要なだけのホルモンをつくれず、危険な状態になります。そこで、副腎皮質ホルモンをやめる場合には、だんだんと薬を減量しながらやめていきます。

しかし、副腎皮質ホルモンを急にやめていいかどうかは、抗がん剤治療に関しては、そう気にする必要はありません。副腎皮質ホルモンが多剤併用療法の組合せの中の一剤として使われている場合、いきなりやめても安全です。ただ世の中では、維持療法と称してダラダラと使い続けることもあるようで、維持療法として使った場合は、少しずつ減らして中止にもっていくことを考えたほうがいいでしょう（使った期間や量にもよります）。

●「がんがなくなった状態を維持するために飲み続ける必要があります」

今行われているこの種の維持療法は、たいした根拠なく行れていると思っていいでしょう（一〇七頁参照)。

●「飲まないならその後の検査をしても意味がない」「飲まないなら来なくていい」

何年にもわたってフルオロウラシル系の経口抗がん剤を出していれば、薬価差益もそこそこ入りますから、確かに患者さんが飲まないなら「医師にとって意味がない」わけでしょう。

●「抗がん剤は小出しにしたほうが効果的」

この考え方が悪性リンパ腫の治るべき患者さんを治らなくしました(八九頁以下参照)。

●「私なら受けるね」「私の家族なら受けさせます」

医師には、自分ならどうするという治療法があります。もし医師が「自分なら治療を受けます」と言うなら、どんな治療か、中身を聞くのがいいかもしれません。

といって、医師が新治療法を言い出すのは矛盾しています。新治療法や新薬は、効果・副作用がはっきりしていないのだから、期待できるが、同時に期待できないものでもあります。そのように効果不明のものを、「私なら受ける」というのは無責任です。なにがなんでも、抗がん剤を使いたいだけです。もし、治療が必要というなら、標準的治療を受けましょう。

第四グループのがんに抗がん剤を言い出すのも矛盾しています。第四グループの標準的治療は「抗がん剤治療なし」です。第四グループで現在行われている抗がん剤治療は、すべて「実験的なもの」です。

●「手術の補助に使います」

この言葉は主に第四グループで使われ、何かやったほうが得というイメージがあります。しかし第四グループには、どのような抗がん剤治療も意味がないことは前述した通りです。

う。手術中や手術後にどんな抗がん剤治療を予定しているか、手術前に医師から聞き出しておきましょう。手術中に抗がん剤を使われることがあり、胃がんで、腹腔にシスプラチンを撒くことがはやっていますが、それで腎不全になって死ぬ人がいます。手術でからだの臓器のバランスが狂っているから危険なのです。

●「あなたの病名はがんです」

最近では、病名を知らせる医師が急に増えたそうです。これで実験がやりやすくなったという発言があります。病名を言っても、病状や代替治療、予後などについては話さない場合が多いので、病名だけ聞いてすっかり「病名を教えてくれたいい先生」と信用してしまうと危険です。「実験のことを言ってくれる先生」とは限らないからです（二一九頁参照）。

●「薬を変えてみましょう」「違う抗がん剤にしましょう」

抗がん剤治療後に再発した場合や、抗がん剤を使っても効かない場合に「違う抗がん剤にしましょう」と言われたら、治験の可能性が大です。

病名も偽られていて、説明も何もなく実験されている場合、これはもう自衛のしようがありませんが、どうも変だと思ったら、今処方されている薬をとりあえず断ってしまうのもいいかもしれません。もしがんなら、医師は説得しようとし、仕方なく病名も知らせるでしょう。それを聞いた上で、自分がどのグループか考えて、第三、第四グループなら「やっぱり嫌です」と言えばいいのです。

●「新しい薬を使ってみましょう」

これはまず、実験台だと思わなければいけません。そういう時は薬の添付文書をもらいましょう。認可前の新薬なら、添付文書がないから治験薬だと分かります。また添付文書の「効能・効果」の欄を見て、そこに書かれていないがんならば、適応症拡大のための治験の可能性大です。

●「ここにサインしてください」

手術では、サインを取るために、医師は必死になって説明したりもしますから、手術の内容が分かって患者さんに有利になることもあります。しかし抗がん剤治療では、サインを必要とするのは治験の場合くらいです。私は抗がん剤治療をするのに、サインをしてもらったことは一度もありません。抗がん剤治療に関連してサインを要求されたら、頭から断ってしまうのもいいかもしれません。医師の説明を聞き始めると、患者さんはどうしても知識や情報に劣るので、「治験」ではなく「治療」と勘違いさせられることにもなるでしょう。

しかし、サインを求められなければ治験でないかというと、そんなことはなく、日本の治験の圧倒的多数は、患者さんの同意があったことにして、カルテにそう書いておいて行われたものです。「治験」ということを患者さんに説明せずに行った治験について、「ジャパニーズ・スタイルのインフォームド・コンセントを得た」と欧米の医学雑誌に発表している日本からの論文がありました。

●「一種類だけで治療しよう」

標準的な抗がん剤治療は、多剤併用療法なので、「一種類だけの抗がん剤で治療しよう」と言われたら、第一相試験ないし第二相試験の可能性があります（一八〇、一八一頁参照）。

●「ちょっと組合せを変えてみましょう」

新抗がん剤単独ではなく、他の抗がん剤と併せて、多剤併用療法の形で、後期第二相試験や第三相試験が行われることがありますから、多剤併用療法だから実験台になっていないとはいえません。多剤併用療法の時には、それぞれの薬の添付文書をもらいましょう。認可前の新薬なら、添付文書がないはずです。添付文書があったら、文献リストの欄を見て、そこに載っている論文の発表年を見ます。新しいものが多ければ、あまり試されていない新薬と考えていいでしょう。

●「新しく認可されたいい薬です」

新抗がん剤に延命効果があるか否かは、認可「後」の治験で検討されるのですから、認可された薬を使っているといっても、油断はできません。また、認可された新抗がん剤と、他の抗がん剤とを組合せて、その新しい組合せで第一相試験や第二相試験を行うことがあります。これらは毒性試験ですから、治療ではありません。この場合も、サインを求められることがあります。

そもそも世の中で、サインをして相手に渡す書類で、こちらの有利になるようなものはありません。サインと言われたら、自分が何に同意するのか分かるように、必ず説明書をもらいましょう。「一度説明を聞いただけではよく分かりませんから」と言って。説明書の内容にも問題はありますが、よく読んでから返事をしてください。

●「入院しましょう」

症状のない時に「入院しましょう」と言われたら、治験かもしれません。第一相、第二相の治験は、なるべく入院させてすること、とガイドラインには書かれています。また第一相、第二相の治験は、再発・転移の患者さんがよく被験者にされるので、再発・転移のあとに抗がん剤治療を言い出されたら危ないのです。再発・転移しても、症状がない限りは治療する必要がない場合が多いので、治験でないと分かっても、入院しないほうが安全です。

●急に検査が増えた

副作用を調べたり、治験の効果を計っている可能性が高い。

●「白血球増多剤を使いましょう」

第一グループのがん以外、白血球増多剤を使わなければできない標準的治療はないので、その他のがんで、白血球増多剤を使いながら抗がん剤治療をしようと言われたら、実験の可能性が高いのです。また第一グループのがんでも、白血球増多剤は必要ないものが多いのです。抗がん剤治療を何サイクルかやっていると、白血球が回復してこない場合はあり得ますが、それはもうやめたほうがいいという、からだからの警告と考えるべきです。

白血球増多剤が使われる場合、治療で死ぬことも覚悟していなければなりません。もともと危険な多剤併用療法の場合、白血球増多剤を使えば、白血球減少に伴う感染症などで死ぬ率は下がりますが、ゼロになるわけではなく、たとえば一一％の副作用死亡率が四％に下がる、といった程度です。白血球増多剤が使えるようになったので、今まで抗がん剤治療にタッチしていなかった医師も気楽に行えるようになった、ということもあります。同じ理由で、今までは行わなかった第四グループのがんに抗がん剤治療を始めたところもあります。

一番危険なのは、白血球増多剤を使いながらの、抗がん剤の第一相試験や増量試験です。これは、誰かが死ぬまで続けられるという、まるでロシアン・ルーレット（拳銃に一発だけ弾を入れておいて、数人が交互に自分の頭を狙って撃つ）の世界ですが、違うのは抗がん剤では死ぬのは医師ではなく、患者さんだけだということです。

●「薬を増やしてみましょう」

治療においても、どれだけの量を使うかは医師の裁量（言葉をかえると「勝手」）だそうです。ですから医師の判断しだいで死亡することもあるわけです。

第一相試験では順に増量していくので「薬を増やしてみましょう」は危険です。副作用が出ているのに「薬が効かないようですから、もっと増やしてみましょう」と言われたら、まず増量試験だと思わねばなりません。もっとも、何も言われずに増量されてしまうこともあります。

●「吐き気止めを使いましょう」

こう言われたら、吐き気の強く出るシスプラチンが一緒に使われる可能性が大です。シスプラチンが使われる場合の九九％は、他の抗がん剤で十分か、抗がん剤治療をしないほうがいい場合です。

●「ゆっくり説明しましょう」

「医師の本音アンケート」には「被験者への説明に十分な時間が必要なため、他の患者の診療時間に影響が出ている」（「文献2」五六頁）とありますから、ふだんに比べていやに説明が長い時は、治験の説明をされているのかもしれません。診療日以外の別の日にわざわざ新治療について話すと言われた時もご用心。「よく説明してくれるいい先生」と思って満足していると危険です。特別待遇を受ける意味を考えないといけません。

●説明が短くても危険

しかし、逆（短時間ならいい）もまた真ならずです。

「確かにインフォームド・コンセントを取るのに要する時間は長くないほうがよくて、大体日頃起こらない異常なことが起こっているというと非常にむずかしいと思います」（「文献1」九六頁）「当該治験に関して十分な説明をすればするほど、被験者の協力を得られなくなる例が増えている」（「文献2」五五頁）「普段は三分診療で治験の時だけ三〇分かかるとなると、かえって患者は心配する。とんでもない薬を出されるのではないかと不安になるのも無理からぬことである」（「文献2」九二頁）

●治療したはずなのに結果を言わない…

紫芝良昌氏（虎の門病院）は、患者さんは治療したとばかり思っているから結果の善し悪しを聞きたがるが、医師は患者さんに治験の結果を伝える必要性を感じないので、つい忘れてしまうそうです。

「多数の患者さんが待っている外来で、治験について説明文で話をすることはとても不可能なので、普通の外来とは別の日に来てもらって話をするようにしている。実際に患者から、治験を終了したあとの成績について何も説明してくれないではないかと言われたことがある。治験をやらせてくれればもうそれでいいと安易に思ったのがいけないことで、その成績を終了後にきちんと説明することが必要である」（「文献2」九二頁）

●「くじで決めたい」

はっきりこう言われたら、はっきりと意志表示しましょう。「医師に無理に勧められたらどうしたらいいんでしょう」という患者さんに対して、別の患者さんが「嫌なもんは嫌ですって言うっきゃないわよ」と答えていました。拒否すると、その後意地悪されるのではないかと患者さんは心配するようですが、そこまで医師は悪質ではありませんから、大丈夫です。

●「あなたの病気によい薬だから治験に参加してくれ」

もし認可前でそんなにいい薬なら治験としてではなく、治療としてやってほしいと言いましょう。

●「統計学的に一番公正な方法で決めます」

くじ引きで決める、という意味です（二三〇頁参照）。

●「安全です、心配ありません」

医師が安全を強調する時は、危険なんだ、と考えるべきです。

番外編●こんな治療を勧められたら

●抗がん剤周辺の治療と薬…その可能性と限界

本書では、注射・点滴ないし経口で用いる抗がん剤について述べてきました。しかし世の中には、同じ薬を動脈から注入する方法もありますし、抗がん剤や抗腫瘍剤と言われるものの中には、ホルモン剤や免疫療法剤もあり、それらについての説明が必要と考えました。また本書では、がんを第一から第四までのグループに分類しましたが、ある種の血液のがんについては、別途説明が必要と考えます。ここでそれらについて簡単に説明しておきます。

●動注

「動注」とは動脈注入の略です。がんのところに行く動脈内に直接抗がん剤を注入し、高濃度の抗がん剤で、がんをやっつけようとするものです。動脈に注入する方法としては、血管をレントゲン透視下で造影しながら注入するもの、ちょっとした手術をして、カテーテルを長く留置するようにするものなど、さまざまな方法があります。

動注が行われるのは、だいたいが手ごわいがんだからです。動注をしても、本当にしこりまで抗がん剤が届くかどうかは分かりませんし、治る率が上がる、ということも証明されていません。動注で高濃度の抗がん剤を入れても治らないのは、がん細胞のところまでなかなか薬が届かないことや、薬が届いても、がん細胞の薬剤抵抗性を乗り越えられないことが原因です。ただ、生存期間が延長する可能性はあります。

肝転移に対する動注が有名で、もっともひんぱんに行われていると思います。これをすると、肝臓の転移巣が一時的に小さくなることがあり、ある程度の延命が期待できます。しかし動注でも、全身に回る抗がん剤があって、やはり吐き気や全身倦怠などの全身の副作用が出ます。

私は、肝転移のある人には、全肝臓に放射線を総計一五〜二〇グレイ程度用いるようにしています。放射線と抗がん剤とは、作用のメカニズムが似ていますから、動注でがんが小さくなる場合には、放射線でも小さくなるものなのです。そして放射線照射は、抗がん剤より副作用は弱く、カテーテルを留置されたりというわずらわしさもありません。もっと試みられてよい方法だと思います。

転移ではなく、肝臓から発生した肝がんについては、動脈からカテーテルを入れて、がんへいく血管を閉塞させたり、同時に抗がん剤を注入したりする方法があり、延命効果が期待できるようです。ただこれに関しても、放射線治療とどちらが得かは、しっかりとは調べられていません。

●放射線と抗がん剤との併用

抗がん剤を注射・点滴しながら放射線照射をすると、放射線ががんを死滅させる効果が高まるようで、頭頸部がんなどで行われることがあります。その真の意義はこれからの検討にゆだねられていますが、はっきりしているのは、全身転移を減らすことは困難ないし無理ということです。

●ホルモン療法

人間のからだにもともと備わっているホルモンをがん治療の場で使うのは、次のような場合です。一つは、白血病や悪性リンパ腫の治療に副腎皮質ホルモン（ステロイド）を使う場合です。リンパ球系の細胞には、なぜかステロイドに弱いという特徴があり、治す目的で多剤併用療法の組合せの中の一剤として用いられます。ステロイドは、からだの調子をよくする働きがあるので、他のがんでも、末期の患者さんの食欲増進などの目的で使われることもあります。しかし、使いすぎると胃潰瘍になったりしますので、使い方の難しい薬です。

乳がんや前立腺がんでは、ホルモン療法が主たる治療法の一部をなしています。もともとこれらのがんでは、発がんする過程でホルモンが関係していると考えられており、それを逆用しようというわけです。乳がんの場合には女性ホルモンの働きを抑えたり、前立腺がんの場合には男性ホルモンの働きを抑えたり、各種のホルモンないし薬物を使います。

●乳がんでのホルモン療法とは

以前は、女性ホルモンに対抗させるのだとして、男性ホルモンを使ったりしていましたが、ひげが生えてきたり声が太くなったりするので、今日では廃れています。また、卵巣を切除して、閉経状態を迎えさせる方法もありましたが、これも今はほとんど行われません。ただ閉経前の患者さんが再発した時には、進行を抑えるという意味で考慮してよい方法かもしれません。

現在、ホルモン療法の主流となっている薬剤は、タモキシフェンです。タモキシフェンは、もともと避妊薬として開発されたもので、体内に入ると、細胞の中にあるホルモン受容体と結合し、女性ホルモンの働きを抑えます。それで、ホルモン受容体（正式には、エストロジェン・リセプター）をもつ乳がんであれば、増殖を抑制できるのです。ホルモン受容体がどれくらいあるかは、人によって違います。手術ないし生検時にとった組織を検査に出して分かります。

乳がんの初回治療（手術ないし放射線治療）にともなってタモキシフェンを補助的に使った場合の結果では、世界中のデータを集めて解析すると、長期生存率にしておよそ五〜六％の向上をみたという結果が得られました（「Lancet」三三九巻一頁九二年）。

タモキシフェンの有効性に影響するのは、まずリンパ節転移の有無で、先の解析では、リンパ節転移がない群では三％程度の向上なのに、リンパ節転移がある群では八％程度向上しています。それ以外には、ホルモン受容体の有無ないし量、閉経前か閉経後かということが影響します。ホルモン受容体があって、しかもたくさんの量があったほうが当然ながら向上幅が大きく、また、閉経前の人に比べると、閉経後の人のほうが向上幅が大きくなります。

抗がん剤治療をする場合に、それにさらに加えてタモキシフェンも飲んだほうが得か否かについては断定できません。閉経前ではメリットは無いかあっても少なく、閉経後ではある程度のメリットがありそうですが、あまり高齢者には抗がん剤は危険です。高齢者では、タモキシフェンのほうがいいだろうと考えておいてください。

●タモキシフェンはどれくらい続けたらいいか

タモキシフェンは、単に飲むだけなので、タモキシフェン療法の上手下手があるとすれば、それは必要のない人に飲ませたり、必要な人に飲ませなかったり、というレベルの話と、あとはどれだけの期間続けるかという判断でしょう。後者についてはよく分かっていませんが、一応、一年よりは二年のほうがいい、ということになっています。二年以上続けるほうが二年よりもいいという「傾向」も出ていますが、本当にそうか、については断言できません（「Lancet」三三九巻一頁九二年）。成績向上があったとして、かりに二年飲んだ場合には生存率が五％程度向上するとすると、五年にした場合には、六％あるいは七％になるかもしれない、という程度で、向上幅が倍にも三倍にもなる、というものではないようです。

他方、長く続けた場合の副作用についてはよく分かっていません。最近の研究では、タモキシフェンを使用していると、子宮体がんが増えるのではないかと言われています。また服薬期間が長いほど、その危険性が高くなると言われています（「Lancet」三四三巻四四八頁九四年）。そうした研究には、方法論的にどうしてもついてまわる欠陥があるので、確定した結論ではありません。しかしいずれにしても、がんを抑える力のある薬に、なんらかの副作用がないわけはなく、どのくらいの期間続けるかについては慎重な考慮が必要です。

この点私は、従来は、タモキシフェンを飲む人には、最低二年続けましょう、できれば五年飲みましょう、と言ってきました。しかしここで意見を改め、一応二年が標準的となっているが、二年以上続けるかは患者さんめいめいの判断ないし好みに任せたい、としたいと思います。これも暫定的な意見で、また新しいデータが出れば、さらに考えを改めるかもしれません（九四年）。↓二九七頁注参照。

●前立腺がんのホルモン療法とは

他の臓器に転移がある前立腺がんに対しては、ホルモン療法が行われることがふつうです。ホルモン療法の内容としては、両睾丸を除去したり、女性ホルモンを使用したり、男性ホルモンの抑制剤を使用したりと、さまざまなものがあります。前立腺がんのホルモン療法を考案した人は、ノーベル賞を受けました。それくらい有効で画期的にみえたわけです。しかし今日まで、ホルモン療法で生存率が向上したという証拠はありません。

他方、ホルモン療法を受けると、去勢状態になり、インポテンツが必発します。したがって、たまたま転移が発見されても、症状のない人では、ホルモン療法を受けないほうが賢明ではないかと思います。しかし、たとえば骨転移で全身の痛みがあるような場合、ホルモン療法で痛みが取れることが多いので、試みるべき治療法かもしれません。ただこの場合にも、モルヒネとどちらが得か、痛みが一か所、二か所程度なら放射線のほうが得ではないか、などの疑問が残ります。

●慢性骨髄性白血病、慢性リンパ性白血病、多発性骨髄腫の治療

慢性骨髄性白血病では、適当な骨髄提供者がいて、骨髄移植ができた場合には、一定割合の人が長期生存でき、その場合には治ったと考えてよいようです。骨髄移植ができない場合には、抗がん剤で治ることはないと考えられています。とくに症状がなければ、治療をしないで様子をみるのがいいのではないでしょうか。抗がん剤治療をする場合には、ブスルファンやエンドキサンなどを一剤使えば十分でしょう。最近では、インターフェロンも注目されています。

慢性リンパ性白血病も、抗がん剤では治ることがありませんが、進行が速いもの遅いものさまざまなタイプがあり、ゆっくり進行するタイプでは平均一〇年以上生存します。進行がゆっくりなタイプで症状もなければ、無治療で様子をみるのがいいでしょう。症状がある場合には、抗がん剤一剤で治療することになりますが、基本的に、がんをだましだまし長生きすることを目標とするわけで、症状が取れたら抗がん剤を一旦中止するといった方法がよいのではないかと思います。

多発性骨髄腫も、進行が速いもの遅いものさまざまですが、抗がん剤で治ることはありません。ゆっくり進行するタイプでは、無治療で様子をみて、何か症状が出てきたら治療するという方針をとられたらよいと思います。進行の速いものは抗がん剤治療をするのが一般的です。その場合、強力な多剤併用療法と、メルファランと副腎皮質ホルモンの組合せといった副作用のより軽度な治療とを比べても、生存期間に差があるという証拠がない(「JCO」一一巻一一六五頁九三年)ので、現段階では、弱めの治療を受けたほうが得だと思います。多発性骨髄腫にもインターフェロンが使われるようになってきましたが、やはり治ることはなく、生存期間の延長も、あったとしてもわずかのようです。

●高齢者のがん

たとえば八〇歳の人が急性白血病にかかった時、どうするか。急性白血病は第一グループだからと、抗がん剤治療、ことに多剤併用療法に走るのは感心しません。高齢者の場合の急性白血病は、原則として治らない、と考えてください。若い人よりも体力がないので、副作用死は頻発します。ただし同じ第一グループの悪性リンパ腫は例外で、白血病ほど強力な抗がん剤でなくても治るものがありますから、治療することを考えます。

急性白血病では、症状がなければそのままにして、症状が出てきたら、少量の抗がん剤を使って白血病細胞を減らして症状を取るようにすることを勧めます。がんをだますようにして共存していくのが、平均して一番長く生きる道だろうと思います。この場合、抗がん剤を使うのは、白血病細胞がそれなりに反応しやすいからです。

第二グループ以下のがんでは、抗がん剤は使わないで、他の方法を考えるべきです。高齢者では一般に、症状がなかったならば、そのまま様子をみるのが一番いいと思います。何歳から高齢者と定義するかは問題ですが、それは患者さん本人が決めればいいことでしょう。

●骨髄移植の将来性

骨髄移植は、白血病の治療としては確立されたものになりました。しかし、タイプの合う骨髄を提供してくれる人が見つかることが前提です。また、通常の抗がん剤治療の何倍もの量を使いますから、とても副作用が強く、場合にもよりますが、二〇%もの治療関連死を覚悟しなければなりません。また年齢が高くなるほど、副作用がこたえるので、年齢が高いほどやめたほうがいいことになります。一概には言えませんが、四〇歳以上になると厳しいようです。

固形がんに対しての骨髄移植は、ほとんどデータがないので、少し大胆な予測になりますが、生存成績は向上せず副作用で辛くなるだけという結果に終わるでしょう。理由はこれまで述べてきたところからくみ取ってください。

●免疫療法はからだにやさしい治療とは限らない…名前のイメージが先行

免疫療法といっても多種多様なものがあります。そして免疫療法という名称自身が、ＢＲＭと言われるもの、サイトカイン療法、あるいはバイオセラピーなどの名称と異同がまぎらわしくなっています。保険適用となっているものの中では、ウベニメクス（ベスタチン）、レンチナン、ピシバニール、クレスチン、インターフェロン、シゾフィラン（ソニフィラン）などが免疫療法剤と考えられますが、これらはがんに対抗する薬という意味で、抗腫瘍剤と呼ばれることもあります。保険適用にはなっていませんが、丸山ワクチンや蓮見ワクチンも、免疫療法剤だと言われています。

皆さんは、免疫療法という言葉から、からだにやさしい治療とか、宿主にもそれと知られないうちに敵を見つけ出して始末する静かな殺し屋、といったイメージを抱いているのではないでしょうか。患者さんはもちろん医師までもが免疫療法に期待したのは、治らないがんを治したいという願いのほかに、シスプラチンやアドリアマイシンといった狭義の抗がん剤があまりに副作用が強く、へきえきしていたこともあったのだと思います。副作用がないか弱いなら、治癒や延命の証拠が希薄でも使ってみよう、と思った人が大勢いたはずです。

ところが、ピシバニールやインターフェロンを実際に使ってみると、副作用が意外と強く、患者さんはグッタリし、医師はビックリしました。

インターフェロンでは、うつ状態になって自殺することさえあります。もっとも、副作用は、正常細胞の障害・死滅に由来するのですから、副作用が強ければ、がん細胞を死滅させる効果も大きいと期待していいはずです。しかし副作用が強いと、余命が短縮しないかという心配が出てきます。免疫療法はからだにやさしい治療とは限らないのです。この点、認識を改める必要があります。

免疫療法剤の一方の極には、クレスチンやいわゆる丸山ワクチンのように、ほとんど副作用のないものがあります。それらは副作用がないか弱い点、静かな殺し屋のイメージにはピッタリですが、他方、がんを死滅させる力もないか弱いのです。狭義の抗がん剤に関しては、がんを消失させるか縮小させる力がなければ、治癒も延命も期待できない、というコンセンサスがあります。それなのにどうして多数の医師がクレスチンを使っていたのでしょうか。

私たちは、種々の点で「免疫療法」という心地よいネーミングにだまされていたのではないでしょうか。そのネーミングは深層心理に働きかけ、使ってみても損のない治療、という印象を与えてきたように思われます。過去、クレスチンだけでも年間七〇〇億円を売上げていたのですが、その売上の大半は「免疫療法」という「言葉」に起因していたようです。

言葉の効用には実に大なるものがあります。そうしてみると、「バイオセラピー」という新たなネーミングも、その方面の研究者や製薬会社にとって、打ち出の小槌の役割を果たそうとするものかもしれません。

●免疫療法は有効か…外から人為的に免疫を高められるか

免疫療法でがんが治ることの保証はどこにあるのでしょうか。この点、免疫不全症の人、免疫抑制療法を受けている人、エイズを発症した人などでは、がん発生頻度が高くなりますから、それを逆に考えると、免疫監視機構ががんを抑制・排除していることは間違いないと思われます。がんの患者さんの皮下に、その患者さんから取ったがん細胞を注入してみると、体力（ひいては免疫力？）が低下しているほど移植が容易であることが示され、これも免疫監視機構ががんを抑制・排除している証拠だと考えられています（それにしても、これは非人道的な実験です。一九五〇年代から六〇年代にかけて、主として米国で行われました）。

しかし、免疫力が低下した時にがんの発現や増殖が容易になるとしても、そこから、逆に類推して、がんを発症した人の免疫力を増強すればがんを抑制・排除できる、という結論はただちには導けないはずです。がんの発現・増殖を監視する免疫監視機構の能力には一定の限界があるのではないか、体外からの働きかけによってその限界を超えられるのか、という疑問もあるわけです。免疫療法は、こういった疑問をかかえたままスタートした治療だったのです。

それと関連しますが、免疫療法をはやしたてる研究者たちは、「がん患者で長期生存した人は免疫力が高かった」「早く死んだ人は免疫力が低かった」という類のデータを出してきたりします。が、そうだからといって、彼らの方法で免疫力が高まるとか、生存期間が延びるとは考えがたいことなのです。そもそも、免疫力が初めから高い人が、がんが治りやすいことや、長生きしやすいことは当たり前のことです。学校でも、頭のいい子を集めれば平均点は良くなりますが、だからといって子どもたちの頭を良くする方法が分かっていないのと同じことです。

●インターフェロンは免疫療法というより抗がん剤

現在使われている免疫療法剤にしても、真に免疫監視機構に働きかけてがんを抑制・排除しているのかは疑わしいのです。たとえばインターフェロンは、効果を上げるには長期間の連続使用が必要とされます。が、免疫監視機構を発動させるには、一回か二回の使用で済むというのが、これまでの免疫学的治療の常識でした(たとえば各種ウイルス感染に対するワクチン注射)。がんの場合だけ頻回反復使用が必要というのは、むしろ直接的な細胞障害作用に期待しているからではないでしょうか。そうであれば、免疫療法剤というより、抗がん剤と呼ぶのがふさわしいように思われます。

現在認可されている免疫療法剤は、すべて「非特異的」な免疫療法剤だといいます。非特異的というのは、免疫力を全体的に向上させる、というほどの意味ですが、複雑精妙な免疫監視機構を、一つの薬を使っただけで、「全体的」に活性化させることが本当に可能なのでしょうか。「非特異的」といえば聞こえはいいのですが、理論の放棄のようにも感じられます。いずれにしろ、非特異的作用をうたう免疫療法剤は、免疫学の深い理論の上に立って開発されたというよりも、そこに人体に使用できる物質があって、しかもがんに効きそうな場合、薬として開発を試みられ実用化された、というほうが当たっています。それはまさに、抗がん剤の開発でみられた方法と同じです。抗がん剤の場合にも、なんらか効きそうな物質を選び出し、とっかえひっかえ人体に試用してみることが「開発」の中身でした。だとすれば、非特異的な免疫療法剤は、たんに抗がん剤と呼べば十分なのではないでしょうか。ことさらに免疫療法とか、BRMあるいはバイオセラピーなどと呼ぶ必要性がどこにあるのか、疑問になります。

究極の免疫療法は、がん特異抗原を用いて免疫監視機構の発動を促し、がん細胞を抑制・排除する方法だと思われます。しかし、がん細胞は正常細胞から分かれたのですから、がん細胞に特異的な抗原が存在するのか、存在するとして何割の患者さんに存在するのか、その抗原を用いて免疫監視機構の発動をもたらすことができるのか、などの疑問があり、実用化へのハードルは高くて、数多いのです。

これまでの報告をみると、数々の造血器腫瘍に対するインターフェロンの効果に関しては、おそらく肯定してよいと感じられます。しかし、効果といっても延命効果であって、治癒させることはできないようです。インターフェロンを使用しても、生存率曲線がゼロへ向かって落ち続けること、および副作用が強いことを考えると、治療によって患者さんを苦しめる期間を延長しているだけの可能性が高いのです。

注●その後の新たな治療法や、ウイークリー投与、化学放射線治療、がん休眠療法、時間治療、術前化学療法などについては、拙著『データで見る抗がん剤のやめ方 始め方』(三省堂)に書きましたので、参照してください。

あとがき（初版刊行時）

本書を執筆するうちに、福音となるはずの治療で、がんの患者さんはどうしてこれほどまで苦しまねばならないのか、という疑問がますます大きくなりました。

一つには、社会にも患者さんにも「抗がん剤でがんが治る」という期待があるからでしょう。その期待ゆえに過酷な抗がん剤治療にチャレンジしますが、実際には、本文で解説したように、治るようになったがんは白血病や小児がんなどごく少数で、大多数はいぜんとして治らないし、これからも治るようになることは期待できないのです。それなのにチャレンジすれば、苦しみ損になるのは当然です。

期待する背景には、どんな病気や症状にも、効く「くすり」があるという、確信にも似た通念があります。その通念ゆえに患者さんも医師もチャレンジを続け、抗がん剤の副作用にも副作用止めで対処しようとして、副作用が「警告」だとは考えません。それどころか、副作用止めを使いながら、抗がん剤の量をどんどん増やしていきます。しかし相手にするのが抗がん剤では治らないがんですから、副作用で余計に苦しんだり、死んだりする結果になっているのです。このように患者さんを苦しめている原因の第一は、「期待」にあると思います。期待すればするほど苦しくなることは皮肉ですが、どうしようもない現実です。

抗がん剤治療による苦しみ――それは医療被害の一種です――を避けるには、まず「くすり万能思想」や「期待」を捨てなければならないと考えます。

目の前の医師が「そんなひどいことをするはずはない」という「思い込み」も、抗がん剤で苦しむ原因になっています。しかし、目の前の医師がひどいことをしなければ、抗がん剤治療で苦しみ死亡する人も、こっそり治験（臨床試験）の実験台にされている人もいないはずです。

「そんなひどいことをするはずはない」は、思い込みというよりも、願望もしくは自己防衛反応なのかもしれません。その医師のもとに来ることに決めた、自分の判断が間違いでないことを願っているのでしょう。そうだとすると、つらいことですが、自分の判断の誤りを認めなければ、それ以上の苦しみから逃れることもできないはずです。ともかくも、医師を頭から信用することは、なんとしてもやめてください。

本書では、当初の意図とは異なり、治験の問題に関する記述が大幅に増えてしまいました。それは、調べたり考えたりするうちに、治験が抗がん剤にまつわる諸問題を生み出す根源になっていて、患者さんが苦しんでいるのも治験が続いているからこそ、という構図がより明瞭に見えてきたからです。治験をつぶすかシステムをきちんとしたものにしない限り、患者さんたちが抗がん剤治療で苦しみ、副作用で死ぬことがいつまでも続く、と、今では確信があります。そして治験改革のキーは、文書による患者さん本人の同意です。この点を徹底して、説明文の真下に患者さんのサインをもらうことを義務づけない限り、治験の改革はあり得ません（九四年現在）。

治験といえば、私にも語りたくない経験があります。

私は卒業以来、ずっと大学医学部の放射線科に籍を置いていますから、周囲で治験が行われているのを見てきましたが、どうも治験薬はうさんくさいと思っていたことと、放射線科内部のしめつけが厳しくなかったこともあり、治験とは無関係でいられました。製薬会社が主催する食事つきの治験説明会などもあったのですが、病院へもどってその薬を処方することはなく、いわば喰い逃げの常習犯でした。

しかし一〇年以上前になりますが、とうとう喰い逃げができず、ある治験に協力しなければならないはめに陥りました。当放射線科が中心になって、他のいくつかの施設と共同して行ったビタミン剤の治験です。すでに認可されている薬ですが、再評価のために第三相の治験を始めたものです。この時も、協力するふりだけしていればいいだろうと楽観していたのですが、実質的な責任者をしていた同僚が肝硬変で倒れ(まもなく死亡)、当時の教授の意向もあって、私が責任者にまつりあげられてしまい、にっちもさっちもいかなくなったのです。この治験は終了して、その後論文にもなっています(「新薬と臨床」三四巻六七一頁八五年)。これは私の人生の一大汚点で、自分としても非常に悔やまれる出来事です。

どうしてそういうはめに陥ったか反省してみると、医師の間の調和を優先させてしまったことがあります。大学の医学部はどこも、教授会を頂点とする「仲良しクラブ」のようなところがあって、異質なものの存在を許しません。治験に協力するのはいやだといえば、教授からにらまれて、そのうち左遷されてしまうでしょう。もっとも私は、その後教授とは、なにかにつけて対立し、肩をたたかれ続けましたが、まだ慶応に踏みとどまっています。それなら、ビタミン剤の治験も断ればよかったのではないか……というのは結果論で、その時にはまだ対立はなく、保身をはかってしまったわけです。

結局、治験というのは人権問題なのだ、という自覚が足りなかったように思います。患者さんの心からの同意がないのに治験をすることは、どんな理由を持ち出しても、やはり患者さんの人権を侵害することになるのだ、と真剣に考えていなかったのです。

これは私の経験を正当化するつもりで言うのではありませんが、現在まだ治験に協力している医師の中にも、いやいやつき合わされている、ある意味で被害者的な人々がいる、ということも事実です。皆さんが患者として治験を断ることは、そうした医師の心を救うことにもなるわけです。

抗がん剤にまつわる諸問題は、ある意味で薬害です。お金をまん中にして医師、製薬会社、厚生省の三極構造がまずあって、その三極構造がでたらめな治験を推進し、でたらめな薬を認可・販売し、その薬を必要としない患者さんに押しつけ、その結果、副作用で苦しみ命を縮める人が生み出されるという意味で、構造薬害と呼ぶことができるでしょう。

構造薬害は、抗がん剤だけの問題ではなく、薬害エイズ事件（輸入濃縮血液製剤で多数の血友病患者がＨＩＶ（エイズ・ウイルス）に感染させられた）や、古くはサリドマイド、スモンなどの薬害事件に共通する構造で、この三極構造がなければ、それらの薬害も生じなかった、という視点をもつ必要があります。

構造薬害の中でも、抗がん剤による被害は日常的に生じていますが、日常的なゆえに、薬害とか医療被害との認識もされていません。しかし問題点がクリアーになれば、その被害が広範なだけに、変革のエネルギーも大きいはずです。薬害や治験問題の解決のためには、抗がん剤を突破口とするのがいいのかもしれません。

それにしても、治験を担当する医師に対しては、疑問がつきません。患者さんのために行動しよう、一人でも多くの命を救おうと医師になった人たちばかりでしょうに、人の命や人権に対してあまりに鈍感になっていないか、という疑問です。一〇パーセント、二〇パーセントが副作用死するかもしれない治験を、患者さんの真の同意なしに実行していく神経は理解しがたいものです。そして実際に多数が副作用死しても、また新たな治験にチャレンジします。どのようにしたら、副作用死した患者さんたちを、そのように心の中で切り捨てていけるのでしょうか。

「将来の患者さんのため」という理屈かもしれませんが、次々と治験をしていくのですから、次の人も「将来の患者さんのため」と言われるとしたら、その医師の目の前には、いつまでたっても被験者ばかりいることになります。いったいいつになったら、自分に合った「治療」をしてもらえる患者さんが現れるのでしょうか。

治験医たちの本音中の本音は、おそらく「どうせ死んじゃうんだから」、ではないでしょうか。治験医たちは、抗がん剤の将来を悲観していて、その悲観を打開するために、過激な抗がん剤治療にチャレンジしてしまうのでしょう。目の前には、もう治らない患者さんがいます。その場合、「どうせ死ぬのだから被験者になって最後のご奉公をしてくれたっていいじゃないか」、と考えてしまうのも、ある意味で無理からぬことです。

しかし、同じ死ぬのでも、がんが進行して死ぬのと、抗がん剤の副作用で死ぬのとでは、死に方がまったく異なります。がんによる死は自然の死で、おだやかな死ですが、抗がん剤による場合には、患者さんは副作用で打ちのめされて死んでいきます。そして、その抗がん剤（治験）には、治療目的がまったくなかったりするのですから、それでは本当に犬死です。そうした治験を患者さんに押しつけてしまうことには、医師がどのように理屈をつけようと、やはり大きな飛躍があると言わざるをえません。

医師が治験を続けて動じもせず、外からみても恥じらいが感じられないのも、患者さんを一個の物体のように思う心がどこかにあるからでしょう。人格が抜けおちた「症例」と呼ばれる患者たちに、なにをしようと遠慮はいらない、ということなのでしょう。

そうなった原因は、患者さんとの人格的なつきあいがないからではないかと思います。かりに、患者さんとジックリ話をしたり、冗談を言って笑いあったりすることがあれば、患者さんを一つの人格の持ち主と認め、尊重する気にもなるはずなのです。それが証拠に、治験医たちも、心を通わせている妻や子どもたちには、被験者になれとは決して言わないものです。

こう考えると、患者さんのほうから抗がん剤の危険を避ける道が見えてきます。それは医師に心の交流を求めることです。心の触れあいとまでいかなくても、会話を求めましょう。できるだけ会話をして、人格の持ち主がここにいるのだということを、医師にアピールしなければなりません。アピールと言わなければならないのは悲しい話ですが、危険を避けるためにはそうも言ってられません。

ただ、会話さえあればいいかというと、それも危険です。種々の薬害事件では、長年つき合ってきた家庭医のアドバイスや処方を信じて被害にあった人もいますから、目の前の医師に、医師としての適格性があるのかどうか、つねに疑問をもたねばなりません。

患者さんは、質問に答えないような医師に抗がん剤治療をされてはなりません。疑問をそのままにしておくと、危険が蓄積していき、副作用死を回避できません。強圧的で、話しかけるのが怖いと思うような医師からも逃げだしましょう。週にいっぺんしか病室に回ってこないような医師の指示による抗がん剤治療も、危険か治験かのどちらかです。そして間違っても、再発したあとに医師を変えて、のこのこと「がんセンター」などに行ってはなりません。それまで何の交流もないので、被験者にされることはまず確実です。

抗がん剤を処方する医師たちは、じつは抗がん剤がどんなに苦しいものか知りません。これまで「がん」という病名を知らせることはタブーになってきましたから、どの医師も、患者さんと本当のことを話しあった経験はほとんどないはずで、それでは患者さんの苦しみは分からないし、患者さんの人生に対する共感もわいてきません。その意味でも、患者さんは自分がこうむっている副作用のつらさや、治療に対する疑問、あるいは人生のことなどを、どんどん医師にぶつけていくべきなのです。そして医師が、自分が治療しているのは「がん」でも「症例」でもなく、「人」なのだと思えた時に、はじめて抗がん剤の問題が解決されるのだと思います。

本書に対しては、抗がん剤治療を否定してばかりいて建設的でない、という批判が予想されます。しかし読まれれば分かるように、本書は抗がん剤を必要とする人がいるという前提にたって、不要かつ有害な使い方を否定しているのです。不要で有害な抗がん剤治療や治験を取り除くことこそ、患者さんにとって一番建設的であるはずです。多くのがんでは「無」抗がん剤治療が、がん治療の立派な選択肢の一つだということが伝わったなら、こんなに嬉しいことはありません。

私がこのようなかたちで情報公開に踏み切るについては、本書を編集した三省堂の阿部正子さんの問題意識が大きく影響したことを、とくに記しておきたいと思います。

本書は、過去、抗がん剤治療を受け、抗がん剤の副作用を身をもって体験した、多くの患者さんの呻吟や死があったればこそ書けたことを忘れてはなりません。本書をそれらの方々へ捧げたいと思います。

近藤　誠

一九九四年九月一二日

腫、小児がん他

[副作用]**◆ショック、間質性肺炎、芽球の増加、急性呼吸窮迫症候群、脾破裂◆皮膚**/好中球浸潤・有痛性紅斑・発熱を伴う皮膚障害(スウィート症候群等)、皮疹・発疹、そう痒感、じんま疹　**肝臓**/ALT(GPT)・AST(GOT)上昇、肝機能異常　**消化器**/悪心、嘔気・嘔吐、食欲不振、下痢、腹痛　**筋・骨格系**/関節痛、骨痛、腰痛、腰背部痛、胸部痛　**呼吸器**/肺水腫、呼吸困難、低酸素血症、胸水　**血液**/血小板減少　**その他**/CRP・LDH・Al-P 上昇、尿酸上昇、動悸、浮腫、発熱、頭痛、倦怠感

[一般名]**レンチナン**　lentinan

[商品名]**レナカット、レンチナン**/注射〈菌体成分〉

[適　応]手術不能または再発胃がん患者におけるテガフール経口投与との併用による生存期間の延長

[副作用]**◆ショック(口内異常感、悪寒、振戦、心悸亢進、頻脈、血圧低下、呼吸困難、チアノーゼ)◆血液**/赤血球・血色素量・白血球減少、好酸球増多　**呼吸器**/胸部圧迫感、咽頭狭窄感等　**皮膚**/発疹・発赤等、じんま疹、そう痒　**消化器**/悪心・嘔吐、食欲不振等　**精神神経系**/頭痛・頭重、めまい等　**肝臓胆管系**/血中 LDH・GOT・GPT・総ビリルビン上昇　**その他**/発汗、発熱、潮紅、ほてり、脱力発作または中〜強度の痛みを伴う一過性の腰痛・背部痛、倦怠感等

質性肺炎、心障害、腎障害、肝機能障害、黄疸、血圧下降、脳神経症状◆呼吸器/咽頭炎、せき、鼻炎、呼吸障害、喘鳴　**循環器**/血圧上昇、頻脈、徐脈、心悸亢進、血管拡張、潮紅、末梢性虚血　**消化器**/悪心・嘔吐、口内乾燥、腹痛、下痢、便秘、しぶり腹　**過敏症**/発熱、悪寒、そう痒、発疹、ほてり、じんま疹、インフルエンザ様症候群、関節痛、筋肉痛　**全身状態**/頭痛、虚脱感、疼痛、浮腫、多汗、体重増加、倦怠感、胸痛、無力症　**精神神経系**/しびれ感、眩暈、異常感覚　**血液**/貧血、好酸球増多　**腎臓**/BUN・クレアチニン上昇、電解質異常　**肝臓**/AST(GOT)・ALT(GPT)・Al-P・総ビリルビン上昇　**その他**/CRP・LDH 上昇、投与部位反応(疼痛、腫脹等)、帯状疱疹、感染

[一般名]**(酢酸)リュープロレリン**　leuprorelin acetate

[商品名]**リュープリン、リュープリン SR**/注射用〈LH-RH 誘導体〉

[適　応]閉経前乳がん、前立腺がん

[副作用]**◆間質性肺炎、アナフィラキシー様症状、肝機能障害、黄疸、糖尿病の発症・増悪、更年期障害様のうつ状態、うつ状態、骨疼痛の一過性増悪、尿路閉塞・脊髄圧迫◆内分泌系**/ほてり、熱感、頭痛、めまい、発汗、性欲減退、(閉経前乳がんで)のぼせ、肩こり、不眠、冷感、視覚障害、情緒不安定、(前立腺がんで)インポテンス、女性化乳房、睾丸萎縮、会陰部不快感、顔面潮紅　**血液**/貧血、血小板減少、赤血球増多、白血球減少、部分トロンボプラスチン時間延長　**女性生殖器**/(閉経前乳がんで)不正出血、腟乾燥、性交痛、腟炎、帯下増加、卵巣過剰刺激症状、乳房の疼痛・緊満感・萎縮　**肝臓**/黄疸、LDH・AST(GOT)・ALT(GPT)・γ-GTP・Al-P・ビリルビン上昇　**皮膚**/ざ瘡、皮膚乾燥、脱毛、多毛、爪の異常、皮膚炎、頭部発毛　**消化器**/悪心・嘔吐、食欲不振、下痢、腹痛、腹部膨満感、便秘、口内炎、口渇　**循環器**/心悸亢進、血圧上昇、心電図異常、心胸比増大　**過敏症**/発疹、そう痒　**泌尿器系**/頻尿、BUN 上昇、排尿困難、血尿　**投与部位**/疼痛、硬結、発赤等の注射部位反応、膿瘍　**筋・骨格系**/関節痛、骨疼痛等の疼痛、関節硬直、筋肉痛、腰痛、骨塩量の低下、血清リン上昇、高カルシウム血症、筋けいれん、歩行困難　**精神神経系**/眠気、いらいら感、記憶力低下、注意力低下、知覚異常　**その他**/倦怠感、口唇・四肢のしびれ、耳鳴、難聴、胸部不快感、胸部圧迫感、浮腫、体重増加、発熱、総コレステロール・トリグリセリド上昇、高カリウム血症、疲労、脱力感、手根管症候群、下肢痛、息苦しさ、体重減少、味覚異常、甲状腺機能異常、悪寒、知覚異常、尿酸上昇、血糖値上昇、脱力感

[一般名]**レノグラスチム**　lenograstim　〈白血球増多剤〉

[商品名]**ノイトロジン**/注射〈G-CSF 製剤〉

[適　応]①造血幹細胞の末梢血中への動員、②造血幹細胞移植時の好中球数の増加促進、③がん化学療法による好中球減少症…急性骨髄性白血病、急性リンパ性白血病、悪性リンパ腫、小細胞肺がん、胚細胞腫瘍(睾丸腫瘍、卵巣腫瘍など)、神経芽細胞

の他/排尿障害、頭蓋内圧の亢進、脱力、全身倦怠感、全身倦怠感

[一般名]**(硫酸)モルヒネ**　morphine sulfate　■WHO

[商品名]**MS コンチン、MS ツワイスロン、カディアン、モルペス**/内服(錠・カプセル・細粒・スティック)〈持続性がん疼痛治療剤〉

[適　応]激しい疼痛を伴う各種がんにおける鎮痛

[副作用]**◆依存性(連用により薬物依存)、呼吸抑制、錯乱、せん妄、無気肺、気管支けいれん、喉頭浮腫、麻痺性イレウス、中毒性巨大結腸、肝機能障害、ショック◆過敏症**/発疹、そう痒感等　**循環器**/不整脈、血圧変動、顔面潮紅等　**精神神経系**/眠気・傾眠、不安定感、不穏、意識障害、発汗、眩暈、視調節障害等、不安、興奮、発汗　**消化器**/便秘、嘔吐、口渇、食欲不振、悪心　**その他**/排尿障害、頭蓋内圧の亢進、倦怠感、ほてり、頭蓋内圧の亢進

[一般名]**ラニムスチン**　ranimustine

[商品名]**サイメリン**/注射〈ニトロソ尿素系〉〈アルキル化剤〉

[適　応]膠芽腫、骨髄腫、悪性リンパ腫、慢性骨髄性白血病、真性多血症、本態性血小板増多症

[副作用]**◆骨髄抑制、間質性肺炎◆肝臓**/AST(GOT)・ALT(GPT)・Al-P・総ビリルビン上昇、総タンパク低下、A/G 比低下　**腎臓**/BUN・クレアチニン上昇、高尿酸血症、血尿　**消化器**/食欲不振、悪心・嘔吐、下血、下痢　**過敏症**/発疹　**皮膚**/色素沈着、毛のう炎　**その他**/全身倦怠感、頭重、発熱、耳鳴、めまい、手のしびれ、不快感

[一般名]**(塩酸)ラモセトロン**　ramosetron hydrochloride　〈制吐剤〉

[商品名]**ナゼア、ナゼア OD**/注射、内服(口腔内崩壊錠)

[適　応]シスプラチン等投与に伴う消化器症状(悪心・嘔吐)

[副作用]**◆ショック、アナフィラキシーショック様症状◆過敏症**/皮疹、そう痒感、発赤　**精神神経系**/頭痛、頭重、眠気　**消化器**/便秘、下痢　**腎臓**/BUN 上昇、血中クレアチニン上昇　**肝臓**/AST(GOT)・ALT(GPT)・LDH・ビリルビン上昇等の肝機能異常　**その他**/発熱、体熱感、しゃっくり、頭部のほてり、舌のしびれ感

[一般名]**リツキシマブ**　rituximab

[商品名]**リツキサン**/注射〈抗 CD20モノクローナル抗体〉〈分子標的剤〉

[適　応] CD20陽性の次の疾患…低悪性度またはろ胞性 B 細胞性非ホジキンリンパ腫、マントル細胞リンパ腫

[副作用]**◆アナフィラキシー様症状、肺障害、心障害、腫瘍崩壊症候群、スティーブン・ジョンソン症候群、中毒性皮膚壊死症、汎血球・白血球・好中球・血小板減少、間**

[一般名]**メルカプトプリン**　mercaptopurine　■WHO

[商品名]**ロイケリン**/内服(散)〈代謝拮抗剤〉

[適　応]次の疾患の自覚的・他覚的症状の寛解…急性白血病、慢性骨髄性白血病
[副作用]**◆骨髄抑制(無顆粒球症、汎血球・白血球・血小板減少、貧血等)◆血液**/出血 **肝臓**/肝障害、黄疸、AST(GOT)・ALT(GPT)上昇等　**腎臓**/血尿、乏尿　**消化器**/食欲不振、悪心・嘔吐、潰瘍性口内炎、下痢　**過敏症**/発疹、紅斑　**その他**/発熱、脱毛、膵炎

[一般名]**メルファラン**　melphalan

[商品名]**アルケラン**/内服(錠)・注射〈アルキル化剤〉〈ナイトロジェンマスタード系〉

[適　応](内服)多発性骨髄腫の自覚的・他覚的症状の寛解　(注射)造血幹細胞移植時の前処置(白血病、悪性リンパ腫、多発性骨髄腫、小児固形腫瘍)
[副作用]**◆血液障害(汎血球・白血球・血小板減少、貧血)、重度の骨髄抑制状態による感染症及び出血等、アナフィラキシーショック、胃腸障害(悪心・嘔吐及び下痢、口内炎・粘膜炎等の粘膜障害)、重篤な肝機能障害、黄疸、心筋症、不整脈、間質性肺炎、肺線維症、溶血性貧血◆消化器**/悪心・嘔吐、食欲不振、腹痛、胃重感、下痢、腹部膨満感、胃・十二指腸潰瘍　**肝臓**/AST(GOT)・ALT(GPT)・Al-P・LDH・ビリルビン・γ-GTP上昇　**皮膚・粘膜**/脱毛、発疹、口内炎　**過敏症**/発熱、そう痒感、紅斑、皮疹(斑状丘疹性皮疹、じんま疹)、丘疹、めまい、血圧低下、呼吸困難　**全身症状**/温熱感、刺痛感、浮腫　**その他**/感染誘発、卵巣機能不全、月経異常

[一般名]**(塩酸)モルヒネ**　morphine hydrochloride　■WHO

[商品名]**アンペック、塩酸モルヒネ、オプソ、プレペノン**/内服(末・錠・内服液)、注射、シリンジ、坐剤〈鎮痛・鎮咳・止瀉剤〉

[適　応](内服)激しい疼痛時における鎮痛・鎮静、激しい咳嗽発作における鎮咳、激しい下痢症状の改善及び手術後等の腸管ぜん動運動の抑制　(注射)激しい疼痛時における鎮痛・鎮静、激しい咳嗽発作における鎮咳、激しい下痢症状の改善及び手術後等の腸管ぜん動運動の抑制、麻酔前投薬、麻酔の補助、激しい疼痛を伴う各種がんにおける鎮痛　(注射シリンジ・坐薬)激しい疼痛を伴う各種がんにおける鎮痛
[副作用]**◆依存性(連用により薬物依存)、呼吸抑制、錯乱、せん妄、無気肺、気管支けいれん、喉頭浮腫、麻痺性イレウス、中毒性巨大結腸◆循環器**/不整脈、血圧変動、顔面潮紅、低血圧　**呼吸器**/呼吸抑制、一過性無呼吸、低酸素血症　**精神神経系**/眠気、眩暈、不安、不穏、興奮、視調節障害、発汗、意識障害、一過性見当識、ふらつき、頭重感、意識障害、幻覚、不眠　**消化器**/悪心・嘔吐、便秘、口渇、嘔気、食欲不振、腹部不快感、食欲不振、腹部膨満、直腸粘膜の刺激(肛門痛、粘膜びらん等)　**過敏症**/発疹、そう痒感　**肝臓**/ALT(GPT)・Al-P上昇、AST(GOT)　**腎臓**/尿タンパク　**血液**/白血球減少、血小板増多・減少　**投与部位**/発赤、腫脹、硬結、疼痛　**そ**

痢、食欲不振、嘔気・嘔吐、メレナ、イレウス、舌炎、口唇腫脹　**皮膚**/光線過敏症、紅斑、色素沈着、色素脱出、皮下斑状出血、ざ瘡、脱毛　**精神神経系**/頭痛、眠気、目のかすみ、項部緊張、背部痛、しびれ感、味覚異常、意識障害　**呼吸器**/咳嗽、呼吸困難　**生殖器**/無精子症、卵巣機能不全、月経不全、流産　**その他**/膀胱炎、倦怠感、耳下腺炎、結膜炎、低タンパク血症、動悸、感染症、胸部圧迫感

[一般名]（酢酸）メドロキシプロゲステロン

medroxyprogesterone acetate　〈黄体ホルモン剤〉

[商品名]**ヒスロンH200、プロゲストン**/内服（200mg 錠）

[適　応]乳がん、子宮体がん（内膜がん）

[副作用]**◆血栓症（脳梗塞、心筋梗塞、肺塞栓症、腸間膜血栓症、網膜血栓症、血栓性静脈炎等）、うっ血性心不全、アナフィラキシー様症状、乳頭水腫（視力消失、眼球突出、複視、片頭痛が急に現れた場合には眼科的検査を実施）◆内分泌**/満月様顔貌、子宮出血、月経異常、帯下、多毛、乳房痛、脱毛、乳汁漏、クッシング様症状　**糖代謝**/糖尿、耐糖能異常、糖尿病悪化、糖尿病性白内障増悪　**精神神経系**/しびれ、頭痛、振戦、めまい、筋けいれん、意識低下、抑うつ、多幸症、集中困難、眠気、不眠、神経過敏、無関心、錯乱様、興奮　**全身症状**/体重増加、食欲亢進、発熱、倦怠感、疲労感　**電解質代謝**/浮腫、高カルシウム血症　**肝臓**/LDH・AST（GOT）・ALT（GPT）上昇、胆汁うっ滞性黄疸　**循環器**/血圧上昇、動悸、頻脈　**消化器**/腹痛、悪心・嘔吐、食欲不振、口渇、便秘、下痢　**皮膚・粘膜**/発疹、発汗、ざ瘡、そう痒感、じんま疹　**その他**/潮紅、息切れ、嗄声、熱感

[一般名]メピチオスタン　mepitiostane

[商品名]**チオデロン**/内服（カプセル）

[適　応]透析施行中の腎性貧血、乳がん

[副作用]**過敏症**/発疹、そう痒等　**肝臓**/肝機能検査値の異常　**女性**/回復しがたい嗄声・多毛、ざ瘡、色素沈着、顔面潮紅、月経異常、陰核肥大、乳房縮小、性欲亢進　**男性**/陰茎肥大、持続性勃起、性欲亢進、特に大量継続投与による睾丸萎縮・精子減少・精液減少等の睾丸機能抑制　**消化器**/悪心・嘔吐、食欲不振、胃不快感、腹部膨満感、心窩部不快感、心窩部痛、口内炎、口唇炎、口渇、下痢、便秘等　**精神神経系**/多幸症　**皮膚**/脱毛、皮脂分泌増加、皮膚色調の変化（紅斑等）　**その他**/浮腫、食欲亢進、体重増加、手のこわばり、心悸亢進、満月様顔貌、赤血球増加、倦怠感

[一般名]**ミトタン**　mitotane

[商品名]**オペプリム**/内服(カプセル)〈副腎皮質ホルモン合成阻害剤〉

[適　応]副腎がん、手術適応とならないクッシング症候群
[副作用]**◆胃潰瘍、胃腸出血、紅皮症、痴呆、妄想、副腎不全、低血糖、腎障害(尿細管障害)◆消化器**/食欲不振、嘔気、嘔吐、下痢等、口内異常感、便秘、腹痛、口渇等　**皮膚**/発疹、脱毛、そう痒、色素沈着、皮膚乾燥等　**精神神経系**/歩行不安定、脳波異常、嗜眠、言語障害、頭痛、眩暈、振戦、不穏、不安、健忘、神経過敏、神経症、しびれ等　**内分泌**/女性型乳房、帯下増加、性器出血、ACTH 高値等　**肝臓**/γ-GTP・AST(GOT)・ALT(GPT)・Al-P 上昇等　**代謝・栄養**/総コレステロール上昇、低尿酸血症、低ナトリウム血症、低カリウム血症　**血液**/貧血、白血球減少、血小板増多、眼底出血　**腎臓**/浮腫、乏尿、血漿レニン活性上昇　**循環器**/高血圧、動悸、QT延長　**その他**/全身倦怠感、味覚異常、耳鳴、腰痛、発熱、のぼせ、脱力感、関節痛、筋肉痛

[一般名]**ミリモスチム**　mirimostim　〈白血球増多剤〉

[商品名]**ロイコプロール**/注射〈M-CSF 製剤〉

[適　応]①骨髄移植後(同種・同系)の顆粒球数増加促進　②抗がん剤投与後の顆粒球減少症(卵巣がん、急性骨髄性白血病)
[副作用]**◆ショック◆全身症状**/発熱、悪寒、頭痛、全身倦怠感　**過敏症**/発疹、皮疹、紅斑、発赤等　**神経・筋**/手指・顔のしびれ　**呼吸器**/呼吸困難、胸痛　**肝臓**/黄疸等の肝障害　**消化器**/悪心・嘔吐、食欲減退、下痢　**腎臓**/尿タンパク、BUN 上昇、下肢浮腫　**その他**/血清鉄の異常高値、CRP 陽転

[一般名]**メトトレキサート**　methotrexate　■WHO(注射・錠剤)

[商品名]**メソトレキセート**/内服(錠)・注射〈代謝拮抗剤〉

[適　応]①次の疾患の自覚的・他覚的症状の寛解…(内服・注射)急性白血病、慢性リンパ性白血病、慢性骨髄性白血病、絨毛性疾患(絨毛がん、破壊胞状奇胎、胞状奇胎)②(注射)CMF 療法…乳がん　③(注射)メトトレキサート・ホリナート救援療法…肉腫(骨肉腫、軟部肉腫等)、急性白血病の中枢神経系及び睾丸への浸潤に対する寛解、悪性リンパ腫の中枢神経系への浸潤に対する寛解　④(注射)メトトレキサート・フルオロウラシル交代療法…胃がんに対するフルオロウラシルの抗腫瘍効果の増強
[副作用]**◆ショック、アナフィラキシー様症状、骨髄機能抑制、重篤な肝障害、重篤な腎障害、間質性肺炎、肺線維症、スティーブン・ジョンソン症候群、中毒性表皮壊死症、重篤な腸炎、膵炎、骨粗鬆症、けいれん、片麻痺、失語、脳症、痴呆、麻痺、ギランバレー症候群、昏睡◆過敏症**/発疹、じんま疹、そう痒、発熱　**血液**/出血、敗血症、低ガンマグロブリン血症　**肝臓**/黄疸、脂肪肝、GOT・GPT・Al-P・LDH 上昇　**腎臓**/血尿、BUN・クレアチニン上昇　**消化器**/消化管潰瘍・出血、口内炎、腹痛、下

[一般名]**ポルフィマーナトリウム**　porfimer sodium

[商品名]**フォトフリン**/注射〈光線力学的療法用光感受性物質〉

[適　応]手術等の他の根治的治療が不可能な場合、あるいは、肺または子宮頸部の機能温存が必要な患者に他の治療法が使用できない場合で、かつ、内視鏡的に病巣全容が観察でき、レーザー光照射が可能な次の疾患…①早期肺がん(病期0期または病期Ⅰ期肺がん)、②表在型食道がん、③表在型早期胃がん、④子宮頸部初期がん及び異形成

[副作用]**皮膚**/光線過敏症、色素沈着　**過敏症**/発疹、発赤、紅斑、顔面浮腫、顔面潮紅　**肝臓**/AST(GOT)・ALT(GPT)・Al-P上昇等　**呼吸器**/咳嗽、喀痰、血痰、呼吸困難、咽頭痛、無気肺　**消化器**/心窩部痛、食欲不振、悪心・嘔吐　**血液**/白血球増多、貧血　**その他**/血清総タンパク低下、発熱、CRP上昇、潜血反応陽性、胸部痛、治療部位の出血・疼痛、腟分泌物の増加

[一般名]**マイトマイシンC**　mitomycin C(mitomycin)

[商品名]**マイトマイシン**/注射〈抗生物質〉

[適　応]次の疾患の自覚的・他覚的症状の寛解…慢性リンパ性白血病、慢性骨髄性白血病、胃がん、結腸・直腸がん、肺がん、膵がん、肝がん、子宮頸がん、子宮体がん、乳がん、頭頸部腫瘍、膀胱腫瘍

[副作用]**◆溶血性尿毒症症候群(HUS)、微小血管症性溶血性貧血、急性腎不全等の重篤な腎障害、骨髄抑制(汎血球・白血球・好中球・血小板減少、出血、貧血等)、間質性肺炎、肺線維、**(肝動脈内投与において)**肝・胆道障害(胆のう炎、胆管壊死、肝実質障害等)◆腎臓**/タンパク尿、血尿、浮腫、高血圧　**肝臓**/肝障害　**消化器**/食欲不振、悪心・嘔吐、口内炎、下痢　**過敏症**/発疹　**泌尿器**(膀注時)/膀胱炎、血尿、膀胱の萎縮　**その他**/倦怠感、脱毛

[一般名]**(塩酸)ミトキサントロン**　mitoxantrone hydrochloride

[商品名]**ノバントロン**/注射〈アントラキノン系〉

[適　応]急性白血病(慢性骨髄性白血病の急性転化を含む)、悪性リンパ腫、乳がん、肝細胞がん

[副作用]**◆うっ血性心不全、心筋障害、骨髄機能抑制、間質性肺炎◆心臓**/心電図異常、頻脈、不整脈、心悸亢進　**過敏症**/発疹、紅斑　**肝臓**/AST(GOT)・ALT(GPT)・Al-P・血清ビリルビン上昇、黄疸　**腎臓**/BUN・血清クレアチニン上昇、タンパク尿、血尿　**消化器**/悪心・嘔吐、食欲不振、口内炎、下痢、腹痛、消化管出血　**皮膚**/脱毛　**精神神経系**/倦怠感、頭痛　**投与部位**/静脈炎、血管痛　**その他**/発熱、感染症、味覚異常、鼻出血

肝障害　**腎臓**/BUN 上昇　**消化器**/食欲不振、悪心・嘔吐、下痢、口内炎、便秘、腹痛、口渇　**皮膚**/脱毛、発疹、紅斑、色素沈着、そう痒、皮膚肥厚　**精神神経系**/神経過敏、感覚異常、倦怠感、腱反射の低下、嗜眠、振戦、頭痛、眩暈、多幸症　**その他**/筋肉痛、発熱、心悸亢進、筋力低下

[一般名]**(硫酸)ペプロマイシン**　peplomycin sulfate

[商品名]**ペプレオ**/注射〈抗生物質〉

[適　応]皮膚がん、頭頸部悪性腫瘍(上顎がん、舌がん・その他の口腔がん、咽頭がん、喉頭がん)、肺がん(扁平上皮がん)、前立腺がん、悪性リンパ腫

[副作用]**◆間質性肺炎・肺線維症、ショック◆過敏症**/発疹、じんま疹、発熱を伴う紅皮症　**皮膚**/脱毛、皮膚硬化・肥厚、色素沈着、爪の変形・変色、線状皮膚炎　**消化器**/口内炎、食欲不振、嘔気、嘔吐、下痢、口角炎　**肝臓**/肝障害　**血液**/白血球・赤血球・血小板減少、貧血　**泌尿器**/頻尿、膀胱炎　**精神・神経系**/頭痛・頭重感　**投与部位**/(静注で)肥厚・硬結、疼痛、(筋注・局注で)硬結、(動注で)動脈炎　**その他**/発熱、倦怠感

[一般名]**ペントスタチン**　pentostatin

[商品名]**コホリン**/注射

[適　応]成人T細胞白血病リンパ腫、ヘアリーセル白血病の自覚的・他覚的症状の寛解

[副作用]**◆溶血性尿毒症症候群、腎不全、骨髄抑制(汎血球・白血球・血小板減少、貧血◆心臓**/頻脈、心電図異常　**肝臓**/AST(GOT)・ALT(GPT)・Al-P・LDH・総ビリルビン上昇等　**腎臓**/クレアチニン・BUN 上昇、クレアチニンクリアランス低下、タンパク尿等　**消化器**/食欲不振、嘔気・嘔吐、下痢、腹痛、口内炎　**皮膚**/紅斑そう痒、紅斑性皮疹、皮膚炎、アレルギー性皮疹　**血液**/白血球・血小板減少、貧血　**呼吸器**/咳嗽、PaO2減少　**精神神経系**/意識障害、頭痛　**抵抗機構**/感染症(帯状疱疹、肺炎、腹膜炎)　**その他**/全身倦怠感、発熱、結膜炎、筋肉痛、背部痛、腹水、CRP 上昇

[一般名]**ホスフェストロール**　fosfestrol　〈ホルモン剤〉

[商品名]**ホンバン**/注射・内服(錠)〈エストロゲン剤〉

[適　応]前立腺がん

[副作用]**◆血栓症(冠動脈、脳、四肢等)、心筋梗塞、心不全◆循環器**/心悸亢進、心電図異常　**肝臓**/黄疸、AST(GOT)・ALT(GPT)・γ-GTP・Al-P 上昇等　**電解質代謝**/特に大量継続投与により、高カルシウム血症、ナトリウムや体液の貯留　**脂質代謝**/脂質代謝異常　**精神神経系**/頭痛、知覚異常、めまい、精神障害の再発　**消化器**/悪心・嘔吐、食欲不振、下痢、腹痛　**過敏症**/発疹等　**乳房**/乳腺及び乳房腫脹、乳房痛、乳頭周囲の色素沈着等　**その他**/肛門・陰部周囲のそう痒感・灼熱感・しびれ感、倦怠感、陰萎、胸部圧迫感、尿道狭窄、発熱、浮腫、タンパク尿

[一般名]**(注射用コハク酸)プレドニゾロンナトリウム**
prednisolone sodium succinate for injection ■WHO

[商品名]**水溶性コハク酸、水溶性プレドニン**/内服(散・錠)〈副腎皮質ホルモン〉

[適　応]前掲「プレドニゾロン」と同じ
[副作用]**◆誘発感染症、感染症の増悪、続発性副腎皮質機能不全、糖尿病、消化管潰瘍、消化管穿孔、消化管出血、膵炎、精神変調、うつ状態、けいれん、骨粗鬆症、大腿骨及び上腕骨等の骨頭無菌性壊死、ミオパチー、緑内障、後のう白内障、中心性漿液性網脈絡膜症、多発性後極部網膜色素上皮症、血栓症、心筋梗塞、脳梗塞、動脈瘤、アナフィラキシー様反応、喘息発作の増悪◆内分泌**/月経異常　**消化器**/下痢、悪心・嘔吐、胃痛、胸やけ、腹部膨満感、口渇、食欲不振、食欲亢進　**精神神経系**/多幸症、不眠、頭痛、めまい　**筋・骨格**/筋肉痛、関節痛　**脂質・タンパク質代謝**/満月様顔貌、野牛肩、窒素負平衡、脂肪肝　**体液・電解質**/浮腫、血圧上昇、低カリウム性アルカローシス　**眼**/網膜障害、眼球突出　**血液**/白血球増多　**皮膚**/ざ瘡、多毛、脱毛、色素沈着、皮下溢血、紫斑、線条、そう痒、発汗異常、顔面紅斑、創傷治癒障害、皮膚菲薄化・脆弱化、脂肪織炎　**過敏症**/発疹　**その他**/発熱、疲労感、ステロイド腎症、体重増加、精子数及びその運動性の増減、尿路結石

[一般名]**(リン酸)プレドニゾロンナトリウム**
prednisolone sodium phosphate ■WHO

[商品名]**ドージロン、プレドネマ**/内服(散・錠)〈副腎皮質ホルモン〉

[適　応]前掲「プレドニゾロン」と同じ
[副作用]**◆誘発感染症、感染症の増悪、続発性副腎皮質機能不全、糖尿病、消化管潰瘍、消化管穿孔、消化管出血、膵炎、精神変調、うつ状態、けいれん、骨粗鬆症、大腿骨及び上腕骨等の骨頭無菌性壊死、ミオパチー、緑内障、後のう白内障、血栓症、アナフィラキシー様反応、喘息発作の増悪◆内分泌**/月経異常　**消化器**/下痢、悪心・嘔吐、胃痛、胸やけ、腹部膨満感、口渇、食欲不振、食欲亢進　**精神神経系**/多幸症、不眠、頭痛、めまい　**筋・骨格**/筋肉痛、関節痛　**脂質・タンパク質代謝**/満月様顔貌、野牛肩、窒素負平衡、脂肪肝　**体液・電解質**/浮腫、血圧上昇、低カリウム性アルカローシス　**眼**/網膜障害、眼球突出　**血液**/白血球増多　**皮膚**/ざ瘡、多毛、脱毛、色素沈着、皮下溢血、紫斑、線条、そう痒、発汗異常、顔面紅斑、創傷治癒障害、皮膚菲薄化・脆弱化、脂肪織炎　**過敏症**/発疹　**その他**/発熱、疲労感、ステロイド腎症、体重増加、精子数及びその運動性の増減

[一般名]**(塩酸)プロカルバジン**　procarbazine hydrochloride ■WHO

[商品名]**ナツラン**/内服(カプセル)〈アルキル化剤〉

[適　応]悪性リンパ腫(ホジキン病、細網肉腫、リンパ肉腫)
[副作用]**◆けいれん発作、間質性肺炎◆血液**/白血球・血小板減少、貧血、出血　**肝臓**/

[一般名]**(塩酸)ブレオマイシン**　bleomycin hydrochloride　■WHO

[商品名]**ブレオ**/注射〈抗生物質〉

[適　応]皮膚がん、頭頸部がん(上顎がん、舌がん、口唇がん、咽頭がん、喉頭がん、口腔がん等)、肺がん(特に原発性及び転移性扁平上皮がん)、食道がん、悪性リンパ腫(細網肉腫、リンパ肉腫、ホジキン病等)、子宮頸がん、神経膠腫、甲状腺がん
[副作用]**◆重篤な間質性肺炎・肺線維症、ショック、出血(がん病巣の急速な壊死)◆過敏症**/発疹、じんま疹、発熱を伴う紅皮症　**皮膚**/脱毛、皮膚肥厚、色素沈着、爪の変形・変色、皮膚の強皮症様変化、線状皮膚炎　**消化器**/食欲不振、悪心・嘔吐、口内炎、口角炎、下痢　**肝臓**/肝障害　**泌尿器**/乏尿、排尿痛、頻尿、残尿感　**血液**/白血球減少　**精神・神経系**/頭痛、めまい　**投与部位**/(静注で)静脈壁の肥厚・狭窄、(筋注・局注で)硬結　**その他**/発熱、倦怠感、腫瘍部位の疼痛

[一般名]**(硫酸)ブレオマイシン**　bleomycin sulfate

[商品名]**油性ブレオ、ブレオS**/注射・軟膏〈抗生物質〉

[適　応](注射)頭頸部がん、皮膚悪性腫瘍　(軟膏)皮膚悪性腫瘍
[副作用](注射)**◆間質性肺炎・肺線維症、ショック、出血(がん病巣の急速な壊死)◆過敏症**/発疹、じんま疹、発熱を伴う紅皮症　**消化器**/食欲不振、悪心・嘔吐、口内炎　**皮膚**/脱毛、(軟膏で)疼痛、発赤、皮膚炎、色素沈着、びらん　**投与部位**/疼痛、腫脹、発赤、硬化、色素沈着、灼熱感　**その他**/発熱、倦怠感

[一般名]**プレドニゾロン**　prednisolone　〈副腎皮質ホルモン〉　■WHO

[商品名]**ビスオA、プレドニゾロン、プレドニン、プレロン**/内服(散・錠)

[適　応]白血病、悪性リンパ腫及び類似疾患(近縁疾患)、好酸性肉芽腫、乳がんの再発転移。前立腺がん(他の療法が無効な場合)
[副作用]**◆誘発感染症、感染症の増悪、続発性副腎皮質機能不全、糖尿病、消化管潰瘍、消化管穿孔、消化管出血、膵炎、精神変調、うつ状態、けいれん、骨粗鬆症、大腿骨及び上腕骨等の骨頭無菌性壊死、ミオパチー、緑内障、後のう白内障、中心性漿液性網脈絡膜症、多発性後極部網膜色素上皮症、血栓症、心筋梗塞、脳梗塞、動脈瘤、硬膜外脂肪腫◆内分泌**/月経異常　**消化器**/下痢、悪心・嘔吐、胃痛、胸やけ、腹部膨満感、口渇、食欲不振、食欲亢進　**精神神経系**/多幸症、不眠、頭痛、めまい　**筋・骨格**/筋肉痛、関節痛　**脂質・タンパク質代謝**/満月様顔貌、野牛肩、窒素負平衡、脂肪肝　**体液・電解質**/浮腫、血圧上昇、低カリウム性アルカローシス　**眼**/網膜障害、眼球突出　**血液**/白血球増多　**皮膚**/ざ瘡、多毛、脱毛、色素沈着、皮下溢血、紫斑、線条、そう痒、発汗異常、顔面紅斑、創傷治癒障害、皮膚菲薄化・脆弱化、脂肪織炎　**過敏症**/発疹　**その他**/発熱、疲労感、ステロイド腎症、体重増加、精子数及びその運動性の増減、尿路結石

チニン・クリアランス低下　**精神神経系**/倦怠感、めまい、末梢神経障害(しびれ、知覚異常等)　**皮膚**/脱毛、色素沈着、そう痒感、皮膚肥厚、紅斑、浮腫、水疱、びらん、爪の異常(変形、変色)、光線過敏症、紅潮、皮膚炎、(外皮用で)局所の出血傾向、発赤　**過敏症**/発疹　**循環器**/心電図異常、動悸、胸痛、胸内苦悶　**眼**/流涙、結膜炎　**動脈内投与時**/カテーテル先端付近の動脈壁の変性、血栓形成　**その他**/発熱、糖尿、頭痛、流涙、低カルシウム血症、耐糖能異常、大球性貧血　**血液**/白血球・血小板減少　**肛門**/(坐薬で)肛門部痛、テネスムス、肛門不快感、発赤、肛門灼熱感、直腸粘膜壊死、出血、肛門周囲皮膚のびらん

[一般名]フルタミド　flutamide

[商品名]**オダイン、フルタミド、フルタメルク**/内服(錠)〈アンドロゲン剤〉

[適　応]前立腺がん

[副作用]**◆劇症肝炎等の重篤な肝障害(初期症状…食欲不振、悪心・嘔吐、全身倦怠感、そう痒、発疹、黄疸等)、間質性肺炎◆肝臓**/AST(GOT)・ALT(GPT)・γ-GTP・LDH・Al-P・ビリルビン上昇　**内分泌**/女性型乳房、ポテンツ低下　**消化器**/悪心・嘔吐、食欲不振、下痢、胸やけ、胃痛、胃部不快感、口渇　**血液**/貧血、白血球・血小板減少　**腎臓**/クレアチニン・BUN上昇、尿タンパク陽性　**精神神経系**/めまい、ふらつき、立ちくらみ、頭痛、脱力感、傾眠、不眠、混乱、うつ状態、不安感、神経過敏症　**過敏症**/発疹、光線過敏症　**皮膚**/そう痒　**その他**/浮腫、全身倦怠感、発熱、潮紅、発汗、味覚障害、血糖値上昇、尿糖陽性、血清総タンパク減少

[一般名](リン酸)フルダラビン　fludarabine phosphate

[商品名]**フルダラ**/注射〈代謝拮抗剤〉

[適　応]貧血または血小板減少症を伴う慢性リンパ性白血病

[副作用]**◆骨髄抑制(汎血球・好中球・血小板・ヘモグロビン・赤血球減少等)、間質性肺炎、精神神経障害、腫瘍崩壊症候群(初期症状は側腹部痛、血尿)、重症日和見感染(敗血症、肺炎等)、自己免疫性溶血性貧血、消化管出血、出血性膀胱炎、スティーブン・ジョンソン症候群、中毒性表皮壊死症、心不全◆呼吸器**/せき、喘鳴、呼吸障害、呼吸困難、低酸素(症)　**消化器**/悪心・嘔吐、便秘、口唇疱疹、食欲不振、下痢、口内炎　**精神神経系**/脱力感、下肢知覚異常、手指感覚異常、視力障害、視神経炎、視神経障害、下垂手　**循環器**/不整脈、脈拍数増加、浮腫　**代謝異常**/代謝性アシドーシス、膵酵素変化　**肝臓**/LDH・AST(GOT)・ALT(GPT)・総ビリルビン・Al-P・γ-GTP上昇、黄疸、血清総タンパク減少、血清アルブミン低下　**皮膚**/皮膚そう痒症、発疹　**腎臓**/BUN・クレアチニン上昇、タンパク尿、高尿酸血症、高リン酸血症、低カルシウム血症、高カリウム血症　**泌尿器**/尿中結晶　**その他**/発熱、疲労、疼痛、水痘、体重減少、悪寒、倦怠感、腰痛

[一般名]**フェンタニル**　fentanyl　〈痛み止め〉

[商品名]**デュロテップ(パッチ)**/貼付薬〈経皮吸収型持続性がん疼痛治療剤〉

[適　応]激しい疼痛を伴う各種がんにおける鎮痛

[副作用]**◆依存性(連用により薬物依存)、呼吸抑制◆循環器**/血圧上昇・低下、頻脈・徐脈　**精神神経系**/眠気、傾眠、不穏、不眠、健忘、・めまい、いらいら感、幻覚、多幸症、頭痛、錯乱　**皮膚**/貼付部位のそうよう感、紅斑、発疹　**消化器**/便秘、嘔気・嘔吐、下痢、口渇　**肝臓**/肝機能障害　**泌尿器**/尿閉　**その他**/発熱、倦怠感、発汗

[一般名]**ブスルファン**　busulfan

[商品名]**マブリン**/内服(散)〈アルキル化剤〉〈メタンスルホン酸系〉

[適　応]慢性骨髄性白血病の自覚的・他覚的症状の寛解

[副作用]**◆骨髄抑制、間質性肺炎、肺線維症、白内障◆肝臓**/黄疸　**腎臓**/腎障害　**消化器**/食欲不振、悪心・嘔吐、潰瘍性口内炎、舌炎、下痢　**過敏症**/発疹、じんま疹　**皮膚**/色素沈着、脱毛、副腎皮質不全症に類似した黒皮症(消化障害、疲労、脱力、体重減少をときどき伴う)　**性腺**/陰萎、睾丸萎縮、無精子症、無月経、卵巣線維症　**その他**/無汗症、女性型乳房

[一般名]**フルオロウラシル**　fluorouracil　〈代謝拮抗剤〉　■WHO(注射のみ)

[商品名]**5-FU、ウロサゲン、カルゾナール、サンク-D、ベントン、ルナコール、ルナポン**/注射・内服(錠・ドライシロップ)・軟膏・坐剤

[適　応]①次の疾患の自覚的・他覚的症状の寛解…(内服)消化器がん(胃がん、結腸がん、直腸がん等)、乳がん、子宮頸がん　(注射)胃がん、肝がん、結腸・直腸がん、乳がん、膵がん、子宮頸がん、子宮体がん、卵巣がん　(坐薬)S状結腸・直腸がん　②以下は他の抗腫瘍剤または放射線と併用が必要…(注射)食道がん、肺がん、頭頸部腫瘍　③(外皮用)皮膚悪性腫瘍(有棘細胞がん、基底細胞がん、皮膚付属器がん、皮膚転移がん、ボーエン病、パジェット病、放射線角化腫、老人性角化腫、紅色肥厚症、皮膚細網症、悪性リンパ腫の皮膚転移

[副作用]**◆激しい下痢による脱水症状、重篤な腸炎(出血性腸炎、虚血性腸炎、壊死性腸炎等)、骨髄抑制(汎血球・白血球・好中球・血小板減少、貧血等)、白質脳症(初期症状は歩行時のふらつき、四肢末端のしびれ感、舌のもつれ等)、間質性肺炎、肝機能障害、黄疸、ショック、アナフィラキシー様症状、肝不全、急性膵炎、うっ血性心不全、心筋梗塞、安静狭心症、急性腎不全、**(肝動脈内投与において)**肝・胆道障害(胆のう炎、胆管壊死、肝実質障害等)、手足症候群(手掌・足底の紅斑、疼痛性発赤腫脹、知覚過敏等)、嗅覚障害、嗅覚脱失**　(外皮用で)**◆皮膚塗布部の激しい疼痛**(ステロイド軟膏を併用するか中止する)**◆消化器**/食欲不振、悪心・嘔吐、腹部膨満感、下痢、腹痛、便秘、味覚異常、口角炎、口渇、胸やけ、下血、舌炎、下腹部痛　**肝臓**/肝障害・肝機能検査値異常　**腎臓**/タンパク尿、BUN・クレアチニン値上昇、クレア

[一般名] **(硫酸)ビンブラスチン**　vinblastine sulfate　■WHO

[商品名] **エクザール**/注射〈ビンカアルカロイド〉

[適　応] 次の疾患の自覚的・他覚的症状の寛解…悪性リンパ腫(ホジキン病、リンパ肉腫、細網肉腫)、絨毛性疾患(絨毛がん、破壊性胞状奇胎、胞状奇胎)

[副作用] ◆**骨髄抑制、知覚異常、末梢神経炎、けいれん、錯乱、昏睡、昏蒙、イレウス、消化管出血、アナフィラキシー様症状、心筋虚血、脳梗塞、難聴、呼吸困難及び気管支けいれん、間質性肺炎**◆**血液**/貧血　**消化器**/悪心・嘔吐、口唇炎、消化不良、食欲不振、口渇、口内炎、腹痛、便秘　**過敏症**/発疹　**皮膚**/脱毛、水疱形成　**精神神経系**/歩行困難、味覚異常、不安、不眠、深部腱反射の消失、関節痛、筋肉痛、倦怠感、脱力感、頭痛、眩暈、抑うつ、唾液腺痛、排尿障害　**生殖器**/無精子症、無月経、性腺(睾丸、卵巣)障害等　**循環器**/高血圧、レイノー現象、頻脈　**投与部位**/注射局所痛・壊死　**その他**/眼振等の平衡感覚障害、発熱、静脈炎、腫瘤・リンパ節の疼痛

[一般名] **(塩酸)ファドロゾール水和物**　fadrozole hydrochloride hydrate

[商品名] **アフェマ**/内服(錠)〈アロマターゼ阻害剤〉

[適　応] 閉経後乳がん

[副作用] ◆**高カリウム血症、副腎不全**◆**血液**/貧血、白血球・血小板減少　**肝臓**/Al-P・ALT(GPT)・AST(GOT)・LDH・γ-GTP・ビリルビン上昇、総タンパク低下　**腎臓**/BUN・血清クレアチニン上昇、タンパク尿、尿糖　**消化器**/嘔気、嘔吐、食欲不振、腹痛、下痢、口渇、口内のあれ　**精神神経系**/めまい、指先のしびれ、頭痛　**皮膚**/そう痒、湿疹、皮膚乾燥、発疹　**電解質代謝**/血清カリウム、クロル、ナトリウム低下　**その他**/総コレステロール上昇、性器出血、疲労感、倦怠感、ほてり、味覚異常、発汗、A/G 比低下

[一般名] **フィルグラスチム**　filgrastim　〈白血球増多剤〉

[商品名] **グラン**/シリンジ・注射液〈G-CSF 製剤〉

[適　応] ①造血幹細胞の末梢血中への動員、②造血幹細胞移植時の好中球数の増加促進　③がん化学療法による好中球減少症…急性白血病、悪性リンパ腫、小細胞肺がん、胚細胞腫瘍(睾丸腫瘍、卵巣腫瘍など)、神経芽細胞腫、小児がん、その他のがん腫

[副作用] ◆**ショック、間質性肺炎、急性呼吸窮迫症候群、芽球の増加、脾破裂**◆**皮膚**/好中球浸潤・有痛性紅斑・発熱を伴う皮膚障害(スウィート症候群等)、発疹、発赤　**筋・骨格**/骨痛、腰痛、胸痛、関節痛　**消化器**/悪心・嘔吐　**肝臓**/ALT(GPT)・AST(GOT)上昇、肝機能異常　**血液**/血小板減少　**その他**/脾腫、浮腫、発熱、LDH・Al-P・尿酸・血清クレアチニン・CRP 上昇、頭痛、倦怠感、動悸

振、悪心・嘔吐、口内炎、下痢、腹痛、消化管出血、イレウス、便秘　**皮膚**/脱毛、色素沈着　**精神神経系**/全身倦怠、頭痛、めまい、しびれ　**泌尿器**/(膀胱内注入療法時)頻尿、排尿痛、血尿等の膀胱刺激症状　**過敏症**/発疹等の過敏症状、皮膚炎　**その他**/発熱、感染症、胸痛、浮腫、動悸、息切れ、血清総タンパク減少、電解質異常、味覚異常、顔面潮紅、耳鳴

[一般名]**(硫酸)ビンクリスチン**　vincristine sulfate　■WHO

[商品名]**オンコビン**/注射〈ビンカアルカロイド〉

[適　応]①白血病(急性白血病、慢性白血病の急性転化時を含む)　②悪性リンパ腫(細網肉腫、リンパ肉腫、ホジキン病)　③小児腫瘍(神経芽腫、ウイルムス腫瘍、横紋筋肉腫、睾丸胎児性がん、血管肉腫等)

[副作用]**◆末梢神経障害(神経麻痺、筋麻痺、けいれん等)、骨髄抑制、錯乱、昏睡、イレウス、消化管出血、消化管穿孔、抗利尿ホルモン不適合分泌症候群(SIADH)、アナフィラキシー様症状、心筋虚血、難聴、呼吸困難及び気管支けいれん、間質性肺炎◆末梢神経障害**/垂足、背痛、複視、排尿困難　**血液**/白血球・顆粒球・血小板減少、出血傾向、貧血　**消化器**/便秘、腹痛、口内炎、悪心・嘔吐、食欲不振、下痢　**肝臓**/AST(GOT)上昇・ALT(GPT)・γ-GTP・Al-P 上昇等　**過敏症**/発疹　**皮膚**/脱毛、発汗亢進、皮膚落屑　**眼**/一過性皮質盲　**循環器**/低血圧、高血圧　**泌尿器**/多尿　**その他**/体重減少、発熱

[一般名]**(硫酸)ビンデシン**　vindesine sulfate

[商品名]**フィルデシン**/注射〈半合成ビンカアルカロイド〉

[適　応]次の疾患の自覚的・他覚的症状の寛解…急性白血病(慢性骨髄性白血病の急性転化を含む)、悪性リンパ腫、肺がん、食道がん

[副作用]**◆骨髄抑制、抗利尿ホルモン不適合分泌症候群(SIADH)、麻痺性イレウス、消化管出血、間質性肺炎、心筋虚血、脳梗塞、神経麻痺、けいれん、聴覚異常、筋力低下(起立障害、歩行障害、階段昇降障害、手指運動障害等)、知覚異常、末梢神経障害、アナフィラキシー様症状◆消化器**/食欲不振、悪心・嘔吐、口内炎、便秘、腹痛、下痢、味覚低下、味覚異常等　**肝臓**/AST(GOT)・ALT(GPT)・Al-P 上昇等、黄疸　**腎臓**/BUN・クレアチニン上昇等、タンパク尿　**過敏症**/発疹等　**皮膚**/脱毛等　**精神神経系**/倦怠感、脱力感、複視、眩暈、抑うつ、振戦、失神、頭痛等　**神経・筋**/しびれ感、知覚低下、深部腱反射減弱、疼痛、筋痛、顎痛、排尿障害、尿閉等　**呼吸器**/息切れ、気管支けいれん　**循環器**/狭心症発作様の症状(胸部痛、息切れ、発汗亢進)、不整脈、心電図異常等　**その他**/悪寒、発熱、静脈炎等

[一般名]**ヒドロキシカルバミド**　hydroxycarbamide

[商品名]**ハイドレア**/内服(カプセル)〈代謝拮抗剤〉

[適　応]慢性骨髄性白血病

[副作用]◆**骨髄抑制、間質性肺炎、皮膚潰瘍**◆**血液**/出血、巨赤芽球症　**消化器**/胃炎、便秘、消化管潰瘍、下痢、腹痛、口内炎、食欲不振、胃痛、嘔気・嘔吐　**肝臓**/黄疸、ビリルビン・AST(GOT)・ALT(GPT)・Al-P上昇　**腎臓**/排尿困難、BUN・クレアチニン・尿酸上昇　**過敏症**/発疹、じんま疹　**皮膚**/紅斑、皮膚及び爪萎縮、鱗屑形成、紫色丘疹、皮膚乾燥、爪変色、そう痒、発汗減少、色素沈着、脱毛　**精神神経系**/眠気、幻覚、見当識障害、けいれん、しびれ、頭痛、眩暈、舌のしびれ感　**その他**/発熱、倦怠感、悪寒、関節痛、筋肉痛、浮腫、不快感

[一般名]**(酒石酸)ビノレルビン**　vinorelbine ditartrate

[商品名]**ナベルビン**/注射〈ビンカアルカロイド系〉

[適　応]非小細胞肺がん

[副作用]◆**骨髄抑制(無顆粒球症、汎血球・白血球・好中球・血小板減少、貧血)、間質性肺炎、肺水腫、気管支けいれん、麻痺性イレウス、心不全、心筋梗塞、狭心症等、ショック、アナフィラキシー様症状、肺塞栓症、抗利尿ホルモン不適合分泌症候群(SIADH)**◆**過敏症**/アレルギー様症状　**呼吸器**/呼吸困難、喘鳴　**循環器**/血圧低下・上昇、不整脈、頻脈　**神経・筋**/知覚異常・腱反射減弱、運動障害、筋力低下、腰背痛、筋肉痛、関節痛　**精神神経系**/頭痛、不穏、激越　**肝臓**/AST(GOT)・ALT(GPT)・Al-P・LDH・総ビリルビン・γ-GTP上昇、ウロビリノーゲン陽性　**腎臓**/BUN・クレアチニン上昇、クレアチニンクリアランス低下、タンパク尿　**消化器**/食欲不振、嘔気、便秘、嘔吐、口内炎、下痢、腹部膨隆、腹部膨満感、腹痛、腹部不快感、嚥下障害　**皮膚**/脱毛、水疱・落屑、紅斑・丘疹　**注射部位**/静脈炎　**代謝・栄養**/総タンパク低下、アルブミン低下、血漿中電解質異常、尿糖　**その他**/発熱、全身倦怠感、体重減少・増加、CRP上昇、胸痛、出血、味覚異常、出血性膀胱炎、しゃっくり

[一般名]**(塩酸)ピラルビシン**　pirarubicin hydrochloride

[商品名]**テラルビシン、ピノルビン**/注射〈アントラサイクリン系〉

[適　応]次の疾患の自覚的・他覚的症状の寛解並びに改善…頭頸部がん、乳がん、胃がん、尿路上皮がん(膀胱がん、腎盂・尿管腫瘍)、卵巣がん、子宮がん、急性白血病、悪性リンパ腫

[副作用]◆**心筋障害、心不全等**(特に他のアントラサイクリン系薬剤(ダウノルビシン、ドキソルビシン、アクラルビシン、エピルビシン等)投与後症例への投与には十分注意)、**骨髄抑制、ショック、間質性肺炎、**(膀胱内注入療法で)**萎縮膀胱**◆**心臓**/心電図異常、頻脈、不整脈　**肝臓**/AST(GOT)・ALT(GPT)・Al-P・γ-GTP・LDH・総ビリルビン上昇等　**腎臓**/タンパク尿、BUN上昇、クレアチニン上昇等　**消化器**/食欲不

舌苔、歯肉痛　**肝臓**/LDH・ALT(GPT)・Al-P・AST(GOT)・ビリルビン上昇　**腎臓**/BUN・クレアチニン上昇、電解質異常、タンパク尿　**皮膚**/脱毛、斑状丘疹性皮疹、爪変色、爪の障害、そう痒、皮膚疾患、皮膚潰瘍、表皮剝離、じんま疹　**精神神経系**/めまい、不眠、不安、うつ病、傾眠、思考異常、振戦、失神、激越、神経学的疾患、けいれん、健忘症、緊張低下、運動失調、寡動、言語障害、意識障害、緊張亢進、精神症状、せん妄、眼振、不随意運動、嗄声　**感覚**/暗点、味覚倒錯、視力異常、味覚喪失、眼痛、耳痛、舌異常感　**呼吸器**/呼吸困難　**全身症状**/無力症、腹痛、頭痛、浮腫、疼痛、倦怠感、腹部腫脹、インフルエンザ様症候群、寒気、体重増加　**筋・骨格**/筋肉痛・関節痛、骨痛、背部痛、頸部痛、腰痛　**その他**/発熱、潮紅、脱水、せき増加、胸痛、出血、注射部反応、末梢性浮腫、骨盤痛、発汗、排尿困難、血尿、眼疾患、口渇、不正出血、結膜炎、無月経、吃逆、尿失禁、注射部痛、尿閉、酩酊感、低血糖、高血糖

[一般名]ビカルタミド　bicalutamide

[商品名]**カソデックス**/内服(錠)〈抗アンドロゲン剤〉

[適　応]前立腺がん

[副作用]◆**肝機能障害、黄疸、白血球・血小板減少、間質性肺炎**◆**内分泌**/乳房腫脹、乳房圧痛、ほてり　**生殖器**/勃起力低下　**肝臓**/AST(GOT)・ALT(GPT)・Al-P・γ-GTP上昇　**泌尿器**/クレアチニン・BUN上昇、血尿、夜間頻尿　**皮膚**/そう痒、発疹、皮膚乾燥、脱毛、多毛、発汗　**精神神経系**/性欲減退、頭痛、傾眠、めまい、不眠　**循環器**/心電図異常　**消化器**/口渇、便秘、食欲不振、下痢、悪心・嘔吐、消化不良、鼓腸放屁、腹痛　**筋・骨格**/胸痛、骨盤痛　**その他**/総コレステロール上昇、貧血、中性脂肪上昇、さむけ、無力症、高血糖、浮腫、体重増加・減少

[一般名]ピシバニール　picibanil

[商品名]**ピシバニール**/注射〈宿主機能賦活性、溶連菌製剤〉〈菌体成分〉

[適　応]①)胃がん(手術例)患者及び原発性肺がん患者における化学療法との併用による生存期間の延長　②消化器がん患者及び肺がん患者におけるがん性胸水・腹水の減少　③他剤無効の、頭頸部がん(上顎がん、喉頭がん、咽頭がん、舌がん)及び甲状腺がん　④リンパ管腫

[副作用]◆**ショック、間質性肺炎、急性腎不全**◆**過敏症**/紫斑、そう痒感、発疹　**局所反応**/局所の疼痛、腫脹・発赤、熱感、硬結　**感覚器系**/発熱、全身倦怠、頭痛、関節痛等　**血液**/白血球増加、血小板増加、CRP・CK(CPK)上昇、貧血　**肝臓**/Al-P・AST(GOT)・ALT(GPT)上昇　**消化器**/食欲不振、悪心・嘔吐、下痢等　**腎臓**/BUN・クレアチニン上昇、尿量の減少等、タンパク尿

[一般名]**ネダプラチン**　nedaplatin

[商品名]**アクプラ**/静注用〈プラチナ化合物〉

[適　応]頭頸部がん、肺小細胞がん、肺非小細胞がん、食道がん、膀胱がん、精巣(睾丸)腫瘍、卵巣がん、子宮頸がん

[副作用]**◆ショック、アナフィラキシー様症状、骨髄抑制、腎不全、アダムス・ストークス発作、難聴、聴力低下、耳鳴、間質性肺炎、抗利尿ホルモン不適合分泌症候群(SIADH)◆精神神経系**/けいれん、頭痛、めまい、手足のしびれ等の末梢神経障害等　**腎臓**/BUN・クレアチニン上昇、クレアチニンクリアランス低下、β2-ミクログロブリン上昇、血尿、タンパク尿、乏尿、代謝性アシドーシス、尿酸上昇、NAG 上昇　**消化器**/悪心・嘔吐、食欲不振、下痢、イレウス、腹痛、便秘、口内炎等　**循環器**/心電図異常(頻脈、ST 低下)、心筋障害等　**呼吸器**/呼吸困難　**泌尿器**/排尿痛、排尿障害　**過敏症**/アレルギー反応(膨疹、発赤)、発疹等　**肝臓**/AST(GOT)・ALT(GPT)・ビリルビン・Al-P・LDH 上昇、血清総タンパク減少、血清アルブミン低下等　**電解質**/ナトリウム、カリウム、クロル等の電解質異常　**その他**/脱毛、全身倦怠感、発熱、静脈炎、浮腫、皮膚潮紅、単純疱疹、白血球増多(一過性)

[一般名]**(塩酸)ノギテカン**　nogitecan hydrochloride

[商品名]**ハイカムチン**/注射〈I 型 DNA トポイソメラーゼ阻害型〉

[適　応]小細胞肺がん

[副作用]**◆骨髄抑制、消化管出血、間質性肺炎◆消化器**/悪心・嘔吐、食欲不振、口内炎、下痢、腹痛、便秘　**肝臓**/ALT(GPT)・AST(GOT)・総ビリルビン・Al-P 上昇　**腎臓**/BUN 上昇、尿糖、尿タンパク、尿沈渣、尿ウロビリノーゲン、血尿　**皮膚**/脱毛　**過敏症**/発疹等の過敏症状　**全身症状**/発熱、易疲労感、体重減少、状態悪化、頭痛　**その他**/総タンパク・アルブミン・カルシウム減少、LDH 上昇・下降、ナトリウム減少・増加、カリウム増加・減少、クロル減少・増加、クレアチニン上昇、静脈炎

[一般名]**パクリタキセル**　paclitaxel

[商品名]**タキソール**/注射

[適　応]卵巣がん、非小細胞肺がん、乳がん、胃がん

[副作用]**◆ショック、白血球減少等の強い骨髄抑制、末梢神経障害、麻痺、心筋梗塞、うっ血性心不全、肺塞栓、血栓性静脈炎、脳卒中、肺水腫、難聴、耳鳴、間質性肺炎、肺線維症、腸管穿孔、消化管出血、消化管潰瘍、重篤な腸炎(出血性大腸炎、偽膜性大腸炎等)、肝機能障害、黄疸、膵炎、急性腎不全、スティーブン・ジョンソン症候群、中毒性表皮壊死症◆過敏症**/発疹、発赤　**循環器**/低血圧、徐脈、頻脈、期外収縮、高血圧、心電図異常、不整脈、心房細動、心室細動、心悸亢進、心肥大　**消化器**/悪心・嘔吐、下痢、口内炎、食欲不振、便秘、消化不良、腸管閉塞、鼓腸放屁、直腸疼痛、胃炎、嚥下障害、直腸障害、歯肉炎、腸管麻痺、腹部膨満感、

[一般名]**(クエン酸)トレミフェン**　toremifene citrate　〈ホルモン剤〉

[商品名]**フェアストン**/内服(錠)〈抗エストロゲン剤〉

[適　応]閉経後乳がん
[副作用]**◆血栓塞栓症、静脈炎、肝機能障害、黄疸◆消化器**/悪心・嘔吐、食欲不振、胃部不快感、下痢　**肝臓**/ALT(GPT)・AST(GOT)・LDH・γ-GTP・Al-P・ビリルビン上昇　**過敏症**/発疹、かゆみ　**血液**/白血球・血小板減少、貧血　**眼**/視覚障害(角膜の変化等)　**精神神経系**/頭痛、めまい　**生殖器**/膣分泌物、性器出血、子宮内膜増殖　**皮膚**/脱毛　**その他**/トリグリセリド上昇、コレステロール上昇、顔面潮紅、ほてり、倦怠感、BUN上昇、発汗、顔面浮腫、高カルシウム血症

[一般名]**(塩酸)トロピセトロン**　tropisetron hydrochloride　〈制吐剤〉

[商品名]**ナボバン**/内服(カプセル)

[適　応]強い悪心・嘔吐が生じるシスプラチン等の投与の場合に限り使用
[副作用]**◆虚脱、失神、心停止、ショック、洞ブロック◆精神神経系**/頭痛　**消化器**/便秘、下痢　**肝臓**/AST(GOT)・ALT(GPT)・LDH・ビリルビン値上昇　**過敏症**/発疹　**その他**/発熱

[一般名]**ナルトグラスチム**　nartograstim　〈白血球増多剤〉

[商品名]**ノイアップ**/注射〈G-CSF剤〉

[適　応]①骨髄移植時の好中球数の増加促進　②がん化学療法による好中球減少症　③小児再生不良性貧血に伴う好中球減少症、他
[副作用]**◆ショック、間質性肺炎、急性呼吸窮迫症候群◆筋・骨格**/腰痛、胸痛、骨痛、背部痛、筋肉痛　**循環器**/血圧低下　**肝臓**/AST(GOT)・ALT(GPT)・γ-GTP・ビリルビン上昇　**皮膚**/発疹、そう痒感、紅斑、好中球浸潤・有痛性紅斑・発熱を伴う皮膚障害(スウィート症候群等)　**消化器**/食欲不振、悪心・嘔吐　**その他**/LDH・Al-P・クレアチニン上昇、発熱、頭痛、全身倦怠感、咽頭痛、CRP上昇

[一般名]**(塩酸)ニムスチン**　nimustine hydrochloride

[商品名]**ニドラン**/注射〈ニトロソ尿素系〉〈アルキル化剤〉

[適　応]次の疾患の自覚的・他覚的症状の寛解…脳腫瘍、消化器がん(胃がん、肝臓がん、結腸・直腸がん)、肺がん、悪性リンパ腫、慢性白血病
[副作用]**◆汎血球減少等の骨髄抑制、間質性肺炎、肺線維症◆過敏症**/発疹　**肝臓**/AST(GOT)・ALT(GPT)上昇　**腎臓**/タンパク尿、BUN上昇　**消化器**/嘔吐、食欲不振、悪心、嘔気、下痢、口内炎　**皮膚**/脱毛　**その他**/発熱、全身倦怠感、頭痛、めまい、低タンパク血症、けいれん

[一般名]**トラスツズマブ**　trastuzumab

[商品名]**ハーセプチン**/注射〈抗 HER 2 ヒト化モノクローナル抗体〉〈分子標的剤〉

[適　応] HER 2 過剰発現が確認された転移性乳がん

[副作用]**◆心不全等の重篤な心障害、アナフィラキシー様症状、肺障害、間質性肺炎、白血球・好中球・血小板減少、貧血、肝不全、黄疸、肝炎、肝障害、腎障害、昏睡、脳血管障害、脳浮腫、敗血症◆精神神経系**/無力症、頭痛、運動失調、不全麻痺、しびれ(感)、異常感覚、めまい、不眠、傾眠、不安、うつ病、筋緊張亢進、ニューロパシー、思考異常　**消化器**/嘔気・嘔吐、口内炎、腸炎、下痢、腹痛、食欲不振、便秘、消化不良　**循環器**/血管拡張(潮紅、熱感、発赤)、頻脈、低血圧、動悸　**呼吸器**/呼吸困難、鼻炎、せき増加、鼻出血、喘息、咽頭炎、副鼻腔炎、胸水　**血液**/プロトロンビン減少　**皮膚**/皮膚炎、発疹、そう痒感、脱毛、爪疾患、発汗、ざ瘡、じんま疹、皮膚乾燥、斑状丘疹状皮疹　**腎臓**/腎機能異常　**その他**/疼痛、疲労、胸痛、背部痛、筋肉痛、末梢性浮腫、関節痛、骨痛、感染症、倦怠感、浮腫、頸部痛、難聴、尿路感染症

[一般名]**トレチノイン**　tretinoin

[商品名]**ベサノイド**/内服(カプセル)〈ビタミンA活性代謝物・APL 治療剤〉

[適　応]急性前骨髄球性白血病

[副作用]**◆レチノイン酸症候群(症状/発熱、呼吸困難、胸水貯留、肺浸潤、間質性肺炎、肺うっ血、心のう液貯留、低酸素血症、低血圧、肝不全、腎不全、多臓器不全等)、白血球増多症、血栓症、血管炎、感染症、錯乱◆呼吸器系**/鼻充血、咽頭炎、ラ音、せき、喘鳴　**皮膚**/皮膚乾燥、そう痒、発汗、脱毛、皮膚出血、皮膚炎好中球浸潤・有痛性紅斑・発熱を伴う皮膚障害、結節性紅斑、紅斑、皮膚剝離、発疹、性器潰瘍、ペニス背面乾燥、皮膚発赤、湿疹　**粘膜**/口唇乾燥、口内炎(アフタ性、潰瘍性を含む)、粘膜乾燥、口腔粘膜びらん　**脂質代謝**/トリグリセリド・β-リポタンパク・総コレステロール上昇　**肝臓**/AST(GOT)・ALT(GPT)・LDH・Al-P 上昇　**精神神経系**/頭痛、うつ症状、視覚障害、聴覚障害、頭蓋内圧亢進、めまい、不安、眠気、末梢知覚異常　**消化器**/便秘、口内水疱、胃不調、膵炎、食欲不振、嘔吐、悪心、下痢、腹痛　**骨・筋肉**/背部痛、筋骨格痛、筋炎、骨痛、筋肉痛、関節痛　**眼**/目の乾燥、目のかゆみ　**腎臓**/クレアチニン・BUN 上昇　**電解質異常**/K 上昇、Na・Cl 低下、高カルシウム血症　**その他**/悪寒、疲労感、体重変動、胸痛、全身脱力感、不整脈、蜂巣炎、血小板増多、尿タンパク、アルブミン減少、尿沈渣、発熱、浮腫

感、脱毛、爪異常　**過敏症**/発疹、湿疹、じんま疹　**循環器**/心悸亢進、不整脈、心電図異常、胸部圧迫感　**その他**/女性化乳房、発熱、咽頭異和感、眼精疲労、浮腫

[一般名]**(塩酸)ドキソルビシン**　doxorubicin hydrochloride　■WHO

[商品名]**アドリアシン**/注射〈アントラサイクリン系〉

[適　応]次の疾患の自覚的・他覚的症状の寛解…悪性リンパ腫(細網肉腫、リンパ肉腫、ホジキン病)、肺がん、消化器がん(胃がん、胆のう・胆管がん、膵臓がん、肝がん、結腸がん、直腸がん等)、乳がん、膀胱腫瘍、骨肉腫

[副作用]**◆心筋障害、心不全、骨髄抑制、出血、ショック、**(膀胱腔内注入療法で)**萎縮膀胱◆心臓**/心電図異常、頻脈、不整脈、胸痛　**肝臓**/肝障害　**腎臓**/タンパク尿　**消化器**/食欲不振、悪心・嘔吐、口内炎、下痢　**皮膚**/脱毛、色素沈着　**精神神経系**/倦怠感、頭痛　**泌尿器**/(膀注時)頻尿、排尿痛、膀胱炎、血尿、残尿感　**呼吸器**/気胸・血胸(肺転移症例)　**過敏症**/発疹　**その他**/発熱、鼻出血

[一般名]**ドセタキセル水和物**　docetaxel hydrate

[商品名]**タキソテール**/注射〈タキソイド系〉

[適　応]乳がん、非小細胞肺がん、胃がん、頭頸部がん、卵巣がん

[副作用]**◆骨髄抑制、ショック・アナフィラキシー様反応、黄疸、肝不全、肝機能障害、急性腎不全、間質性肺炎、肺線維症、心不全、播種性血管内凝固症候群(DIC)、腸管穿孔、胃腸出血、虚血性大腸炎、大腸炎、イレウス、急性呼吸促迫症候群、急性膵炎、スティーブン・ジョンソン症候群、多形紅斑、心タンポナーデ、肺水腫、浮腫・体液貯留、心筋梗塞、静脈血栓塞栓症、感染症、抗利尿ホルモン不適合分泌症候群(SIADH)◆消化器**/食欲不振、悪心・嘔吐、下痢、口内炎、便潜血、腹痛、腹部膨満感、便秘、舌炎、口内乾燥等、胃潰瘍、食道炎、しゃっくり　**過敏症**/アレルギー、発赤、そう痒感、潮紅等　**皮膚**/脱毛、色素沈着等、皮疹、皮膚剝離、爪の異常、手足症候群(手掌・足底の紅斑、疼痛性発赤腫脹、知覚過敏等)　**精神・神経系**/しびれ感、頭痛、意識喪失、見当識障害、めまい、昏迷、難聴、耳鳴、味覚異常、羞明、視力異常等、傾眠、不眠、視覚障害(閃光、光のちらつき、暗点)　**神経・筋**/筋肉痛、関節痛、筋力低下、脱力感、背部痛、けいれん等　**肝臓**/AST(GOT)・ALT(GPT)・γ-GTP・Al-P・LDH・総ビリルビン上昇　**腎臓**/タンパク尿、K・Na・Cl・Ca の異常、BUN・クレアチニン上昇、尿糖、血尿、乏尿、頻尿等　**循環器**/血圧低下・上昇、不整脈、動悸等、頻脈　**呼吸器**/呼吸困難、咽頭炎、咳嗽等、血痰　**その他**/全身倦怠感、発熱、浮腫、総タンパク・アルブミン・A/G 比・CK(CPK)異常、静脈炎、疼痛、胸痛、全身痛、熱感、腰痛、鼻出血、ほてり等、流涙、涙道閉塞、脱水

低カリウム性アルカローシス　**眼**/中心性漿液性網脈絡膜症等による網膜障害、眼球突出　**血液**/白血球増多　**皮膚**/ざ瘡、多毛、脱毛、色素沈着、皮下溢血、紫斑、線条、そう痒、発汗異常、顔面紅斑、創傷治癒障害、皮膚菲薄化・脆弱化、脂肪織炎　**過敏症**/発疹　**その他**/発熱、疲労感、ステロイド腎症、体重増加、精子数及びその運動性の増減、しゃっくり

[一般名]（リン酸）デキサメタゾンナトリウム
dexamethasone sodium phosphate〈副腎皮質ホルモン〉

[商品名] **オルガドロン、ソルコート、テイカゾン、デカドロン、デキサート、デロンS**/注射

[適　応]白血病（急性白血病、慢性骨髄性白血病の急性転化、慢性リンパ性白血病。皮膚白血病を含む）、悪性リンパ腫（リンパ肉腫症、細網肉腫症、ホジキン病、皮膚細網症、菌状息肉症）及び類似疾患（近縁疾患）

[副作用]**◆誘発感染症、感染症の増悪、続発性副腎皮質機能不全、糖尿病、消化性潰瘍、膵炎、精神変調、うつ状態、けいれん、骨粗鬆症、大腿骨及び上腕骨等の骨頭無菌性壊死、ミオパシー、緑内障、後のう白内障、血栓症、アナフィラキシー様反応、喘息発作、ショック◆内分泌**/月経異常　**消化器**/下痢、悪心・嘔吐、胃痛、胸やけ、腹部膨満感、口渇、食欲不振、食欲亢進　**精神神経系**/多幸症、不眠、頭痛、めまい　**筋・骨格**/筋肉痛、関節痛　**脂質・タンパク質代謝**/満月様顔貌、野牛肩、窒素負平衡、脂肪肝　**体液・電解質**/浮腫、血圧上昇、低カリウム性アルカローシス　**眼**/中心性漿液性網脈絡膜症等による網膜障害、眼球突出　**血液**/白血球増多　**皮膚**/ざ瘡、多毛、脱毛、色素沈着、皮下溢血、紫斑、線条、そう痒、発汗異常、顔面紅斑、創傷治癒障害、皮膚菲薄化・脆弱化、脂肪織炎　**投与部位**/（関節腔内で）関節の不安定化、疼痛・腫脹・圧痛の増悪、（筋肉内または皮内で）組織の萎縮による陥没　**その他**/発熱、疲労感、ステロイド腎症、体重増加、精子数及びその運動性の増減、しゃっくり、刺激感（ピリピリした痛み、しびれ、ひきつり感等）

[一般名]ドキシフルリジン　doxifluridine〈代謝拮抗剤〉

[商品名]**フルツロン**/内服（カプセル）〈フルオロウラシルプロドラッグ〉

[適　応]胃がん、結腸・直腸がん、乳がん、子宮頸がん、膀胱がん

[副作用]**◆脱水症状、急性腎不全（虚血性急性腎不全）、骨髄抑制、溶血性貧血、重篤な腸炎、白質脳症等（初期症状は健忘、歩行障害、知覚障害、錐体外路症状、口のもつれ、舌のもつれ、意識障害、麻痺、尿失禁等）、間質性肺炎、心不全、肝障害、黄疸、急性膵炎、嗅覚脱失◆肝臓**/AST（GOT）・ALT（GPT）・Al-P・ビリルビン上昇　**腎臓**/BUN上昇、血尿、タンパク尿、頻尿　**消化器**/下痢、消化管出血、舌炎、口角炎、麻痺性イレウス、食欲不振、悪心・嘔吐、腹痛、口内炎、腹部膨満感、心窩部痛、口渇、口唇炎、便秘、胃潰瘍、胸やけ　**精神神経系**/眠気、頭痛、味覚異常、倦怠感、ふらつき、舌しびれ、耳鳴　**皮膚**/皮膚炎、光線過敏症、紅斑、色素沈着、そう痒

乾燥、手足症候群(手掌及び足底に湿性落屑、皮膚潰瘍、水疱、疼痛、知覚不全、有痛性紅斑、腫張等) **過敏症**/発疹、そう痒、じんま疹、発赤 **循環器**/動悸、胸痛、胸内苦悶感、心電図異常 **その他**/LDH 上昇、発熱、関節痛、糖尿、血糖値上昇、灼熱感、結膜充血、せき・たん、血清尿酸値・CK(CPK)上昇、女性型乳房、筋肉痛、血痰、平均赤血球容積(MCV)増加、総タンパク低下、血清ナトリウム低下、血清カルシウム上昇・低下、血清カリウム上昇・低下、血清クロール上昇・低下

[一般名]テガフール・ギメラシル・オテラシルカリウム
tegafur・gimeracil・oteracil potassium 〈代謝拮抗剤〉

[商品名]**ティーエスワン(TS-1)**/内服(カプセル)

[適　応]胃がん、頭頸部がん

[副作用]**◆骨髄抑制、溶血性貧血、劇症肝炎等の重篤な肝障害、脱水症状、重篤な腸炎、間質性肺炎、重篤な口内炎、消化管潰瘍、消化管出血、急性腎不全、スティーブン・ジョンソン症候群、中毒性表皮壊死症、嗅覚脱失◆血液**/白血球減少・増多、好中球・血小板・赤血球・ヘモグロビン・ヘマトクリット値減少、出血傾向、好酸球増多、リンパ球減少 **肝臓**/AST(GOT)・ALT(GPT)・ビリルビン・Al-P 上昇、黄疸 **腎臓**/BUN・クレアチニン上昇、タンパク尿、血尿 **消化器**/食欲不振、悪心・嘔吐、下痢、口内炎、腹痛、腹部膨満感、心窩部痛、胃炎、腹鳴、白色便、便秘、口角炎、口唇炎、舌炎、口渇、味覚異常 **皮膚**/色素沈着、紅斑、落屑、潮紅、水疱、手足症候群(手掌・足底の紅斑、疼痛性発赤腫脹、知覚過敏等)、皮膚潰瘍、皮膚炎、脱毛、爪の異常、単純疱疹、皮膚の乾燥・荒れ、爪周炎 **過敏症**/発疹、そう痒 **精神神経系**/全身倦怠感、しびれ感、頭痛、頭重感、めまい、ふらつき **循環器**/血圧低下・上昇、心電図異常、レイノー症状、動悸 **眼**/流涙、結膜炎、角膜炎、眼痛、視力低下 **その他**/LDH 上昇、発熱、全身熱感、鼻炎、咽頭炎、たん、糖尿、血糖値上昇、浮腫、筋肉痛、CK(CPK)上昇

[一般名]デキサメタゾン dexamethasone 〈副腎皮質ホルモン〉

[商品名]**コルソン、デカドロン、デキサメ、デキサメサゾン、ミタゾーン**/内服(錠・エリキシル)

[適　応]悪性リンパ腫(リンパ肉腫症、細網肉腫症、ホジキン病、皮膚細網症、菌状息肉症)及び類似疾患(近縁疾患)、好酸性肉芽腫、乳がんの再発転移、(他の療法が無効な場合)前立腺がん

[副作用]**◆誘発感染症、感染症の増悪、続発性副腎皮質機能不全、糖尿病、消化性潰瘍、膵炎、精神変調、うつ状態、けいれん、骨粗鬆症、大腿骨及び上腕骨等の骨頭無菌性壊死、ミオパチー、緑内障、後のう白内障、血栓症◆内分泌**/月経異常 **消化器**/下痢、悪心・嘔吐、胃痛、胸やけ、腹部膨満感、口渇、食欲不振、食欲亢進 **精神神経系**/多幸症、不眠、頭痛、めまい **筋・骨格**/筋肉痛、関節痛 **脂質・タンパク質代謝**/満月様顔貌、野牛肩、窒素負平衡、脂肪肝 **体液・電解質**/浮腫、血圧上昇、

[一般名]**テガフール**　tegafur

[商品名]**アチロン、アフトフール、イカルス、ゲーン、サンフラール、ステロジン、テフシール・C、フェンタール、フトラフール、フラセラン、フロフトラン E、リフリール、ルナシン**/注射・内服(カプセル・腸溶カプセル・顆粒・細粒)・坐薬(ズポ) 〈代謝拮抗剤〉

[適　応]次の疾患の自覚的・他覚的症状の寛解…(内服)消化器がん(胃がん、結腸・直腸がん)、乳がん、(注射)頭頸部がん、消化器がん(胃がん、結腸・直腸がん)、(坐薬)頭頸部がん、消化器がん(胃がん、結腸・直腸がん)、乳がん、膀胱がん

[副作用]**◆骨髄抑制、溶血性貧血等の血液障害、劇症肝炎等の重篤な肝障害、肝硬変、脱水症状、重篤な腸炎、白質脳症(初期症状は歩行時のふらつき、四肢末端のしびれ感、舌のもつれ等)、狭心症、心筋梗塞、不整脈、急性腎不全、ネフローゼ症候群、嗅覚脱失、間質性肺炎、急性膵炎、重篤な口内炎、消化管潰瘍、消化管出血、スティーブン・ジョンソン症候群、中毒性表皮壊死症◆肝臓**/AST(GOT)・ALT(GPT)・Al-P 上昇等、黄疸、脂肪肝　**腎臓**/血尿、タンパク尿、BUN・クレアチニン上昇等　**消化器**/食欲不振、悪心・嘔吐、下痢、口内炎、腹痛、腹部膨満感、心窩部痛、口角炎、舌炎、味覚異常、胸やけ、口渇、便秘、嚥下困難、胃炎、腹鳴、(坐剤)肛門部痛、肛門部違和感、直腸粘膜浮腫、肛門部びらん、痔核脱出　**精神神経系**/倦怠感、眩暈、しびれ、頭痛、興奮、耳鳴　**皮膚**/色素沈着、脱毛、紅潮、角化、浮腫、皮膚炎、爪の異常、光線過敏症、水疱、びらん、DLE 様皮疹　**過敏症**/発疹、そう痒、じんま疹　**循環器**/胸内苦悶感、胸痛、心電図異常(ST 上昇等)、動悸　**その他**/発熱、灼熱感、関節痛、結膜充血、せき・たん、血痰、糖尿、血糖値・LDH・CK(CPK)上昇、平均赤血球容積(MCV)増加、血清尿酸値上昇、女性型乳房、筋肉痛

[一般名]**テガフール・ウラシル**　tegafur・uracil

[商品名]**ユーエフティ E(UFT)**/内服(腸溶顆粒) 〈代謝拮抗剤〉

[適　応]①次の疾患の自覚的・他覚的症状の寛解…頭頸部がん、胃がん、結腸・直腸がん、肝臓がん、胆嚢・胆管がん、膵臓がん、肺がん、乳がん、膀胱がん、前立腺がん、子宮頸がん　②ホリナート・テガフール・ウラシル療法/結腸がん、直腸がん

[副作用]**◆骨髄抑制、溶血性貧血等の血液障害、劇症肝炎等の重篤な肝障害、肝硬変、脱水症状、重篤な腸炎、白質脳症(初期症状は歩行時のふらつき、四肢末端のしびれ感、舌のもつれ等)、狭心症、心筋梗塞、不整脈、急性腎不全、ネフローゼ症候群、嗅覚脱失、間質性肺炎、急性膵炎、重篤な口内炎、消化管潰瘍、消化管出血、スティーブン・ジョンソン症候群、中毒性表皮壊死症◆肝臓**/AST(GOT)・ALT(GPT)・Al-P・総ビリルビン上昇等、黄疸、脂肪肝　**腎臓**/BUN・クレアチニン上昇等、タンパク尿、血尿　**消化器**/食欲不振、悪心・嘔吐、下痢、口内炎、腹痛、味覚異常、心窩部痛、胸やけ、便秘、腹部膨満感、舌炎、口角炎、口渇、胃炎、嚥下困難、腹鳴　**精神神経系**/倦怠感、眩暈、しびれ、頭痛、耳鳴、興奮　**皮膚**/色素沈着、爪の異常、脱毛、浮腫、びらん・皮膚炎、角化、紅潮、光線過敏症、水疱、DLE 様皮疹、皮膚の

[一般名]**ダカルバジン**　dacarbazine　■WHO

[商品名]**ダカルバジン**/注射〈アルキル化剤〉〈トリアジン系〉

[適　応]悪性黒色腫、ホジキン病(ホジキンリンパ腫)

[副作用]◆**アナフィラキシーショック、骨髄抑制(汎血球・白血球・血小板減少、貧血等)、肝静脈血栓症及び肝細胞壊死を伴う重篤な肝障害**◆**肝臓**/AST(GOT)上昇、ALT(GPT)・Al-P・LDH・総ビリルビン上昇、血清総タンパク減少　**腎臓**/BUN上昇、タンパク尿　**消化器**/嘔吐、嘔気、食欲不振、下痢、胃痛　**精神神経系**/ふらつき、口腔内しびれ感、顔面感覚異常　**皮膚**/脱毛、紅斑性発疹、じんま疹、光線過敏症　**注射部位**/血管痛、静脈炎　**その他**/倦怠感、潮紅、頭痛、発熱、筋肉痛、インフルエンザ様症状

[一般名]**(クエン酸)タモキシフェン**　tamoxifen citrate　〈ホルモン剤〉■WHO

[商品名]**アドパン、エマルック、ソシゲーン、タスオミン、ノルキシフェン、ノルバデックス、パンリーフ、フェノルルン、レスポール**/内服(錠)〈抗エストロゲン剤〉

[適　応]乳がん

[副作用]◆**白血球減少、貧血、血小板減少、視力異常、角膜の変化、白内障、網膜症、網膜萎縮、視神経萎縮等の視覚障害(視力低下、かすみ目等)、血栓塞栓症、静脈炎、重篤な肝障害(胆汁うっ滞、肝炎等)、高カルシウム血症**(骨転移のある患者で投与開始初期に)、**子宮筋腫、間質性肺炎、アナフィラキシー様症状、血管浮腫、スティーブン・ジョンソン症候群、水疱性類天疱瘡、膵炎**◆**肝臓**/肝機能異常、脂肪肝　**生殖器**/無月経、月経異常、性器出血、腟分泌物、卵巣腫大、陰部そう痒　**消化器**/悪心・嘔吐、食欲不振、下痢、腹痛等　**精神神経系**/頭痛、眩暈・めまい、不眠、抑うつ状態　**皮膚**/発疹、発汗、脱毛等　**その他**/ほてり・潮紅、体重増加、浮腫、骨痛、腫瘍部の疼痛・発赤、倦怠感、頻尿、高トリグリセリド血症

[一般名]**チオテパ**　thiotepa

[商品名]**テスパミン**/注射〈アルキル化剤〉

[適　応]次の疾患の自覚的・他覚的症状の寛解…慢性リンパ性白血病、慢性骨髄性白血病、乳がん、卵巣がん、膀胱腫瘍　次の疾患は他の抗腫瘍剤との併用が必要…悪性リンパ腫(ホジキン病、リンパ肉腫、細網肉腫)、胃がん、肺がん、子宮頸がん、子宮体がん

[副作用]◆**白血球・血小板減少、出血、貧血、腎不全、ショック**◆**血液**/低ガンマグロブリン血症　**肝臓**/肝障害　**消化器**/食欲不振、悪心・嘔吐、下痢、口内炎、口渇、腹痛　**過敏症**/発疹　**精神神経系**/倦怠感、頭痛　**呼吸器**/咽頭部痛、血痰増量　**泌尿器**/排尿困難、頻尿、膀胱炎　**その他**/発熱、脱毛、注射部位疼痛、術創の治癒遷延

管炎、胆管狭窄、胆管壊死　**血液**/貧血、白血球減少・増多、リンパ球減少・増多、血小板減少、好中球増多・減少、好酸球増多、好塩基球増多、単球増多、プロトロンビン時間延長　**泌尿器**/尿中 NAG・BUN・尿酸・血清クレアチニン上昇、タンパク尿、尿糖、尿沈渣異常、血尿　**皮膚**/紅斑、びらん、皮下脂肪組織炎、潰瘍等　**過敏症**/発疹、潮紅　**循環器**/血圧低下・上昇、血管炎、肝動脈狭小化及び閉塞、徐脈　**呼吸器**/胸水、肺水腫、呼吸困難、しゃっくり　**電解質**/低カリウム血症、低カルシウム血症　**精神神経系**/精神症状(せん妄状態、不安状態、記憶障害、失見当識)、振戦　**その他**/動注部位の重苦しさ・痛み、動注時息苦しさ、胸部痛、腰部痛、上腹部圧痛、全身倦怠感、浮腫、頭痛、背部痛

[一般名]ソブゾキサン　sobuzoxane

[商品名]**ペラゾリン**/内服(細粒)〈ビスジオキソピペラジン誘導体〉

[適　応]次の疾患の自覚的・他覚的症状の寛解…悪性リンパ腫、成人T細胞白血病リンパ腫

[副作用]**◆汎血球・白血球・好中球・血小板減少、貧血、出血傾向、間質性肺炎◆肝臓**/AST(GOT)・ALT(GPT)・LDH・Al-P 上昇、総タンパク減少、高ビリルビン血症等　**腎臓**/BUN・クレアチニン上昇、タンパク尿、電解質異常等　**消化器**/食欲不振、口内炎、悪心・嘔吐、下痢、口渇感、便秘、心窩部痛、腹痛等　**皮膚**/脱毛、皮疹等　**精神神経系**/頭痛、全身倦怠感等　**その他**/発熱、味覚異常等

[一般名](塩酸)ダウノルビシン　daunorubicin hydrochloride　■WHO

[商品名]**ダウノマイシン**/注射〈アントラサイクリン系〉

[適　応]急性白血病(慢性骨髄性白血病の急性転化を含む)

[副作用]**◆心筋障害、心不全、骨髄抑制(貧血、顆粒球・血小板減少、出血傾向等)、ショック、ネフローゼ症候群◆心臓**/心電図異常、頻脈等　**過敏症**/発熱、発疹等　**肝臓**/AST(GOT)・ALT(GPT)・Al-P 上昇、黄疸等　**腎臓**/BUN 上昇、タンパク尿等　**消化器**/潰瘍性口内炎、食欲不振、悪心・嘔吐等　**皮膚**/脱毛等　**精神神経系**/倦怠感、頭痛、眩暈等　**その他**/悪寒、呼吸困難

等、脱毛(症)、有痛性紅斑　**消化器**/悪心・嘔吐、食欲不振、腹痛・下痢、口内炎等　**精神神経系**/倦怠感、頭痛等　**肝臓**/肝障害　**腎臓**/腎機能異常　**泌尿器**/膀胱内注入療法の場合…頻尿、排尿痛、膀胱炎、血尿等の膀胱刺激症状　**その他**/発熱、結膜炎、血栓性静脈炎

[副作用](IIシタラビン大量療法)**◆骨髄抑制、ショック、シタラビン症候群(＝発熱、筋肉痛、骨痛、ときに斑状丘疹性皮疹、胸痛、結膜炎及び倦怠感が現れる、急性呼吸促迫症候群、間質性肺炎、高ビリルビン血症を伴う肝障害、不整脈、心不全、消化管障害、中枢神経系障害、肝膿瘍、急性膵炎、肺浮腫、有痛性紅斑◆皮膚**/脱毛(症)、発疹　**精神神経系**/頭痛、活動低下、傾眠、言語障害、めまい、知覚不全、末梢神経障害　**消化器**/食欲不振、嘔気、嘔吐、下痢、口内炎、血便、イレウス、しゃっくり、舌痛、肛門周囲炎、腹痛　**肝臓**/ALT(GPT)・AST(GOT)・LDH・ビリルビン・Al-P・γ-GTP 上昇、肝機能異常　**代謝異常**/電解質異常、血中尿酸上昇・低下　**循環器**/頻脈、低血圧、ECG 異常、高血圧、心膜炎　**血液凝固系**/フィブリノゲン増加、凝固時間延長・短縮、FDP 増加、播種性血管内凝固症候群、血痰、出血　**腎臓**/BUN 上昇・低下、尿糖陽性、クレアチニン上昇、尿タンパク陽性、尿潜血、尿円柱、尿中結晶、腎機能異常　**その他**/倦怠(感)、発熱、CRP 上昇、低タンパク血症、結膜炎、体重増加・減少、CK 上昇・低下、感染、敗血症、ウロビリノーゲン陽性、薬物性発熱、筋(肉)痛、胸膜炎、腹水、IgG 減少、血栓性静脈炎、頸部浮腫、顔面浮腫

[一般名]シタラビンオクホスファート　cytarabine ocphosfate

[商品名]**スタラシド**/内服(カプセル)〈代謝拮抗剤〉

[適　応]成人急性非リンパ性白血病(強力な化学療法が対象となる症例にはその療法を優先)、骨髄異形成症候群

[副作用]**◆骨髄抑制(汎血球減少等)、間質性肺炎◆消化器**/悪心・嘔吐、食欲不振、下痢、腹痛、口内炎、下血、黒色便　**肝臓**/AST(GOT)・ALT(GPT)・LDH・Al-P・総ビリルビン・γ-GTP 上昇　**過敏症**/発疹　**皮膚**/脱毛　**泌尿器**/BUN 上・クレアチニン上昇、血尿　**その他**/発熱、倦怠感、血清タンパク減少

[一般名]ジノスタチンスチマラマー　zinostatin stimalamer

[商品名]**スマンクス**/動注用〈ネオカルチノスタチン誘導体〉

[適　応]肝細胞がん

[副作用]**◆ショック、肝不全、肝膿瘍、肝内胆汁性のう胞、間質性肺炎、成人呼吸促迫症候群(ARDS)、急性腎不全、消化管出血・潰瘍、アシドーシス、脊髄梗塞◆発熱**/発熱、悪寒・戦慄　**消化器**/食欲不振、悪心・嘔吐、びらん性胃炎、腹痛、心窩部不快感、上腹部不快感、膵炎、腹部膨満感　**肝臓**/ビリルビン・AST(GOT)・ALT(GPT)・Al-P・LDH 値上昇、総タンパク低下、アルブミン低下、赤沈の亢進、ICGR15上昇、A/G・コレステロール低下、ウロビリン尿、腹水、肝萎縮、黄疸、γ-GTP 上昇、コリンエステラーゼ低下、血清アンモニア値上昇　**胆のう、胆管**/胆のう炎、胆のう壊死、胆

[一般名]**シスプラチン**　cisplatin　■WHO

[商品名] **シスプラチン、シスプラメルク、プラトシン、ブリプラチン、ランダ**/注射〈プラチナ化合物〉

[適　応]睾丸腫瘍、膀胱がん、腎盂・尿管腫瘍、前立腺がん、卵巣がん、頭頸部がん、非小細胞肺がん、食道がん、子宮頸がん、神経芽細胞腫、胃がん、小細胞肺がん、骨肉腫

[副作用]**◆急性腎不全、骨髄抑制(汎血球減少等)、ショック、アナフィラキシー様症状、聴力低下・難聴、耳鳴、うっ血乳頭、球後視神経炎、皮質盲、脳梗塞、血栓性微小血管症、心筋梗塞、うっ血性心不全、溶血性貧血、間質性肺炎◆消化器**/悪心・嘔吐、食欲不振、下痢、口内炎、イレウス、腹痛、便秘、腹部膨満感、消化管出血、口角炎、急性膵炎　**過敏症**/発疹、ほてり　**精神神経系**/末梢神経障害(しびれ、麻痺等)、言語障害、頭痛、味覚異常、意識障害、見当識障害、けいれん、レールミッテ徴候　**肝臓**/AST(GOT)・ALT(GPT)・Al-P・LDH・ビリルビン・γ-GTP上昇　**循環器**/動悸、頻脈、心房細動、心電図異常、レイノー様症状　**電解質**/血清ナトリウム、カリウム、クロル、カルシウム、リン、マグネシウム等の異常、テタニー様症状、抗利尿ホルモン分泌異常症候群　**皮膚**/脱毛、そう痒、色素沈着　**その他**/全身倦怠感、発熱、眩暈、疼痛、全身浮腫、血圧低下、吃逆、高尿酸血症、胸痛

[一般名]**シゾフィラン**　sizofiran

[商品名]**ソニフィラン**/注射〈スエヒロタケ菌糸体〉〈菌体成分〉

[適　応]子宮頸がんにおける放射線療法の直接効果の増強

[副作用]**◆ショック◆過敏症**/発疹、気管支喘息様症状　**全身症状**/発熱、悪寒　**循環器**/血圧低下・上昇　**肝臓**/AST(GOT)・ALT(GPT)上昇　**注射部位**/注射局所の疼痛、腫脹、発赤、硬結、熱感、そう痒　**消化器**/嘔気・嘔吐、食欲不振　**その他**/リンパ節腫脹、顔面潮紅、発汗

[一般名]**シタラビン**　cytarabine　〈代謝拮抗剤〉　■WHO

[商品名](Ⅰ通常量療法用)**キロサイド、**(Ⅱ大量療法用)**キロサイドN**/注射

[適　応]Ⅰ通常量療法用…①急性白血病(赤白血病、慢性骨髄性白血病の急性転化例を含む)、②次の疾患は他の抗腫瘍剤と併用する場合に限る…消化器がん(胃がん、胆のうがん、胆道がん、膵がん、肝がん、結腸がん、直腸がん等)、肺がん、乳がん、女性性器がん(子宮がん、卵巣がん等)等　③膀胱腫瘍　Ⅱ大量療法用(シタラビン大量療法)再発または難治性の次の疾患…急性白血病(急性骨髄性白血病、急性リンパ性白血病)、悪性リンパ腫。ただし急性リンパ性白血病及び悪性リンパ腫については他の抗腫瘍剤と併用する場合に限る

[副作用](Ⅰ通常量療法用静・動脈内注射)**◆骨髄抑制に伴う血液障害、ショック、消化管障害、急性呼吸促迫症候群、間質性肺炎、急性心膜炎、心のう液貯留◆皮膚**/発疹

感覚異常（しびれ等）、めまい、頭重感、頭痛、いらいら感、不眠、抑うつ等の気分変調　**筋・骨格系**/骨性疼痛、関節痛、骨塩量の低下　**血液**/貧血、白血球・血小板減少　**注射部位**/軽度の皮下出血等の局所反応　**その他**/顔面潮紅、発汗、発熱、浮腫、トリグリセリド上昇、コレステロール上昇、食欲不振、体重増加、倦怠感、鼻出血、下垂体卒中、体のほてり、血糖値上昇、肩こり、卵巣のう胞

[一般名]（リン酸）コデイン　codeine phosphate　■WHO

[商品名]**リン酸コデイン**/内服（錠・末・散）〈麻薬性鎮咳剤〉

[適　応]各種呼吸器疾患における鎮咳・鎮静、疼痛時における鎮痛、激しい下痢症状の改善

[副作用]**◆依存性、呼吸抑制、錯乱、無気肺、気管支けいれん、喉頭浮腫、麻痺性イレウス、中毒性巨大結腸◆過敏症**/発疹、そう痒感等　**消化器**/悪心・嘔吐、便秘等　**精神神経系**/眠気、眩暈、視調節障害、発汗等　**循環器**/不整脈、血圧変動、顔面潮紅等　**その他**/排尿障害

[一般名]シクロホスファミド　cyclophosphamide　■WHO（注射・錠剤）

[商品名]**エンドキサン**/内服（錠）・注射〈ナイトロジェンマスタード系〉

[適　応]①次の疾患の自覚的・他覚的症状の寛解…（内服・注射）多発性骨髄腫、悪性リンパ腫（ホジキン病、リンパ肉腫、細網肉腫）、乳がん、急性白血病、真性多血症、肺がん、神経腫瘍（神経芽腫、網膜芽腫）、骨腫瘍、（注射）子宮頸がん、子宮体がん、卵巣がん　②次の疾患は他の抗腫瘍剤と併用が必要…（内服・注射）慢性リンパ性白血病、慢性骨髄性白血病、咽頭がん、胃がん、膵がん、肝がん、結腸がん、睾丸腫瘍、絨毛性疾患（絨毛がん、破壊胞状奇胎、胞状奇胎）、横紋筋肉腫、悪性黒色腫、（注射）子宮頸がん、子宮体がん、卵巣がん

[副作用]**◆ショック、アナフィラキシー様症状、骨髄抑制、出血性膀胱炎、排尿障害、イレウス、胃腸出血、間質性肺炎、肺線維症、心筋障害、心不全、抗利尿ホルモン不適合分泌症候群（SIADH）、スティーブン・ジョンソン症候群、中毒性表皮壊死症◆肝臓**/肝障害、黄疸、コリンエステラーゼ値の低下等　**腎臓**/タンパク尿、浮腫等、低ナトリウム血症、乏尿による尿浸透圧上昇　**消化器**/悪心・嘔吐、食欲不振、味覚異常、口渇、潰瘍性口内炎、胸やけ、おくび、腹部膨満感、腹痛、便秘、下痢等　**過敏症**/発疹等　**皮膚**/脱毛、皮膚炎、色素沈着、爪の変形・変色等　**精神神経系**/倦怠感、頭痛、眩暈、不眠、運動失調等　**呼吸器**/肺水腫等　**循環器**/心電図異常、心悸亢進、低血圧等　**内分泌**/副腎皮質機能不全、甲状腺機能亢進等　**性腺**/無精子症、卵巣機能不全、無月経等　**その他**/発熱、創傷の治癒遅延、高血糖、クレアチンホスホキナーゼ値上昇、注射時熱感、局所痛

[一般名]**ゲフィチニブ**　gefitinib

[商品名]**イレッサ**/内服(錠)〈チロシンキナーゼ阻害剤〉〈分子標的剤〉

[適　応]手術不能または再発非小細胞肺がん
[副作用]**◆急性肺障害、間質性肺炎、重度の下痢、脱水を伴う下痢、中毒性表皮壊死融解症、多形紅斑、肝機能障害、血尿・出血性膀胱炎、急性膵炎◆全身**/無力症　**皮膚**/発疹、そう痒症、皮膚乾燥、ざ瘡等の皮膚症状、爪の障害　**眼**/結膜炎、眼瞼炎、角膜びらん　**消化器**/下痢、嘔気、嘔吐、食欲不振、口内炎　**肝臓**/AST(GOT)上昇、ALT(GPT)上昇等　**過敏症**/血管浮腫、じんま疹　**その他**/INR上昇、出血(ワルファリンとの併用時)

[一般名]**(塩酸)ゲムシタビン**　gemcitabine hydrochloride

[商品名]**ジェムザール**/注射〈代謝拮抗剤〉

[適　応]非小細胞肺がん、膵がん
[副作用]**◆骨髄抑制、間質性肺炎、アナフィラキシー様症状、心筋梗塞**(心筋梗塞の既往例で)**、うっ血性心不全、肺水腫、気管支けいれん、成人呼吸促迫症候群(ARDS)、腎不全、溶血性尿毒症症候群(HUS)◆過敏症**/発疹、そう痒感　**循環器**/頻脈、心室性期外収縮、発作性上室頻拍、心電図異常(ST上昇)、血圧上昇・低下、狭心痛、動悸　**呼吸器**/低酸素血、呼吸困難、高炭酸ガス血症、PIE(肺好酸球浸潤)症候群、喘鳴、咳嗽、喀痰、息切れ　**腎臓**/総タンパク低下、アルブミン低下、BUN・クレアチニン上昇、電解質異常、タンパク尿、血尿、乏尿　**消化器**/食欲不振、悪心・嘔吐、下痢、胃部不快感、便秘、潰瘍性口内炎、歯肉炎　**肝臓**/γ-GTP・AST(GOT)・ALT(GPT)・LDH・Al-P・ビリルビン上昇、A/G比低下、ウロビリン尿　**精神神経系**/頭痛、知覚異常、めまい、不眠　**皮膚**/脱毛　**その他**/疲労感、発熱、浮腫、無力症、インフルエンザ様症状(無力症、発熱、頭痛、悪寒、筋痛、倦怠感、発汗、鼻炎等)、CRP上昇、血小板増加、体重減少・増加、尿糖陽性、好酸球増多、関節痛、疼痛、悪寒、眼底出血、体温低下、ほてり、耳鳴り、眼脂、胸部不快感

[一般名]**(酢酸)ゴセレリン**　goserelin acetate

[商品名]**ゾラデックス**/埋込式徐放剤〈LH-RHアゴニスト〉

[適　応]前立腺がん、閉経前乳がん
[副作用]**◆アナフィラキシー、間質性肺炎、肝機能障害、黄疸、**(前立腺がんで)**前立腺がん随伴症状の増悪、**(閉経前乳がんで)**高カルシウム血症**(骨転移のある患者)**◆循環器**/高血圧、低血圧など血圧の変動　**乳がん随伴症状の増悪**/(閉経前乳がんで)骨痛等　**皮膚**/発疹、そう痒感　**内分泌**/(前立腺がんで)乳房腫脹・圧痛、性欲減退・勃起力低下、排尿困難、(閉経前乳がんで)ほてり、月経回復遅延、乳房緊満、白帯下、性器出血、性欲減退、腟乾燥感　**泌尿器**/BUN・クレアチニン上昇、タンパク尿　**肝臓**/AST(GOT)・ALT(GPT)・Al-P、LDH・γ-GTP上昇　**消化器**/悪心・嘔吐　**精神神経系**/

腫脹、血栓　**その他**/体重減少・増加、発熱、総タンパク減少、アルブミン低下、感染症、倦怠感、季肋部疼痛、悪寒、無力症、発汗、体幹痛、疲労感、浮腫

[一般名]**(塩酸)グラニセトロン**　granisetron hydrochloride　〈制吐剤〉

[商品名]**カイトリル**/内服(錠)・注射

[適　応]シスプラチン等投与及び造血幹細胞移植前処置時の放射線全身照射に伴う消化器症状(悪心・嘔吐)
[副作用]**◆アナフィラキシー様症状◆過敏症**/発疹、発赤　**精神神経系**/頭痛、めまい、不眠　**循環器**/頻脈　**消化器**/便秘、胃もたれ感、腹痛、下痢　**肝臓**/AST(GOT)・ALT(GPT)上昇等の肝機能検査値異常　**その他**/発熱、全身倦怠感、顔面潮紅

[一般名]**クレスチン(PSK)**　Krestin

[商品名]**アスクレ、エトール、カルボクリン、キノレスパン、クレスチン、クレチール、チオレスチン**/内服〈かわらたけ由来〉〈菌体成分〉

[適　応]胃がん(手術例)患者及び結腸・直腸がん(治癒切除例)患者における化学療法との併用による生存期間の延長、小細胞肺がんに対する化学療法等との併用による奏効期間の延長
[副作用]**消化器**/下痢、悪心・嘔気、嘔吐、食欲不振、胃部不快感　**皮膚**/発疹

[一般名]**(酢酸)クロルマジノン**　chlormadinone acetate　〈黄体ホルモン剤〉

[商品名]**アプタコール、ヴェロニカ、エフミン、キシリノン、クロキナン、ゲシン、サキオジール、酢酸クロルマジノン、パパコール、プラクサン、プレストロン、プレニバール、プロエス、プロコサイド、プロスタット、プロスタール、プロターゲン、メドンサン、レコルク、ロンステロン**/内服(錠)

[適　応](25mg錠)前立腺がん(ただし、転移のある前立腺がん症例に対しては、他療法による治療の困難な場合に使用する)
[副作用]**◆うっ血性心不全、血栓症(脳、心、肺、四肢等)、肝機能障害、黄疸、糖尿病、糖尿病の悪化あるいは高血糖◆内分泌**/女性型乳房、血中FSH、LH、テストステロン値低下、プロラクチン値上昇　**生殖器**/インポテンス等、性欲低下等　**過敏症**/発疹等、そう痒　**肝臓**/肝機能異常等　**腎臓**/BUN・クレアチニン上昇等　**電解質代謝**/浮腫、体重増加等　**循環器**/動悸、心悸亢進、胸内苦悶、息切れ等　**血液**/貧血　**消化器**/胃部不快感等、食欲不振、悪心、下痢、便秘、口渇等、嘔吐、腹痛等　**精神神経系**/頭痛、眠気等　**泌尿器**/頻尿、尿道不快感、下腹部痛等　**脂質代謝**/中性脂肪上昇　**皮膚**/脱毛　**その他**/倦怠感、微熱、発汗、肥満

ム、カリウム、クロル、カルシウム、リン、マグネシウム等の異常、抗利尿ホルモン分泌異常症候群　**皮膚**/脱毛、色素沈着、爪の変色、皮膚疾患　**その他**/全身倦怠感、発熱、浮腫、疼痛、潮紅、ほてり、胸部不快感、吃逆

[一般名]カルモフール　carmofur

[商品名]**ミフロール**/内服(錠)〈代謝拮抗剤〉

[適　応]次の疾患の自覚的・他覚的症状の寛解…消化器がん(胃がん、結腸・直腸がん)、乳がん

[副作用]**◆白質脳症等(初期症状は下肢筋力低下の訴え、歩行時のふらつき、口のもつれ、めまい・ふらつき、しびれ、もの忘れ等)、骨髄抑制(汎血球・白血球・血小板減少、貧血)、脱水症状、重篤な腸炎(出血性腸炎、虚血性腸炎、壊死性腸炎等)、肝機能障害、黄疸、間質性肺炎◆精神神経系**/めまい、ふらつき、しびれ、頭痛、眠気、不眠　**消化器**/食欲不振、悪心・嘔吐、下痢、便意、口内炎、腹痛、腹部不快感、口渇、胸やけ、味覚異常、腹部膨満感、消化管潰瘍、便秘、舌のしびれ感、舌炎、下血　**血液**/白血球減少、貧血、血小板減少、出血傾向　**肝臓**/AST(GOT)・ALT(GPT)・γ-GTP・Al-P・ビリルビン上昇　**腎臓**/血尿、BUN上昇、乏尿、タンパク尿　**皮膚**/色素沈着、脱毛、角化、光線過敏症、水疱、びらん、腫脹　**過敏症**/発疹、そう痒　**泌尿器**/尿意頻数、排尿痛、排尿障害、尿道痛、膀胱部痛、尿失禁　**循環器**/動悸　**その他**/顔面、腹部、肛門部等の熱感、全身倦怠感、発汗・冷汗、発熱、発赤、浮腫、女性化乳房

[一般名]クラドリビン　cladribine

[商品名]**ロイスタチン**/注射

[適　応]ヘアリーセル白血病、再発・再燃または治療抵抗性の次の疾患…低悪性度またはろ胞性B細胞性非ホジキンリンパ腫、マントル細胞リンパ腫

[副作用]**◆骨髄抑制、重症日和見感染、消化管出血、重篤な神経毒性、腫瘍崩壊症候群、間質性肺炎、スティーブン・ジョンソン症候群、中毒性表皮壊死症等◆皮膚**/発疹、多形滲出性紅斑、そう痒、疼痛、紅斑、じんま疹　**筋骨格**/関節痛、筋肉痛、筋脱力、緊張亢進　**精神神経系**/頭痛、肩こり、末梢神経障害、めまい、不眠、不安、傾眠、失調、神経障害　**眼**/飛蚊症　**消化器**/悪心・嘔吐、腹痛、下痢、口内炎、食欲不振、便秘、鼓腸放屁　**肝臓**/AST(GOT)・ALT(GPT)・アルカリホスファターゼ・γ-GTP・LDH・ビリルビン上昇、ウロビリノーゲン陽性　**電解質**/カリウム上昇・低下、カルシウム上昇・低下、ナトリウム低下、クロル上昇　**循環器**/頻脈、不整脈、血圧上昇、心電図異常(A-Vブロック)、心雑音　**呼吸器**/呼吸困難、胸部X線像異常、PaO2・PaCO2低下、呼吸音異常、咳嗽、胸音異常、息切れ　**血液**/好酸球増多・減少、IgA・IgG・IgM減少、ヘマトクリット値増加、好塩基球増多、単球増多、IgG増加、HLA-DR陽性細胞増加、血小板増加、溶血性貧血、凝固異常　**泌尿器**/タンパク尿、血尿、尿沈渣異常、頻尿、尿糖、BUN上昇・低下　**注射部位**/疼痛、静脈炎、そう痒感、発赤、

[一般名]**カペシタビン**　capecitabine

[商品名]**ゼローダ**/内服(錠)〈代謝拮抗剤〉〈ドキシフルリジンプロドラッグ〉

[適　応]手術不能または再発乳がん

[副作用]**◆手足症候群(手掌及び足底に湿性落屑、皮膚潰瘍、水疱、疼痛、知覚不全、有痛性紅斑、腫張等)、心障害(心筋梗塞、狭心症、律動異常、心停止、心不全、突然死、心電図異常等)、肝障害、黄疸、腎障害、骨髄抑制、口内炎◆精神神経系**/感覚異常、嗜眠、錯乱、脳症、運動失調、構音障害、平衡障害、協調運動異常、めまい、頭痛、味覚異常、不眠　**消化器**/上腹部痛、消化不良、鼓腸放屁、食道炎、十二指腸炎、大腸炎、胃腸出血、嘔気、食欲不振、嘔吐、便秘、腹痛、軟便、口渇、胃炎　**循環器**/胸痛、下肢浮腫、心筋症、心筋虚血、頻脈　**呼吸器**/咳嗽、呼吸困難　**血液**/リンパ球・ヘモグロビン・血小板減少、貧血　**皮膚**/爪の異常、紅斑性発疹、皮膚亀裂、光線過敏症、放射線照射リコール症候群、色素沈着、脱毛、皮膚乾燥、掻痒感、皮膚剝離、落屑、皮膚炎　**眼**/眼障害(結膜炎、角膜炎、眼刺激等)、流涙増加　**肝臓・腎臓**/AST(GOT)・ALT(GPT)・Al-P・クレアチニン上昇　**その他**/体重減少、無力症、脱力、四肢痛、電解質異常、血糖値上昇、発熱、胸部痛、疲労、関節痛、筋肉痛、背部痛

[一般名]**カルボコン**　carboquone

[商品名]**エスキノン**/内服(錠)・注射〈アルキル化剤〉〈エチレンイミン誘導体〉

[適　応]次の疾患の自覚的・他覚的症状の寛解…(内服)肺がん、悪性リンパ腫、慢性骨髄性白血病　(注射)消化器がん(胃がん)、肺がん、卵巣がん、悪性リンパ腫、慢性骨髄性白血病

[副作用]**◆骨髄抑制、間質性肺炎・肺線維症、ショック◆過敏症**/発疹　**肝臓**/肝機能障害　**消化器**/食欲不振、悪心・嘔吐、下痢　**皮膚**/脱毛、色素沈着　**泌尿器**/タンパク尿　**その他**/全身倦怠感、発熱、知覚障害、頭重

[一般名]**カルボプラチン**　carboplatin

[商品名]**カルボメルク、パラプラチン**/注射〈プラチナ化合物〉

[適　応]頭頸部がん、肺小細胞がん、睾丸腫瘍、卵巣がん、子宮頸がん、悪性リンパ腫、非小細胞肺がん

[副作用]**◆骨髄抑制(汎血球減少等)、ショック、アナフィラキシー様症状、脳梗塞、急性腎不全、麻痺性イレウス、間質性肺炎、溶血性尿毒症症候群(HUS)、心筋梗塞、うっ血性心不全◆消化器**/悪心・嘔吐、食欲不振、下痢、口内炎、腹痛、便秘、口渇　**腎臓**/血尿、タンパク尿、乏尿　**過敏症**/発疹、そう痒感　**精神神経系**/末梢神経障害(しびれ等)、頭痛、耳鳴、聴力低下、視力障害、眩暈、けいれん、異常感覚、味覚異常、神経過敏、不安　**肝臓**/ALT(GPT)・AST(GOT)・Al-P・ビリルビン・LDH・γ-GTP上昇　**循環器**/頻脈、心電図異常(期外収縮)、心悸亢進　**電解質**/血清ナトリウ

[一般名]**(塩酸)エピルビシン** epirubicin hydrochloride

[商品名]**ファルモルビシン**/注射〈アントラサイクリン系〉

[適 応]次の疾患の自覚的・他覚的症状の寛解…急性白血病、悪性リンパ腫、乳がん、卵巣がん、胃がん、肝がん、尿路上皮がん(膀胱がん、腎盂・尿管腫瘍)

[副作用]**◆心筋障害、骨髄抑制(汎血球・白血球・好中球・血小板減少、貧血、出血傾向)、ショック、萎縮膀胱◆心臓**/心電図異常、不整脈、頻脈、胸痛 **過敏症**/発疹、紅斑、発赤 **肝臓**/AST(GOT)・ALT(GPT)上昇等の肝機能異常 **腎臓**/BUN上昇等の腎機能異常 **消化器**/悪心・嘔吐、食欲不振、口内炎、下痢、腹痛、食道炎、胃炎 **皮膚**/高度の脱毛、色素沈着 **精神神経系**/倦怠感、しびれ、疼痛、頭痛、耳痛・耳鳴、不眠、意識障害、知覚異常(口腔内異和感) **泌尿器**/頻尿、排尿痛、膀胱炎、血尿、タンパク尿、尿沈渣(赤血球数・白血球数増加)等の膀胱刺激症状、頻尿、血尿 **呼吸器**/呼吸困難、気胸・血胸 **その他**/発熱、悪寒、顔面浮腫、血圧低下

[一般名]**(塩酸)オキシコドン** oxycodone hydrochloride 〈痛み止め〉■WHO

[商品名]**オキシコンチン**/錠剤〈がん疼痛治療剤〉

[適 応]中等度から高度の疼痛を伴う各種がんにおける鎮痛

[副作用]**◆ショック、アナフィラキシー様症状、依存性、呼吸抑制、錯乱、譫妄、無気肺、気管支痙攣、喉頭浮腫、麻痺性イレウス、中毒性巨大結腸◆過敏症**/発疹、蕁麻疹 **循環器**/不整脈、血圧変動、低血圧、起立性低血圧、失神 **精神神経系**/眠気、眩暈、発汗、幻覚、傾眠、意識障害、しびれ、筋れん縮、頭痛、頭重感、焦燥、不安、異夢、悪夢、興奮、視調節障害、縮瞳、不眠、神経過敏、感覚異常、痙攣、振戦、筋緊張亢進、健忘、抑うつ、感情不安定、多幸感、思考異常、構語障害 **消化器**/便秘、嘔気・嘔吐、下痢、食欲不振、胃不快感、口渇、腹痛、おくび、鼓腸、味覚異常、嚥下障害 **その他**/そう痒感、発熱、脱力感、倦怠感、胸部圧迫感、血管拡張、顔面紅潮、排尿障害、尿閉、脱水、悪寒、頭蓋内圧の亢進、無月経、性欲減退、勃起障害、浮腫、呼吸困難、皮膚乾燥

[一般名]**オンダンセトロン** ondansetron 〈制吐剤〉

[商品名]**ゾフラン、ゾフラン・ザイディス**/注射・内服(錠・シロップ・口腔内速溶錠)

[適 応]シスプラチン等投与に伴う消化器症状(悪心・嘔吐)

[副作用]**◆ショック、アナフィラキシー様症状、てんかん様発作◆過敏症**/そう痒、発疹 **精神神経系**/頭痛、頭重感、ふるえ感、眠気 **消化器**/便秘、下痢 **循環器**/胸痛、徐脈、不整脈、低血圧、動悸 **肝臓**/AST(GOT)・ALT(GPT)・LDH・γ-GTP・総ビリルビン値等上昇 **注射部位**/血管痛、発疹、じんま疹、そう痒、紅斑等の局所症状、静脈炎 **その他**/発熱、全身倦怠感、顔面紅潮、しゃっくり、熱感、不随意運動、発汗

[一般名]**エチニルエストラジオール**　ethinylestradiol　〈卵胞ホルモン〉

[商品名]**プロセキソール**/内服(錠)〈エストロゲン剤〉

[適　応]前立腺がん、閉経後の末期乳がん(男性ホルモン療法に抵抗を示す場合)

[副作用]**◆血栓症(心筋、脳、四肢等)、心不全、狭心症◆過敏症**/発疹等　**肝臓**/黄疸、肝機能異常等　**循環器**/血圧上昇等　**精神神経系**/精神障害の再発　**電解質代謝**/大量継続投与により高カルシウム血症、ナトリウムや体液の貯留　**子宮**/不正出血、経血量変化、下腹部痛等　**乳房**/乳房緊満感、乳房痛等　**消化器**/悪心・嘔吐、食欲不振、下痢、腹痛、胃痛等　**その他**/頭痛、めまい、倦怠感、陰萎

[一般名]**エトポシド**　etoposide　■WHO

[商品名]**ベプシド、ラステット**/注射・内服(カプセル)〈代謝拮抗剤〉

[適　応](内服)肺小細胞がん、悪性リンパ腫、子宮頸がん　(注射)肺小細胞がん、悪性リンパ腫、急性白血病、睾丸腫瘍、膀胱がん、絨毛性疾患

[副作用]**◆骨髄抑制(汎血球・白血球・好中球・血小板減少、出血、貧血等)、間質性肺炎、ショック、アナフィラキシー様症状◆肝臓**/AST(GOT)・ALT(GPT)・ビリルビン・γ-GTP・Al-P・LDH 上昇　**腎臓**/BUN・クレアチニン上昇、尿タンパク　**消化器**/悪心・嘔吐、食欲不振、口内炎、下痢、腹痛、便秘　**過敏症**/発疹　**皮膚**/脱毛、紅斑、そう痒、色素沈着　**精神神経系**/頭痛、しびれ、一過性皮質盲　**循環器**/心電図異常、不整脈、頻脈、血圧低下　**電解質**/ナトリウム異常、クロル異常、カリウム異常、カルシウム異常　**その他**/倦怠感、発熱、血清総タンパク減少、顔面潮紅、浮腫、味覚異常

[一般名]**エノシタビン**　enocitabine

[商品名]**サンラビン**/注射〈シタラビン誘導体〉〈代謝拮抗剤〉

[適　応]急性白血病(慢性白血病の急性転化を含む)

[副作用]**◆ショック、重篤な過敏症(胸部圧迫感、発疹、皮膚の潮紅等)、血液障害(汎血球・白血球・血小板減少、貧血、骨髄に巨赤芽球様細胞を認める等)◆消化器**/食欲不振、悪心・嘔吐、下痢、腹痛、腹部膨満感、口内炎　**精神神経系**/倦怠感、頭痛、腰痛、眩暈、しびれ感　**肝臓**/ビリルビン・AST(GOT)・ALT(GPT)・Al-P 上昇　**泌尿器**/BUN・クレアチニン上昇、タンパク尿、頻尿　**皮膚**/脱毛、紅斑、そう痒　**その他**/発熱、浮腫、心悸亢進

上昇、血清総タンパク低下、血清アルブミン低下、血中コレステロール低下・上昇、難聴、関節炎、急性膵炎、サルコイドーシス、関節痛、筋肉痛、肩こり等の緊張亢進、腰痛、疼痛、咽頭炎、疲労、易感染性、単純疱疹、脱力感、嗅覚錯誤、蜂窩織炎、筋痙直、血糖上昇、血清カリウム上昇、血清アミラーゼ上昇、帯状疱疹、手指関節拘縮、月経異常、ヘモグロビンAIC上昇

[一般名]ウベニメクス　ubenimex

[商品名]**ベスタチン**/内服(錠)〈免疫賦活剤〉

[適　応]成人急性非リンパ性白血病に対する完全寛解導入後の維持強化化学療法剤との併用による生存期間の延長
[副作用]**肝臓**/AST(GOT)・ALT(GPT)上昇　**皮膚**/発疹・発赤、そう痒感、脱毛　**消化器**/悪心・嘔吐、食欲不振、腹痛、腹部膨満感、下痢　**精神神経系**/頭痛、ふらつき感、しびれ感　**その他**/口腔内異和感、浮腫

[一般名]エキセメスタン　exemestane

[商品名]**アロマシン**/内服(錠)〈アロマターゼ阻害剤〉

[適　応]閉経後乳がん
[副作用]**精神神経系**/多汗、めまい、しびれ(感)、頭痛、知覚障害、ふらつき(感)、不眠(症)、抑うつ、不安　**消化器**/悪心、食欲不振、腹痛・嘔吐、腸管閉塞、のどの通過障害感、胃もたれ感、心窩部痛(心窩部の疼痛)　**肝臓**/肝機能異常、Al-P上昇　**皮膚**/発疹、脱毛(症)、爪の変化　**循環器**/高血圧、動悸、低血圧　**呼吸器**/鼻出血、かぜ症候群、肺炎　**泌尿器**/膀胱炎、尿検査異常　**生殖器**/不正(子宮)出血(直ちに検査を行う)、帯下　**その他**/ほてり、疲労、疼痛、体重減少、倦怠(感)、体臭、浮腫、関節痛、味覚異常、嗅覚障害

[一般名](リン酸)エストラムスチンナトリウム
estramustine phosphate sodium

[商品名] **エストラサイト、ビアセチル、プロエスタ**/内服(カプセル)〈ナイトロジェンマスタード系〉

[適　応]前立腺がん
[副作用]**◆血栓塞栓症(血栓性静脈炎、脳血栓、肺血栓、脳梗塞等)、心筋梗塞、心不全、狭心症、血管浮腫、胸水、肝機能障害、黄疸◆血液**/貧血、血小板・白血球減少・増多等　**肝臓**/AST(GOT)・ALT(GPT)上昇等の肝機能異常　**代謝異常**/浮腫、低タンパク血症、BUN・血清トリグリセリド上昇等　**循環器**/高血圧、心悸亢進等　**消化器**/食欲不振、悪心・嘔吐、消化不良、腹痛、下痢、口渇等　**乳房**/女性化乳房　**皮膚**/発疹、そう痒等　**呼吸器**/息切れ等　**その他**/全身倦怠感、胸痛、頭痛、発熱、疲労、性欲減退等

[一般名]インターフェロンガンマ-n1 interferon gamma-n1

[商品名]オーガンマ/注射〈天然型〉

[適　応]成人T細胞白血病(皮膚に病変が限局するもの)

[副作用]**◆高度な肝機能障害、高度な白血球減少、間質性肺炎、ショック、重篤なうつ状態、急性腎不全、心不全、自己免疫現象(肝炎、潰瘍性大腸炎の悪化等)◆発熱及びインフルエンザ様症状**/発熱、悪寒・戦慄、全身倦怠感、関節痛、筋肉痛等　**血液**/白血球・血小板・赤血球・ヘモグロビン・ヘマトクリット減少等　**肝臓**/AST(GOT)・ALT(GPT)・LDH・Al-P・ビリルビン上昇等　**腎臓**/BUN・クレアチニン上昇、タンパク尿、尿潜血等　**消化器**/食欲不振、悪心・嘔吐、下痢等　**電解質**/血清カリウム上昇、血清カルシウムの変動、血清クロル、血清リンの減少等　**精神神経系**/頭痛、頭重感、けいれん、意識障害等　**循環器**/胸痛等、血圧の変動、心電図異常、頻脈、動悸　**呼吸器**/呼吸困難等　**過敏症**/そう痒感、発疹等、じんま疹　**投与部位**/注射部位の疼痛、発赤、硬結等　**その他**/CK(CPK)・トリグリセリド上昇、発汗、コレステロール上昇、総タンパク減少、眼痛、左耳介後部痛、脱毛

[一般名]インターフェロンベータ interferon beta

[商品名]フエロン、IFNβ/注射〈天然型〉

[適　応]膠芽腫、髄芽腫、星細胞腫、皮膚悪性黒色腫

[副作用]**◆間質性肺炎、重篤なうつ状態、自殺企図、自己免疫現象(甲状腺機能異常、溶血性貧血、インスリン依存型糖尿病(IDDM)の増悪または発症等)、汎血球・白血球・顆粒球・血小板減少、ショック、スティーブン・ジョンソン症候群、重篤な肝障害、ネフローゼ症候群、急性腎不全、溶血性尿毒症症候群(HUS)、重篤な出血(脳出血、消化管出血、球後出血等)、敗血症、心不全、狭心症、痴呆様症状(特に高齢者)、麻痺、けいれん(全身発作、部分発作)、網膜症(網膜出血や糖尿病網膜症の増悪)◆全身症状**/発熱、悪寒、全身倦怠感、筋肉痛、脱力感、関節痛、腰痛、疼痛、神経痛様疼痛、かぜ症候群　**過敏症**/発疹、そう痒感、じんま疹等　**血液**/白血球・血小板・顆粒球減少、貧血、好酸球増多、出血傾向等、白血球分画異常　**髄液**/細胞数増加、タンパク増加　**肝臓**/AST(GOT)・ALT(GPT)・Al-P・LDH・総ビリルビン・γ-GTP上昇等　**腎臓**/タンパク尿、血尿、BUN・クレアチニン上昇、尿閉　**精神神経系**/頭痛・頭重、抑うつ、不眠、めまい、意識障害、けいれん、手足のしびれ、幻覚・妄想、焦燥、眠気、不安、躁状態、振戦、知覚異常、歩行困難、傾眠、興奮、健忘、失語、無気力　**循環器**/不整脈、動悸、血圧・低下、四肢冷感、チアノーゼ、心筋炎、潮紅、心電図異常　**呼吸器**/咳嗽、咽頭不快感、呼吸困難、上気道炎、肺炎　**消化器**/食欲不振、悪心・嘔吐、下痢、腹痛、口内炎、口渇、歯肉痛、便秘、歯周炎、胃潰瘍、胃炎、腹部膨満感、味覚異常、潰瘍性大腸炎　**皮膚**/脱毛、単純疱疹、湿疹、発汗、丘疹、ざ瘡、乾癬悪化　**眼**/眼底出血・軟性白斑等の網膜の微小循環障害、眼痛、眼球充血、視力異常、結膜下出血　**注射部位**/疼痛、発赤、腫脹等、熱感、色素沈着　**その他**/体重減少、浮腫、腹水、胸部圧迫感、熱感、耳鳴、血糖上昇、トリグリセリド

鈍麻、健忘、集中力障害、尿失禁　**過敏症**/発疹、じんま疹、そう痒感　**血液**/貧血、血小板減少、顆粒球減少・増多、リンパ球増多・減少、好酸球増多、単球増多、リンパ節症、出血傾向　**肝臓**/AST(GOT)・ALT(GPT)・Al-P・γ-GTP・LDH上昇等、黄疸　**腎臓**/BUN・クレアチニン上昇、タンパク尿、血尿、頻尿、排尿障害、尿沈渣異常　**循環器**/浮腫(顔面・四肢)、頻脈、動悸、血圧上昇、顔面潮紅、徐脈、血圧低下、末梢性虚血、心電図異常(期外収縮、心房細動等)、房室ブロック　**消化器**/食欲不振、食欲亢進、悪心・嘔吐、消化不良、胸やけ、腹部膨満感、腹痛、下痢、便秘、口内炎(潰瘍性を含む)、口唇炎、口渇、嚥下障害、消化管障害、胃炎、舌炎、歯周・歯肉炎　**皮膚**/脱毛、皮膚炎、紅斑、湿疹、乾癬、紫斑、皮膚乾燥、光線過敏症、落屑、水疱、爪疾患、皮膚変色、ざ瘡　**膵臓**/急性膵炎　**神経・筋**/脳波異常、構語障害、麻痺(舌、四肢、顔面神経)、下腿痙直、四肢のしびれ、関節痛、筋肉痛、緊張亢進、無力症、錐体外路症状(振戦、歩行障害等)、ニューロパシー、神経痛、CK(CPK)上昇　**呼吸器**/肺塞栓症、肺水腫、胸膜炎・胸水、血痰、鼻炎、咳嗽、呼吸困難、喀痰増加、過呼吸、気管支けいれん、あくび　**眼**/網膜出血、網膜白斑等の網膜の微小循環障害、眼痛、羞明、結膜炎　**投与部位**/注射部反応(疼痛、発赤、硬結、皮膚潰瘍)　**その他**/移植後の拒絶反応、感染症、不正出血、嗅覚障害、電解質異常(カリウム、ナトリウム、カルシウム等)、サルコイドーシス、性欲減退、多汗、耳鳴、アルブミン減少、血清総タンパク減少、体重減少、味覚異常、ほてり、胸部・背部・咽頭部等の疼痛、インポテンス、膀胱炎、悪液質、グロブリン上昇、高タンパク血症、低コレステロール血症、高トリグリセリド血症、月経異常、単純疱疹、各種自己抗体の陽性化、腹水、膿瘍

[一般名]インターフェロンガンマ-1a　interferon gamma-1a

[商品名]**イムノマックス-γ、ビオガンマ**/注射〈遺伝子組換え型〉

[適　応]腎がん

[副作用]**◆間質性肺炎、ショック、重篤なうつ状態、急性腎不全、心不全、白血球・血小板・汎血球減少、自己免疫現象(肝炎、潰瘍性大腸炎の悪化等)、糖尿病◆過敏症**/顔面潮紅、そう痒感、じんま疹等　**発熱及びインフルエンザ様症状**/発熱、悪寒・戦慄、全身倦怠感、頭痛、関節痛、筋肉痛等　**血液**/貧血、白血球・血小板減少　**肝臓**/AST(GOT)・ALT(GPT)・LDH・Al-P・トリグリセリド・ビリルビン・コレステロール上昇、総タンパク減少等　**腎臓**/BUN・クレアチニン上昇、タンパク尿、尿沈渣異常、尿量減少等　**電解質**/血清ナトリウム減少、血清クロル減少、血清カリウム変動、血清カルシウム変動　**精神神経系**/見当識障害、眠気、めまい、ふらつき、振戦等　**循環器**/血圧変動、心電図異常、頻脈、動悸等　**呼吸器**/呼吸困難　**消化器**/食欲不振、悪心・嘔吐、下痢、口内炎等　**眼**/眼底出血等の網膜の微小循環障害　**注射部位**/疼痛、腫脹　**その他**/胸部圧迫感、発汗、浮腫

[一般名]**インターフェロンアルファ-2a**　interferon alfa-2a

[商品名]**キャンフェロン A、ロフェロン A**/注射〈遺伝子組換え型〉

[適　応]腎がん、多発性骨髄腫

[副作用]**◆間質性肺炎、うつ状態、自殺企図、意識障害、けいれん、てんかん発作、見当識障害、せん妄、錯乱、幻覚、痴呆様症状(特に高齢者)、糖尿病の増悪または発症、網膜症、自己免疫現象［甲状腺機能異常、肝炎、溶血性貧血、潰瘍性大腸炎、関節リウマチ、インスリン依存型糖尿病(IDDM)、SLE、重症筋無力症、多発性筋炎の増悪または発症等］、無顆粒球症、汎血球・白血球・血小板減少、敗血症、肝炎の増悪、急性腎不全、ネフローゼ症候群等、心筋症、心不全、狭心症、不整脈、心筋梗塞、消化管出血(下血、血便等)、消化性潰瘍、虚血性大腸炎、ショック、脳出血、溶血性尿毒症症候群(HUS)◆発熱及びインフルエンザ様症状**/発熱、悪寒・戦慄、頭痛、倦怠感、筋肉痛、関節痛、腰痛、発汗、脱力感　**精神神経系**/眠気、健忘、意欲低下、集中力低下、不安、不眠、焦燥、興奮、躁状態、めまい、振戦等の不随意運動、知覚異常、顔面神経麻痺、構語障害、歩行障害、ニューロパシー、眼振　**過敏症**/発疹、そう痒感　**血液**/白血球・血小板・顆粒球減少、好酸球増多、出血傾向、貧血　**肝臓**/AST(GOT)・ALT(GPT)・LDH・Al-P・γ-GTP 上昇、黄疸　**腎臓**/BUN・クレアチニン上昇、タンパク尿、頻尿　**呼吸器**/咳嗽、呼吸困難　**消化器**/食欲不振、悪心・嘔吐、下痢、便秘、胸やけ、腹部膨満感、腹痛、口内炎(潰瘍性を含む)、舌炎、口唇炎、歯肉炎、口渇、味覚異常　**皮膚**/脱毛、皮膚炎、乾癬、皮膚乾燥　**膵臓**/急性膵炎　**循環器**/末梢性虚血、心電図異常(期外収縮、心房細動等)、胸部痛、頻脈、徐脈、動悸、血圧変動、顔面潮紅　**眼**/眼底出血等の網膜の微小循環障害、眼痛、結膜炎　**投与部位**/疼痛、発赤、硬結、腫脹、膿瘍、潰瘍等の注射部位反応　**その他**/サルコイドーシス、血糖上昇、感染症の誘発または増悪、体重減少、血清総タンパク・血清アルブミン減少、カリウム・ナトリウム・カルシウム等の電解質異常、四肢等の疼痛、四肢・顔面浮腫、トリグリセリド値上昇、耳鳴、聴力減退、勃起障害、筋力低下、リンパ節症、月経異常

[一般名]**インターフェロンアルファ-2b**　interferon alfa-2b

[商品名]**イントロン A**/注射〈遺伝子組換え型〉

[適　応]腎がん、慢性骨髄性白血病、多発性骨髄腫

[副作用]**◆間質性肺炎、肺線維症、抑うつ、自殺企図、意識障害、けいれん、見当識障害、せん妄、錯乱、幻覚、躁状態、妄想、精神分裂症状、失神、痴呆様症状(特に高齢者)、難聴、興奮、自己免疫現象、糖尿病、重篤な肝障害、急性腎不全等の重篤な腎障害、再生不良性貧血、無顆粒球症、汎血球・白血球・血小板減少、ショック、心筋症、心筋梗塞、心不全、狭心症、心室性頻脈、消化管出血(下血、血便等)、消化性潰瘍、虚血性大腸炎、脳出血、敗血症、網膜症◆発熱及びインフルエンザ様症状**/発熱、頭痛・頭重感、全身倦怠感、筋肉痛、悪寒・戦慄、関節痛　**精神神経系**/眠気、不安(不穏状態)、不眠、焦燥、めまい、知覚異常、神経過敏、思考異常、感情

動悸、徐脈、心房細動、高血圧　**その他**/倦怠感、発熱、熱感、発汗、顔面潮紅、疼痛、腰痛、腹水、鼻汁、好酸球増加、総タンパク・アルブミン減少、カルシウム異常、尿酸異常、尿ウロビリノーゲン異常、糖尿、脱水、コリン作動性症候群、悪寒、胸痛、関節痛、鼻出血、脱力感、無力症、疲労、体重減少、LDH低下、白血球増加、血小板増加、白血球分画の変動、CRP上昇

[一般名]インターフェロンアルファ　interferon alfa

[商品名]**オーアイエフ、スミフェロン、スミフェロンDS、IFNα**/注射〈天然型〉

[適　応]腎がん、多発性骨髄腫、ヘアリー細胞白血病、慢性骨髄性白血病、他

[副作用]**◆間質性肺炎、抑うつ、自殺企図、糖尿病の増悪または発症、自己免疫現象(溶血性貧血や潰瘍性大腸炎等)、重篤な肝障害、急性腎不全、ネフローゼ症候群等の重篤な腎障害、溶血性尿毒症症候群(HUS)、無顆粒球症、汎血球・白血球・血小板減少、敗血症、ショック、心不全、狭心症、心筋梗塞、完全房室ブロック、心室頻拍、心筋症、消化管出血(下血、血便等)、消化性潰瘍；虚血性大腸炎、脳出血、意識障害、錯乱、興奮、見当識障害、失神、けいれん、せん妄、躁状態、幻覚・妄想、痴呆様症状(特に高齢者)、四肢の筋力低下、顔面神経麻痺、末梢神経障害、網膜症、難聴◆全身症状**/発熱、全身倦怠感、悪寒・戦慄・頭痛を伴う高熱　**精神神経系**/脳波異常、神経症、不安、不眠、焦燥、めまい、知覚異常、冷感、眠気、集中力障害、健忘、構語障害、錐体外路症状(振戦、歩行障害等)　**過敏症**/発疹、じんま疹、そう痒　**血液**/顆粒球・血小板・赤血球・ヘモグロビン減少、貧血、好酸球増多、白血球増多、出血傾向、リンパ節症、リンパ球減少　**肝臓**/AST(GOT)・ALT(GPT)・アルカリホスファターゼ・γ-GTP・LDH・ビリルビン値上昇、黄疸　**腎臓**/タンパク尿、BUN・クレアチニン上昇、血尿、排尿困難、尿量減少、多尿、頻尿　**循環器**/胸痛、顔面潮紅、動悸、心電図異常(洞性頻脈、期外収縮、心房細動等の不整脈、STの低下等)等の心筋障害、頻脈、徐脈、血圧上昇・下降、末梢性虚血、四肢・顔面浮腫　**呼吸器**/咳嗽、呼吸困難、喀痰増多、血痰　**消化器**/食欲不振、胃炎、悪心・嘔吐、下痢、腹痛、口内炎、味覚異常、消化不良、腹部膨満感、イレウス、便秘、口唇炎、舌炎、味覚低下、口渇　**膵臓**/急性膵炎　**皮膚**/脱毛、光線過敏症、湿疹、紅斑、乾癬、皮膚炎、爪疾患、ヘルペス、紫斑、ざ瘡　**神経・筋**/こわばり感、四肢のしびれ、筋肉痛、背部痛、関節痛、腰痛、CK(CPK)上昇、脱力感、神経痛、肩こり　**眼**/網膜出血、軟性白斑等の網膜の微小循環障害、網膜静脈血栓症、眼痛、充血、複視、視神経炎、眼球乾燥、視野狭窄　**筋肉内・皮下投与で**/蜂窩織炎、疼痛、発赤、硬結、皮膚潰瘍　**髄腔内・脳室内投与で**/髄液タンパク量の増加・減少、髄液細胞増多、髄液中組織球の出現　**その他**/グロブリン上昇、サルコイドーシス、体重減少、疲労、血清総タンパク量の増加・減少、鼻出血、歯肉出血、アフタ性口内炎、咽頭炎、疼痛、血糖値上昇、尿糖陽性、耳鳴、嗄声、多汗、口腔内出血、不正出血、月経異常、感染症、腹水、インポテンス、カリウム・カルシウム・ナトリウム等の電解質異常、トリグリセリド値・血清アミラーゼ・尿酸値上昇、コレステロール値の異常、各種自己抗体の陽性化、移植後の拒絶反応または移植片対宿主反応

血、肝機能障害、黄疸、肝不全、重篤な体液貯留(胸水、肺水腫、腹水、心膜浸出液、うっ血性心不全)、感染症(重篤な好中球減少に伴う肺炎、敗血症等)、急性腎不全等の重篤な腎障害、間質性肺炎、スティーブン・ジョンソン症候群、中毒性表皮壊死症、剥脱性皮膚炎等◆皮膚/脱毛、じんま疹、発疹、帯状疱疹、口唇ヘルペス、そう痒、角化症、紅斑、疣贅、頭皮痛、爪の障害、色素沈着障害、皮膚乾燥　**精神神経系**/感覚減退、頭痛、不眠、頭重感、眠気、回転性眩暈、めまい、末梢神経障害、錯感覚　**眼・結膜炎**/網膜出血、結膜炎、結膜下出血、眼充血、眼のそう痒感、流涙増加、霧視　**筋・骨格系**/関節腫張、関節痛、筋肉痛、筋痙直、筋けいれん、全身性関節痛、腰痛、骨痛　**消化器**/腹部膨満、胃潰瘍、嘔気・嘔吐、胸やけ、下痢、味覚異常、腹部不快感、消化不良、口腔アフタ、口内炎、歯周炎、口渇、胃炎、心窩部痛、血便、食欲不振、腹痛、便秘、鼓腸放屁　**肝臓**/LDH 上昇・低下、AST(GOT)・ALT(GPT)・Al-P・総ビリルビン値上昇　**代謝・栄養障害**/血清カリウム上昇・低下、血清ナトリウム低下、血清カルシウム低下、血清リン上昇・低下、血清アルブミン低下、尿酸値上昇・低下、血糖値上昇・低下、血清総タンパク上昇・低下　**凝固系**/プロトロンビン時間の延長・短縮、APTT の延長、フィブリノーゲン増加・減少、FDP 上昇　**呼吸器**/呼吸困難、鼻・咽頭炎、咽喉頭痛、急性上気道炎、咳嗽　**血液**/リンパ球減少症、鼻出血、白血球増多、血小板増多、好酸球増多症、血腫、舌血腫、紫斑、点状出血、斑状出血　**腎臓**/血清クレアチニン・BUN 上昇、尿タンパク、尿潜血、尿沈渣異常、尿中ウロビリノーゲン増加　**浮腫**/男性性器浮腫、表在性浮腫(眼窩周囲浮腫、顔面浮腫、眼瞼浮腫等)、全身浮腫、下肢浮腫　**その他**/CRP・CK(CPK)上昇、耳鳴、血圧低下、頻脈、倦怠感、悪寒、ACTH・TSH 上昇、脱力(感)、寝汗、体重増加・減少、感染、疼痛、疲労感、発熱、発汗、潮紅、女性化乳房

[一般名]**(塩酸)イリノテカン**　irinotecan hydrochloride

[商品名]**カンプト、トポテシン**/注射〈I 型 DNA トポイソメラーゼ阻害型〉

[適　応]小細胞肺がん、非小細胞肺がん、子宮頸がん、卵巣がん、胃がん(手術不能または再発)、結腸・直腸がん(手術不能または再発)、乳がん(手術不能または再発)、有棘細胞がん、悪性リンパ腫(非ホジキンリンパ腫)

[副作用]**◆骨髄抑制、高度な下痢、腸炎、腸管穿孔、消化管出血、腸閉塞、間質性肺炎、ショック、アナフィラキシー様症状、肝機能障害、黄疸、急性腎不全、肺塞栓症、静脈血栓症、心筋梗塞、狭心症発作、心室性期外収縮◆消化器**/悪心・嘔吐、食欲不振、腹痛、食道炎、吐血、腸管運動亢進、しゃっくり、腹部膨満感、口内炎、胃潰瘍、胃・腹部不快感　**肝臓**/AST(GOT)・ALT(GPT)・Al-P・ビリルビン・LDH・γ-GTP 値上昇　**腎臓**/BUN・クレアチニン上昇等、クレアチニンクリアランス低下、電解質異常、タンパク尿、血尿、尿沈渣異常、乏尿　**呼吸器**/呼吸困難、PaO2低下、気管支炎、上気道炎、咽頭炎、鼻炎、咽頭痛　**過敏症**/発疹、そう痒感、じんま疹　**皮膚**/脱毛、色素沈着、浮腫、発赤、帯状疱疹、粘膜炎　**精神神経系**/しびれ等の末梢神経障害、頭痛、めまい、精神症状、意識障害、傾眠、興奮・不安感、不穏、けいれん、耳鳴、味覚異常、抑うつ状態、目のかすみ　**循環器**/頻脈、心電図異常、血圧低下、

便、下血　**呼吸器**/肺炎、気胸　**精神神経系**/頭痛、手足のしびれ、末梢・知覚神経障害、頭重　**過敏症**/皮疹、発疹　**その他**/脱毛、発熱、白血球分画異常、血清総タンパク低下、血沈亢進、血清アルブミン低下、A/G 比異常、電解質異常、尿潜血、全身倦怠、飛蚊症、尿糖陽性、鼻出血、体力喪失、静脈炎、注射部反応、色素沈着、耳鳴、出血傾向、顔面浮腫、胸内苦悶感、感染、血管痛、尿沈渣白血球陽性、血清アミラーゼ上昇、CRP 上昇

[一般名]（塩酸）イダルビシン　idarubicin hydrochloride

[商品名]**イダマイシン**/注射〈アントラサイクリン系〉

[適　応]急性骨髄性白血病（慢性骨髄性白血病の急性転化を含む）
[副作用]**◆心筋障害、心不全等、骨髄抑制（汎血球・血小板・顆粒球減少、貧血、出血傾向）、重篤な口内炎、ショック◆心臓**/頻脈、心膜炎、不整脈、心電図異常　**消化器**/食欲不振、悪心・嘔吐、下痢、腹部不快感、腹痛　**過敏症**/紅斑、発疹　**皮膚**/脱毛　**肝臓**/AST(GOT)・ALT(GPT)・総ビリルビン・Al-P 上昇等　**腎臓**/BUN・クレアチニン値上昇等　**精神神経系**/頭痛　**その他**/発熱、疼痛（口腔内の疼痛、全身の筋肉痛）、胸部圧迫感、血管痛

[一般名]イホスファミド　ifosfamide

[商品名]**イホマイド**/注射〈アルキル化剤〉〈ナイトロジェンマスタード系〉

[適　応]次の疾患の自覚的・他覚的症状の寛解…肺小細胞がん、前立腺がん、子宮頸がん、骨肉腫
[副作用]**◆骨髄抑制（汎血球・白血球・血小板減少、貧血、出血等）、出血性膀胱炎、排尿障害、ファンコニー症候群、急性腎不全、意識障害、幻覚、錯乱、錐体外路症状、脳症、間質性肺炎、肺水腫、心筋障害、不整脈、抗利尿ホルモン不適合分泌症候群(SIADH)、急性膵炎◆肝臓**/ビリルビン・AST(GOT)・ALT(GPT)・Al-P 値上昇等　**腎臓**/タンパク尿、浮腫、BUN・クレアチニン上昇、血清電解質の異常（カリウム、クロル等の一過性の変動）、クレアチニンクリアランス低下、多尿　**消化器**/悪心・嘔吐、食欲不振、口内炎、腹痛、便秘、下痢、口渇　**過敏症**/発疹　**皮膚**/脱毛、色素沈着　**精神神経系**/倦怠感、頭痛、頭重感、眩暈、不眠、脱力感、焦燥感、知覚異常、舌の振戦、抑うつ、精神活動低下　**呼吸器**/胸内苦悶　**循環器**/頻脈、不整脈、動悸　**性腺**/月経異常、無精子症、卵巣機能不全　**その他**/発熱、悪寒、血管痛

[一般名]（メシル酸）イマチニブ　imatinib mesilate

[商品名]**グリベック**/内服（カプセル）〈チロシンキナーゼ阻害剤〉〈分子標的剤〉

[適　応]慢性骨髄性白血病（染色体検査または遺伝子検査により診断された患者に使用する）、KIT(CD117)陽性消化管間質腫瘍
[副作用]**◆汎血球・白血球・好中球・血小板減少、貧血、血小板減少に伴う出血、腫瘍出**

めまい、不穏　**消化器**/下痢、腹部膨満感、便秘、下血、腹痛、口渇　**血液**/白血球数増加　**循環器**/顔面蒼白、冷感、動悸、頻脈　**肝臓**/AST(GOT)・ALT(GPT)・γ-GTP・LDH・総ビリルビン値上昇　**腎臓**/BUN上昇、タンパク尿　**皮膚**/発疹、全身発赤、全身そう痒感　**その他**/発熱、顔面潮紅、総タンパク・アルブミン減少、倦怠感、悪寒、両足けいれん、しゃっくり、血管痛

[一般名]**(L-)アスパラギナーゼ**　L-asparaginase　■WHO

[商品名]**ロイナーゼ**/注射〈酵素剤〉

[適　応]急性白血病(慢性白血病の急性転化例を含む)、悪性リンパ腫

[副作用]**◆ショック、アナフィラキシー様症状、脳出血、脳梗塞、肺出血等の重篤な凝固異常、重篤な急性膵炎、膵内分泌機能障害による糖尿病、意識障害を伴う高アンモニア血症、昏睡、意識障害、見当識障害等、肝不全等の重篤な肝障害、広範な脳の器質的障害◆過敏症**/発疹　**血液**/血小板減少、貧血　**肝臓**/脂肪肝、肝機能障害　**腎臓**/浮腫、高窒素血症、タンパク尿、利尿不全　**消化器**/食欲不振、悪心・嘔吐、下痢　**精神神経系**/倦怠感、傾眠、不安、頭痛　**その他**/発熱、血管痛、耐糖能異常、高脂血症、唾液腺炎、耳下腺炎

[一般名]**アセグラトン**　aceglatone

[商品名]**グルカロン**/内服(錠)

[適　応]膀胱がんの術後再発の抑制

[副作用]**消化器**/食欲不振、胃部不快感、下痢等

[一般名]**アナストロゾール**　anastrozole

[商品名]**アリミデックス**/内服(錠)〈アロマターゼ阻害剤〉

[適　応]閉経後乳がん

[副作用]**◆スティーブン・ジョンソン症候群◆全身**/ほてり、頭痛、無力症　**消化器**/嘔気、食欲不振・嘔吐、下痢　**精神神経系**/傾眠　**皮膚**/脱毛、発疹　**筋・骨格系**/関節痛、硬直　**生殖器**/性器出血、腟乾燥

[一般名]**(塩酸)アムルビシン**　amrubicin hydrochloride

[商品名]**カルセド**/注射〈抗生物質〉

[適　応]非小細胞肺がん、小細胞肺がん

[副作用]**◆骨髄抑制、間質性肺炎、吐血◆心臓**/心電図異常、不整脈、動悸、左室駆出率低下、血圧低下、心拡大、心膜浸出液　**肝臓**/ALT(GPT)・AST(GOT)・LDH・Al-P・総ビリルビン値上昇、ウロビリノーゲン陽性　**腎臓**/尿タンパク陽性、BUN・クレアチニン上昇　**消化器**/食欲不振、悪心・嘔吐、口内炎、下痢、便秘、口角炎、歯周炎、軟

副作用情報(一般名・五十音順)

2004年現在

現在、日本で認可されている抗がん剤の添付文書より引用掲載した。それぞれ、順に、一般名(及び英名)、商品名、適応、副作用(◆太字部分は重大な副作用)、見出し(大きい字)は一般名の五十音順。商品名で探す場合は先に索引を引いて一般名(索引で太字になっている)を調べてください。「■WHO」とある薬はWHOのエッセンシャル・ドラッグ(必須医薬品)のリストに載っている薬です。

[一般名]アクチノマイシンD　actinomycin D(dactinomycin)　■WHO

[商品名]**コスメゲン**/注射〈抗生物質〉

[適　応]ウイルムス腫瘍、絨毛上皮腫、破壊性胞状奇胎

[副作用]**◆骨髄抑制(再生不良性貧血、無顆粒球症、汎血球減少症等)、アナフィラキシー様反応、呼吸困難、肝静脈閉塞症◆血液**/網状赤血球・白血球・血小板減少、出血、貧血　**肝臓**/腹水、肝障害、黄疸　**腎臓**/BUN上昇　**消化器**/嚥下困難、消化性潰瘍、食道炎、食欲不振、悪心・嘔吐、口唇炎、口内炎、下痢、腹痛、腹部膨満感、腸炎　**皮膚**/発赤、ざ瘡、脱毛、色素沈着、発疹、皮膚炎　**精神神経系**/嗜眠、倦怠感、神経過敏、頭痛、頭重、めまい、不安感、手足の痺れ、けいれん　**その他**/不快感、胸水、鼻出血、筋肉痛、発熱、血痰、血便、咽頭炎、眼瞼浮腫、胸部圧迫感

[一般名](塩酸)アクラルビシン　aclarubicin hydrochloride

[商品名]**アクラシノン**/注射〈抗生物質〉〈アントラサイクリン系〉

[適　応]次の疾患の自覚的・他覚的症状の寛解及び改善…胃がん、肺がん、乳がん、卵巣がん、悪性リンパ腫、急性白血病

[副作用]**◆心筋障害、骨髄抑制◆心臓**/心電図異常、頻脈、不整脈　**消化器**/食欲不振、悪心・嘔吐、口内炎、下痢、消化管出血、腹痛、胃部不快感　**肝臓**/AST(GOT)・ALT(GPT)・Al-P上昇等　**腎臓**/タンパク尿等　**泌尿器**/血尿、膀胱炎、排尿痛、尿意頻数、残尿感等　**過敏症**/発疹　**皮膚**/脱毛、色素沈着　**精神神経系**/全身倦怠、頭痛、頭重感　**膵臓**/膵炎　**その他**/発熱、静脈炎、顔面紅潮

[一般名](塩酸)アザセトロン　azasetron hydrochloride　〈制吐剤〉

[商品名]**セロトーン**/内服(錠)・注射

[適　応]シスプラチン等投与に伴う消化器症状(悪心・嘔吐)

[副作用]**◆ショック、アナフィラキシーショック◆精神神経系**/頭痛、頭重、焦燥感、

【有効成分に関する理化学的知見】

成分名	テガフール	ギメラシル	オテラシルカリウム
構造式	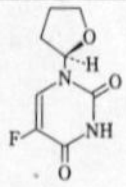 及び鏡像異性体	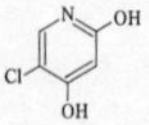	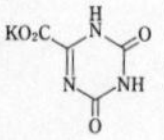
一般名	テガフール (Tegafur)	ギメラシル (Gimeracil)	オテラシルカリウム (Oteracil Potassium)
化学名	5-Fluoro-1-[(*RS*)-tetrahydrofuran-2-yl] pyrimidine-2,4(1*H*,3*H*)-dione	5-Chloro-2,4-dihydroxypyridine	Monopotassium 1,2,3,4-tetrahydro-2,4-dioxo-1,3,5-triazine-6-carboxylate
分子式	$C_8H_9FN_2O_3$	$C_5H_4ClNO_2$	$C_4H_2KN_3O_4$
分子量	200.17	145.54	195.17
融　点	166～171℃	約262℃(分解)	300℃以上
性　状	白色の結晶性の粉末である。メタノール又はアセトンにやや溶けやすく、水又はエタノール(95)にやや溶けにくい。希水酸化ナトリウム試液に溶ける。メタノール溶液(1→50)は旋光性を示さない。	白色の結晶性の粉末である。水酸化ナトリウム試液又は*N,N*-ジメチルホルムアミドにやや溶けやすく、メタノールにやや溶けにくく、エタノール(99.5)に溶けにくく、水に極めて溶けにくく、ジエチルエーテルにほとんど溶けない。	白色の結晶性の粉末である。pH8.0リン酸塩緩衝液又は水に溶けにくく、エタノール(99.5)又はジエチルエーテルにほとんど溶けない。

【承　認　条　件】

1. 提出された実施計画に基づき、適切な市販後調査(特別調査及び市販後臨床試験)を実施して本剤の血液中濃度変動の要因とその程度に関する情報及び安全性等に関してデータの収集を行い、その結果を速やかに提出すること。

※2. 結腸・直腸癌に対する本剤の有効性及び安全性の更なる明確化を目的とした十分なサンプルサイズを持つ無作為化比較試験を実施すること。

【包　装】

ティーエスワン　カプセル20

PTP包装：56カプセル(14カプセル×4)、
84カプセル(14カプセル×6)、
140カプセル(14カプセル×10)

ティーエスワン　カプセル25

PTP包装：56カプセル(14カプセル×4)、
140カプセル(14カプセル×10)

【主要文献及び文献請求先】

1. 主要文献

1) Hirata, K. et al.：Clin. Cancer Res., 5 2000(1999)
2) 田口鐵男　他：癌と化学療法, 24(15)2253(1997)
3) 吉末訓弘　他：社内資料, 研究報告書No.135(1999)
4) 池田和正　他：社内資料, 研究報告書No.138(1999)
5) 増田啓年　他：薬物動態, 12(4)301(1997)
6) Ikeda, K. et al.：Clin. Cancer Res., 6 4409(2000)
7) Sugimachi, K. et al.：Oncology, 57 202(1999)
8) Sakata, Y. et al.：Eur. J. Cancer, 34(11)1715(1998)
9) Koizumi, W. et al.：Oncology, 58(3)191(2000)
※10) Ohtsu, A. et al.：Br. J. Cancer, 83(2)141(2000)
※※11) Shirao, K. et al.：Cancer, 100(11)2355(2004)
12) 犬山征夫　他：癌と化学療法, 25(8)1151(1998)
13) 犬山征夫　他：癌と化学療法, 28(10)1381(2001)
14) Takechi, T. et al.：Cancer Chemother. Pharmacol., 39 205(1997)
15) Shirasaka, T. et al.：Cancer Res., 56 2602(1996)
16) Fukushima, M. et al.：Int. J. Oncol., 13 693(1998)
17) Shirasaka, T. et al.：Anti-Cancer Drugs, 7 548(1996)
18) Tatsumi, K. et al.：Jpn. J. Cancer Res., 78(7)748(1987)
19) Shirasaka, T. et al.：Cancer Res., 53 4004(1993)
20) Spears, C.P. et al.：Cancer Res., 44 4144(1984)
21) Wilkinson, D.S. et al.：Cancer Res., 35 3014(1975)

2. 文献請求先

大鵬薬品工業株式会社 製品情報部 医薬品情報室
〒101-8444 東京都千代田区神田錦町1－27
TEL 03-3293-4508

製造販売元　TAIHO 大鵬薬品工業株式会社
東京都千代田区神田錦町1-27
®登録商標

32〜40mg/m^{2}で1日2回28日間連日投与時の1、7、14、28日の血漿中濃度を測定した結果、速やかに定常状態に達した。また、連日投与後においても内因性のウラシル(Ura)の減少は速やかであり、CDHPによるDPD阻害は可逆的で、増強作用を示さなかった。[1,2)]

(2)(参考)TS-1単独あるいは他のフッ化ピリミジン系薬剤併用7日間反復経口投与(ラット)の最終投与2時間後の血漿中5-FU濃度を測定した結果、単独投与に比較して5-FU 4.1倍、FT 8.1倍、FT・Ura 2.8倍、カルモフール5.7倍、ドキシフルリジン6.9倍及びフルシトシン2.3倍の濃度を示すことから、副作用が強くあらわれるおそれがある。[3)]

(3)(参考)腎障害モデル(ウサギ)にTS-1を投与した場合、腎排泄型であるCDHPのクリアランスが低下し、5-FUの血中濃度の著明な上昇を示すことから、副作用が強くあらわれるおそれがある。[4)]

2.蛋白結合[5)]

各配合成分及び5-FUのヒト血清での蛋白結合率はFT 49〜56%、CDHP 32〜33%、Oxo 7〜10%、5-FU 17〜20%であった(*in vitro*)。

3.代謝酵素[6)]

FTから5-FUへの代謝に関与するヒト肝ミクロゾームのチトクロームP450の分子種としてCYP2A6が主であるとの報告がある(*in vitro*)。

【　臨　床　成　績　】

※TS-1(FT 80〜150mg相当量/日)、1日2回分割経口投与による臨床成績を集計した結果、奏効率は胃癌46.5%(60/129例)[7〜9)]、結腸・直腸癌32.6%(42/129例)[7,10,11)]、頭頸部癌34.1%(29/85例)[12,13)]であった。

本剤の投与において重要と考えられた副作用について、胃癌、結腸・直腸癌、頭頸部癌の後期臨床第Ⅱ相試験の259例を対象として副作用の発現時期に関する解析を行った結果、次のごとくであった。

白血球数3000/mm^{3}未満、ヘモグロビン8g/dL未満又は血小板数7×10^4/mm^{3}未満の基準に至った臨床検査値異常症例(副作用と判定されたもの)で、上記基準に至った中で最も低下したクールについてそのクール開始から最低値に至るまでの期間を検討した結果、それぞれの中央値は25.5日、21日、24日であった。

一方、そのうち上記基準以上へ回復したことを確認できた症例の最低値から回復までの期間を検討した結果、それぞれの中央値は7日、5日、4日であった。

臨床検査項目	発現例数	最低値までの期間:中央値(範囲)	回復確認例数*	回復までの期間:中央値(範囲)
白血球減少	54例	25.5日(3〜40日)	53例	7日(1〜93日)
ヘモグロビン減少	19例	21日(12〜41日)	18例	5日(1〜21日)
血小板減少	13例	24日(7〜31日)	13例	4日(1〜46日)

*:未回復例は癌死等により確認できず。

また、臨床所見において薬剤との関連性を重視し、副作用と判定された下痢、皮膚症状(発疹、落屑、潮紅、水疱、手足症候群)、口内炎で初回投与開始から初発までの期間を検討した結果、それぞれの中央値は24日、21日、47日であった。

一方、各症状の最高グレードから消失までの期間を検討した結果、それぞれの中央値は11日、14日、14日であった。

臨床所見	発現例数	初発までの期間:中央値(範囲)	消失までの期間:中央値(範囲)
下痢	39例	24日(1〜147日)	11日(1〜62日)
皮膚症状	40例	21日(1〜273日)	14日(5〜254日)
口内炎	40例	47日(2〜189日)	14日(5〜49日)

発売開始から1年間実施した使用成績調査(胃癌)の解析において、投与前血清クレアチニン値、性別、年齢及び体重からCockcroft-Gault式[注)]を用いて算出したクレアチニンクリアランス値(Ccr推定値)別に副作用発現率を集計した結果、Ccr推定値低値症例ほど副作用発現率が高く、かつその程度が重度化していた。また、減量(主に1段階)して投与を開始した症例においては、基準量投与開始例に比し副作用発現率が低下していた。

Ccr推定値(mL/min)	基準量投与開始症例		減量投与開始症例	
	副作用発現率	高度(Grade3)以上副作用発現率	副作用発現率	高度(Grade3)以上副作用発現率
＜30	85.0%(17/20)	65.0%(13/20)	82.4%(14/17)	35.3%(6/17)
30≦　＜50	84.1%(307/365)	36.4%(133/365)	76.0%(117/154)	29.9%(46/154)
50≦　＜80	77.1%(1037/1345)	25.9%(349/1345)	66.1%(285/431)	20.9%(90/431)
80≦	72.5%(764/1054)	20.4%(215/1054)	64.7%(205/317)	19.9%(63/317)

注)Cockcroft-Gault式
Ccr推定値＝((140−年齢)×体重(kg))/(72×血清クレアチニン(mg/dL))
(女性の場合はさらに得られた値を0.85倍する)

【　薬　効　薬　理　】

1.抗腫瘍効果[14〜16)]

吉田肉腫、腹水肝癌AH-130、佐藤肺癌(ラット)及びSarcoma-180、ルイス肺癌、Colon 26(マウス)等の各種皮下移植腫瘍、また、ヒト胃癌、大腸癌、乳癌、肺癌、膵癌、腎癌皮下移植腫瘍(ヌードラットあるいはヌードマウス)に対し、腫瘍増殖抑制効果を示した。また、ルイス肺癌の肺転移モデル及びL5178Yの肝転移モデル(マウス)において延命効果を示し、さらにヒト胃癌及び大腸癌株を同所再建したモデル(ヌードラット)においてもTS-1は腫瘍増殖抑制効果を示した。

2.TS-1の作用機序[17〜21)]

TS-1はFT、CDHP及びOxoの三成分を含有する製剤であり、経口投与後の抗腫瘍効果は体内でFTから徐々に変換される5-FUに基づいている。

CDHPは主として肝に多く分布する5-FU異化代謝酵素のDPDを選択的に拮抗阻害することによって、FTより派生する5-FU濃度を上昇させる。この生体内5-FU濃度の上昇に伴って、腫瘍内では5-FUのリン酸化代謝物である5-フルオロヌクレオチドが高濃度持続し、抗腫瘍効果が増強する。また、Oxoは経口投与により主として消化管組織に分布してorotate phosphoribosyltransferaseを選択的に拮抗阻害し、5-FUから5-フルオロヌクレオチドへの生成を選択的に抑制する。その結果TS-1投与により5-FUの強い抗腫瘍効果を損なうことなく消化器毒性が軽減されると考えられている。

5-FUの作用機序は主として活性代謝物であるFdUMPがdUMPと拮抗し、thymidylate synthase及び還元葉酸とternary complexを形成することによるDNA生合成阻害による。また、FUTPに変換されてRNA機能を障害するともいわれている。

に行い、異常が認められた場合には投与を中止し、適切な処置を行うこと。

8)皮膚粘膜眼症候群(Stevens-Johnson症候群)、中毒性表皮壊死症(Lyell症候群)：皮膚粘膜眼症候群、中毒性表皮壊死症(頻度不明)があらわれることがあるので、観察を十分に行い、異常が認められた場合には投与を中止し、適切な処置を行うこと。

9)嗅覚脱失：嗅覚障害(頻度不明)があらわれ、嗅覚脱失(頻度不明)まで至ることがあるので、観察を十分に行い、異常が認められた場合には投与を中止するなど適切な処置を行うこと。

(2)重大な副作用(類薬)

次の副作用はテガフールにおいて報告があるので、異常が認められた場合には投与を中止するなど適切な処置を行うこと。

1)肝硬変[プロトロンビン時間延長、アルブミン低下、コリンエステラーゼ低下等]

2)白質脳症等の重篤な精神神経障害[白質脳症(初期症状：めまい・ふらつき、しびれ、舌のもつれ、歩行時のふらつき、もの忘れ等)、四肢麻痺、錐体外路症状、知覚障害、意識障害、見当識障害、傾眠、記憶力低下、言語障害、歩行障害、尿失禁等]

3)狭心症、心筋梗塞、不整脈(心室性頻拍等を含む)[胸痛、失神、息切れ、動悸、心電図異常等]

4)ネフローゼ症候群

5)急性膵炎[腹痛、血清アミラーゼ値上昇等]

(3)その他の副作用

次の副作用があらわれることがあるので、異常が認められた場合には減量、休薬等の適切な処置を行うこと。なお、過敏症があらわれた場合には投与を中止し、適切な処置を行うこと。

分類＼頻度	5%以上	0.1〜5%未満	頻度不明
血液	白血球減少、好中球減少、血小板減少、赤血球減少、ヘモグロビン減少、ヘマトクリット値減少	出血傾向(皮下出血斑、鼻出血、凝固因子異常)、好酸球増多、白血球増多、リンパ球減少	
肝臓	AST(GOT)上昇、ALT(GPT)上昇、ビリルビン上昇	Al-P上昇、黄疸	
腎臓		BUN上昇、クレアチニン上昇、蛋白尿	血尿
消化器	食欲不振、悪心・嘔吐、下痢、口内炎	腹痛、腹部膨満感、心窩部痛、胃炎、腹鳴、白色便、便秘、口角炎、口唇炎、舌炎、口渇、味覚異常	
皮膚	色素沈着	紅斑、落屑、潮紅、水疱、手足症候群、皮膚潰瘍、皮膚炎、脱毛、爪の異常、爪囲炎、単純疱疹、皮膚の乾燥・荒れ	
過敏症	発疹	瘙痒	
精神神経系	全身倦怠感	しびれ感、頭痛、頭重感、めまい	ふらつき
循環器		血圧低下、血圧上昇、心電図異常、レイノー症状	動悸
眼		流涙、結膜炎、角膜炎、眼痛、視力低下	
その他	LDH上昇	発熱、全身熱感、鼻炎、咽頭炎、痰、糖尿、血糖値上昇、浮腫、筋肉痛	CK(CPK)上昇

(4)その他の副作用(類薬)

次の副作用はテガフールにおいて報告があるので、異常が認められた場合には減量、休薬等の適切な処置を行うこと。

脂肪肝、嚥下困難、耳鳴、興奮、光線過敏症、DLE様皮疹、関節痛、血清尿酸値上昇、女性型乳房

※5.高齢者への投与

一般に高齢者では生理機能が低下している場合が多いので、患者の状態を観察しながら慎重に投与すること。

6.妊婦、産婦、授乳婦等への投与

(1)妊婦又は妊娠している可能性のある婦人には投与しないこと。[テガフール・ウラシルを投与された婦人において奇形を有する児を出産したとの報告がある。また、動物実験で催奇形作用の報告(妊娠ラット及びウサギ(テガフール相当量7mg/kg、1.5mg/kg)の連日経口投与で胎児の内臓異常、骨格異常、化骨遅延等が認められている)がある。]

(2)授乳婦に投与する場合には授乳を中止させること。[使用経験がない。動物実験(ラット)で乳汁中移行が報告されている。]

7.小児等への投与

低出生体重児、新生児、乳児、幼児又は小児に対する安全性は確立していない。[使用経験がない。小児等に投与する必要がある場合は性腺に対する影響を考慮し、副作用の発現に特に注意すること。]

8.適用上の注意

薬剤交付時：PTP包装の薬剤はPTPシートから取り出して服用するよう指導すること。[PTPシートの誤飲により、硬い鋭角部が食道粘膜へ刺入し、更には穿孔をおこして縦隔洞炎等の重篤な合併症を併発することが報告されている。]

9.その他の注意

(1)フルオロウラシル系薬剤と他の抗悪性腫瘍剤を併用した患者に、急性白血病(前白血病相を伴う場合もある)、骨髄異形成症候群(MDS)が発生したとの報告がある。

(2)フルオロウラシルの異化代謝酵素であるジヒドロピリミジンデヒドロゲナーゼ(DPD)欠損等の患者がごくまれに存在し、このような患者にフルオロウラシル系薬剤を投与した場合、投与初期に重篤な副作用(口内炎、下痢、血液障害、神経障害等)が発現するとの報告がある。

(3)オテラシルカリウムは過酸状態で分解されやすく(イヌ)、オテラシルカリウムの配合量が少ない場合に消化器毒性軽減効果が減弱する(ラット)ことから、高度の胃内pH低下により下痢が発現しやすくなる可能性が報告されている。

(4)イヌに反復投与した場合に眼球結膜・強膜の色素沈着、角膜の白濁が起こることが報告されている。

【薬物動態】

1.薬物動態

(1)ティーエスワン(TS-1)を癌患者12名に32〜40mg/m^2で食後単回経口投与した後の血漿中濃度から求めた薬物動態パラメーターを表に示す。また、尿中には72時間までに投与量に対しギメラシル(CDHP)52.8%、テガフール(FT)7.8%、オテラシルカリウム(Oxo)2.2%、代謝物であるシアヌル酸(CA)11.4%、フルオロウラシル(5-FU)7.4%が排泄された。

	C_{max} (ng/mL)	T_{max} (hr)	$AUC_{(0\text{-}48h)}$ (ng·hr/mL)	$T_{1/2}$ (hr)
FT	1971.0±269.0	2.4±1.2	28216.9±7771.4	13.1±3.1
5-FU	128.5± 41.5	3.5±1.7	723.9± 272.7	1.9±0.4
CDHP	284.6±116.6	2.1±1.2	1372.2± 573.7	3.0±0.5
Oxo	78.0± 58.2	2.3±1.1	365.7± 248.6	3.0±1.4
CA	117.9±184.4	3.4±1.0	892.0±1711.7	3.8±1.6

(n=12, mean±S.D.)

TS-1を25〜200mg/body経口投与した後のFT、CDHP、Oxo及び5-FUのAUC、C_{max}はほぼ用量に依存して上昇した。TS-1を

十分に観察すること。異常が認められた場合には休薬期間の延長、上記に準じた減量、投与中止等の適切な処置を行うこと。**特に1クール目及び増量時には頻回に臨床検査を実施すること**（「臨床成績」の項参照）。

3. 基礎的検討（ラット）において空腹時投与ではオテラシルカリウムのバイオアベイラビリティが変化し、フルオロウラシルのリン酸化が抑制されて抗腫瘍効果の減弱が起こることが予想されるので**食後投与**とすること。

【使用上の注意】

1. 慎重投与（次の患者には慎重に投与すること）

(1)骨髄抑制のある患者［骨髄抑制が増強するおそれがある。］
(2)腎障害のある患者［フルオロウラシルの異化代謝酵素阻害剤ギメラシルの腎排泄が低下し、血中フルオロウラシル濃度が上昇し、骨髄抑制等の副作用が強くあらわれるおそれがある（「薬物動態」の項参照）。］
(3)肝障害のある患者［肝障害が悪化するおそれがある。］
(4)感染症を合併している患者［骨髄抑制により、感染症が悪化するおそれがある。］
(5)耐糖能異常のある患者［耐糖能異常が悪化するおそれがある。］
(6)間質性肺炎の患者［症状が悪化するおそれがある。］
(7)心疾患又はその既往歴のある患者［症状が悪化するおそれがある。］
(8)消化管潰瘍又は出血のある患者［症状が悪化するおそれがある。］

2. 重要な基本的注意

(1)本剤投与中止後、他のフッ化ピリミジン系抗悪性腫瘍剤あるいは抗真菌剤フルシトシンの投与を行う場合は少なくとも**7日以上の間隔**をあけること（「相互作用」の項参照）。
(2)他のフッ化ピリミジン系抗悪性腫瘍剤あるいは抗真菌剤フルシトシン投与中止後に本剤を投与する場合にはこれらの薬剤の影響を考慮し、適切な間隔をあけてから本剤の投与を開始すること（「相互作用」の項参照）。
(3)**感染症・出血傾向**の発現又は悪化に十分注意すること。
(4)生殖可能な年齢の患者に投与する必要がある場合には性腺に対する影響を考慮すること。
(5)手術後の補助療法については有効性、安全性が確立していない。

3. 相互作用

(1)併用禁忌（併用しないこと）

薬剤名等	臨床症状・措置方法	機序・危険因子
フッ化ピリミジン系抗悪性腫瘍剤 フルオロウラシル （5-FU等） テガフール・ウラシル配合剤 （ユーエフティ等） テガフール （フトラフール等） ドキシフルリジン （フルツロン） カペシタビン （ゼローダ） カルモフール （ミフロール）	併用により早期に重篤な血液障害や下痢、口内炎等の消化管障害等が発現するおそれがある。 なお、本剤投与中止後においても少なくとも7日間はこれらの薬剤（療法）を投与しないこと。また、これらの薬剤の投与中止後に本剤を投与する場合にはこれらの薬剤の影響を考慮し、適切な間隔をあけてから本剤の投与を開始すること。	本剤中のギメラシルにより、併用されたフルオロウラシルあるいは併用されたこれらフッ化ピリミジンから生成されたフルオロウラシルの異化代謝が阻害され、著しく血中フルオロウラシル濃度が上昇する（「薬物動態」の項参照）。
※ホリナート・テガフール・ウラシル療法 （ユーゼル・ユーエフティ等） レボホリナート・フルオロウラシル療法 （アイソボリン・5-FU等）		
フッ化ピリミジン系抗真菌剤 フルシトシン （アンコチル、ドメラジン、ココール）		

(2)併用注意（併用に注意すること）

薬剤名等	臨床症状・措置方法	機序・危険因子
フェニトイン	フェニトイン中毒（嘔気・嘔吐、眼振、運動障害等）が発現することがあるので、患者の状態を十分に観察すること。異常が認められた場合には本剤の投与を中止するなど適切な処置を行うこと。	テガフールによってフェニトインの代謝が抑制され、フェニトインの血中濃度が上昇する。
ワルファリンカリウム	ワルファリンカリウムの作用を増強することがあるので、凝固能の変動に注意すること。	機序は不明である。
他の抗悪性腫瘍剤、放射線照射等	血液障害、消化管障害等の副作用が増強することがあるので、患者の状態を十分に観察すること。異常が認められた場合には減量、休薬等の適切な処置を行うこと。	副作用が相互に増強される。

※4. 副作用

承認時までの臨床試験における副作用評価可能症例は578例であり、副作用発現率は87.0％（503例）であった。臨床上重要と考えられる副作用は次のとおりであった。（効能追加時）
また、臨床上重要と考えられる副作用の発現時期及び回復期間に関する解析の結果は後述のごとくであった（「臨床成績」の項参照）。

副作用	発現率	副作用	発現率
白血球減少 （2000/mm³未満）	45.8％ （2.8％）	好中球減少 （1000/mm³未満）	43.9％ （8.5％）
ヘモグロビン減少 （8g/dL未満）	37.5％ （5.7％）	血小板減少 （5×10⁴/mm³未満）	10.7％ （1.6％）
食欲不振	33.9％	悪心・嘔吐	27.7％
下痢	18.7％	口内炎	17.1％
色素沈着	21.3％	発疹	12.5％

(1)重大な副作用

1)**骨髄抑制、溶血性貧血**：**汎血球減少、無顆粒球症（症状：発熱、咽頭痛、倦怠感等）、白血球減少、貧血、血小板減少等の重篤な骨髄抑制**（頻度上記）、**溶血性貧血**（頻度不明）があらわれることがあるので、観察を十分に行い、異常が認められた場合には投与を中止するなど適切な処置を行うこと。

2)**劇症肝炎等の重篤な肝障害**（頻度不明）（「警告」の項参照）

3)**脱水症状**：激しい下痢があらわれ、**脱水症状**（頻度不明）まで至ることがあるので、観察を十分に行い、このような症状があらわれた場合には投与を中止し、補液等の適切な処置を行うこと。

4)**重篤な腸炎**：**重篤な腸炎**（0.2％）があらわれることがあるので、観察を十分に行い、激しい腹痛・下痢等の症状があらわれた場合には投与を中止し、適切な処置を行うこと。

5)**間質性肺炎**：**間質性肺炎**（0.3％）（**初期症状：咳嗽、息切れ、呼吸困難、発熱等**）があらわれることがあるので、観察を十分に行い、異常が認められた場合には投与を中止し、胸部X線等の検査を行い、副腎皮質ホルモン剤の投与など適切な処置を行うこと。

※※6)**重篤な口内炎、消化管潰瘍、消化管出血、消化管穿孔**：**重篤な口内炎**（頻度不明）、**消化管潰瘍**（0.2％）、**消化管出血**（頻度不明）、**消化管穿孔**（頻度不明）があらわれることがあるので、観察を十分に行い、異常が認められた場合には投与を中止し、腹部X線等の必要な検査を行い、適切な処置を行うこと。

7)**急性腎不全**：**急性腎不全等の重篤な腎障害**（頻度不明）があらわれることがあるので、観察を十分

〈2〉

※※2004年 6月改訂(第12版)(＿部)
※2003年12月改訂 (＿部)

添付文書の例

日本標準商品分類番号	87 4229

	ティーエスワン カプセル20	ティーエスワン カプセル25
承認番号	21100AMZ00055000	21100AMZ00056000
薬価収載	1999年3月	1999年3月
販売開始	1999年3月	1999年3月
効能追加	2003年12月	2003年12月
国際誕生	1999年1月	1999年1月

貯　法：室温保存、気密容器
使用期限：外箱に表示

代謝拮抗剤

劇薬、指定医薬品、要指示医薬品(注意－医師等の処方せん・指示により使用すること)

ティーエスワン® カプセル20
ティーエスワン® カプセル25

TS-1 capsule 20・capsule 25

テガフール・ギメラシル・オテラシルカリウム配合カプセル剤

【警　　告】

1. 本剤は従来の経口フルオロウラシル系薬剤とは投与制限毒性(Dose Limiting Toxicity、DLT)が骨髄抑制という点で異なり(「副作用」の項参照)、特に臨床検査値に十分注意する必要がある。頻回に臨床検査が実施でき、緊急時に十分な措置ができる医療施設及び癌化学療法に十分な経験を持つ医師のもとで、用法・用量を厳守して本剤の投与が適切と判断される症例についてのみ投与すること。
2. 劇症肝炎等の重篤な肝障害が起こることがあるので、定期的に肝機能検査を行うなど観察を十分に行い、肝障害の早期発見に努めること。肝障害の前兆又は自覚症状と考えられる食欲不振を伴う倦怠感等の発現に十分に注意し、黄疸(眼球黄染)があらわれた場合には直ちに投与を中止し、適切な処置を行うこと。

※3. 他のフッ化ピリミジン系抗悪性腫瘍剤、これらの薬剤との併用療法(ホリナート・テガフール・ウラシル療法等)、あるいは抗真菌剤フルシトシンとの併用により、重篤な血液障害等の副作用が発現するおそれがあるので、併用を行わないこと(「相互作用」の項参照)。

4. 本剤使用にあたっては添付文書を熟読のこと。

【禁忌(次の患者には投与しないこと)】

1. 本剤の成分に対し重篤な過敏症の既往歴のある患者
2. 重篤な骨髄抑制のある患者[骨髄抑制が増強するおそれがある。]
3. 重篤な腎障害のある患者[フルオロウラシルの異化代謝酵素阻害剤ギメラシルの腎排泄が著しく低下し、血中フルオロウラシル濃度が上昇し、骨髄抑制等の副作用が強くあらわれるおそれがある(「薬物動態」の項参照)。]
4. 重篤な肝障害のある患者[肝障害が悪化するおそれがある。]

※5. 他のフッ化ピリミジン系抗悪性腫瘍剤(これらの薬剤との併用療法を含む)を投与中の患者(「相互作用」の項参照)

6. フルシトシンを投与中の患者(「相互作用」の項参照)
7. 妊婦又は妊娠している可能性のある婦人(「妊婦、産婦、授乳婦等への投与」の項参照)

【組　成・性　状】

販売名	ティーエスワン カプセル20	ティーエスワン カプセル25
成分・含量	1カプセル中 テガフール 20mg ギメラシル 5.8mg オテラシルカリウム 19.6mg	1カプセル中 テガフール 25mg ギメラシル 7.25mg オテラシルカリウム 24.5mg
添加物	乳糖、ステアリン酸マグネシウム、ゼラチン、ラウリル硫酸ナトリウム、酸化チタン	乳糖、ステアリン酸マグネシウム、ゼラチン、ラウリル硫酸ナトリウム、酸化チタン、黄色5号

販売名	ティーエスワン カプセル20				ティーエスワン カプセル25			
性状	白色の粉末及び粒を含む白色の不透明硬カプセル剤である。				白色の粉末及び粒を含むキャップがだいだい色、ボディが白色の不透明硬カプセル剤である。			
外形	4号カプセル 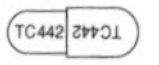				4号カプセル 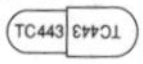			
大きさ・重量	全長(mm)	長径(mm)	短径(mm)	重量(mg)	全長(mm)	長径(mm)	短径(mm)	重量(mg)
	14.5	5.2	5.0	約179	14.5	5.2	5.0	約214
識別コード	TC442				TC443			

【効　能・効　果】

※胃癌、結腸・直腸癌、頭頸部癌

【用　法・用　量】

通常、成人には初回投与量(1回量)を体表面積に合せて次の基準量とし、朝食後及び夕食後の1日2回、28日間連日経口投与し、その後14日間休薬する。これを1クールとして投与を繰り返す。ただし、本剤の投与によると判断される臨床検査値異常(血液検査、肝・腎機能検査)及び消化器症状が発現せず、安全性に問題がない場合には休薬を短縮できるが、その場合でも少なくとも7日間休薬する。

体表面積	初回基準量(テガフール相当量)
1.25m²未満	40mg/回
1.25m²以上 ～ 1.5 m²未満	50mg/回
1.5 m²以上	60mg/回

なお、患者の状態により適宜増減する。増減量の段階を40mg、50mg、60mg、75mg/回とする。増量は上記同様、安全性に問題がなく、増量できると判断される場合に初回基準量から一段階までとし、75mg/回を限度とする。また、減量は通常、一段階ずつ行い、最低投与量は40mg/回とする。

〈用法・用量に関連する使用上の注意〉

1. 通常、患者の状態に合せ増減する場合、次の用量を参考とする。

減量	初回基準量	増量
休薬	40mg/回	50mg/回
休薬 ← 40mg/回	50mg/回	60mg/回
休薬 ← 40mg/回 ← 50mg/回	60mg/回	75mg/回

なお、増量する場合は1クール毎とし、一段階の増量にとどめること。

2. 骨髄抑制、劇症肝炎等の重篤な副作用を回避するために各クール開始前及び投与期間中は2週間に1回以上、臨床検査(血液検査、肝・腎機能検査等)を行うなど、患者の状態を

薬の記号や数字	／本体の色	商品名	一般名
YD031	／淡黄	ヴェロニカ錠	クロルマジノン(酢酸)
ZNC302 80	／白	カソデックス錠	ビカルタミド
ZNC421 10	／白	ノルバデックス	タモキシフェン
ZNC421 20D	／白	ノルバデックスD	タモキシフェン

●数字で調べる

0.25	／白	エスキノン錠0.25	カルボコン
10M	／白	タスオミン錠	タモキシフェン
112(カプセル)	／淡黄白	サンフラールS(200mg)	テガフール
122(シールに)50mg	／白	ベントン錠50	フルオロウラシル
123(シールに)100mg	／白	ベントン錠100	フルオロウラシル
151	／白	サンフラールズポ(坐剤)	テガフール
220 0.5	／白	0.5mgコルソン錠	デキサメタゾン
242	／白～黄白	プロスタット錠	クロルマジノン(酢酸)
262	／白	デキサメサゾン錠(旭化成)	デキサメタゾン
269	／白～微黄	アプタコール錠	クロルマジノン(酢酸)
314(シートに)	／白	フロフトランE錠	テガフール
401	／白	エストラサイトカプセル	エストラムスチン(リン酸)
405	／淡赤黄	ナゼアOD錠0.1mg	ラモセトロン
902 10	／黄褐色	MSコンチン錠10mg	モルヒネ(硫酸)
902 30	／青紫～赤紫	MSコンチン錠30mg	モルヒネ(硫酸)
902 60	／橙	MSコンチン錠60mg	モルヒネ(硫酸)
913 5	／淡橙	オキシコンチン錠5mg	オキシコドン(塩酸)
914 10	／白	オキシコンチン錠10mg	オキシコドン(塩酸)
915 20	／淡赤	オキシコンチン錠20mg	オキシコドン(塩酸)
916 40	／淡黄緑	オキシコンチン錠40mg	オキシコドン(塩酸)
7663	／白～微灰白	アロマシン錠25mg	エキセメスタン

薬の記号や数字	／本体の色	商品名	一般名
STR-G 0.8g	／青	ステロジン顆粒	テガフール
SUN-F	／橙と白	サンフラールカプセル	テガフール
SW-267	／白～微黄	パパコール錠25	クロルマジノン(酢酸)
SW-293	／白	ルナコールDS(細粒)	フルオロウラシル
SW-295	／白	ルナポン錠50	フルオロウラシル
SW-296	／白	ルナポン錠100	フルオロウラシル
SW-299	／白	アドパン錠	タモキシフェン
T20	／白	タスオミン錠	タモキシフェン
t23(錠剤本体) @234(PTP)	／淡黄	デキサメサゾン錠0.5mg「タイヨー」	デキサメタゾン
T213	／白	ビアセチンカプセル	エストラムスチン(リン酸)
TBP208	／白	パンリーフ錠	タモキシフェン
TC401	／白	フトラフールカプセル	テガフール
TC405	／白	フトラフールズポ(坐剤)	テガフール
TC406	／白	フトラフールズポS(坐剤)	テガフール
TC407	／白	フトラフールズポN(坐剤)	テガフール
TC408 1.0g	／白	フトラフール細粒-20	テガフール
TC416 0.4g	／白～黄白	フトラフールE顆粒	テガフール
TC417 0.6g	／白～黄白	フトラフールE顆粒	テガフール
TC418 0.8g	／白～黄白	フトラフールE顆粒	テガフール
TC419	／白	フトラフールEカプセル	テガフール
TC430	／白	フトラフールE錠	テガフール
TC434	／白	ユーエフティ(カプセル)	テガフール・ウラシル
TC437 0.5g	／白～黄色	ユーエフティE顆粒	テガフール・ウラシル
TC438 0.75g	／白～黄色	ユーエフティE顆粒	テガフール・ウラシル
TC439 1.0g	／白～黄色	ユーエフティE顆粒	テガフール・ウラシル
TC442	／白	ティーエスワン(TS1)カプセル20	テガフール・ギメラシル・オテラシルカリウム
TC443	／橙と白	ティーエスワン(TS1)カプセル25	テガフール・ギメラシル・オテラシルカリウム
TDN5	／淡黄褐	チオデロン5mg	メピチオスタン
TFMN	／白または微黄	エフミン錠	クロルマジノン(酢酸)
TF-TL10	／黄と無色	MSツワイスロンカプセル10mg	モルヒネ(硫酸)
TF-TL30	／淡紅色と無色	MSツワイスロンカプセル30mg	モルヒネ(硫酸)
TF-TL60	／橙と無色	MSツワイスロンカプセル60mg	モルヒネ(硫酸)
Tu KI-025	／白～微黄	キシリノン錠「25」	クロルマジノン(酢酸)
Tu-SG 010	／白～微黄	ソシゲーン錠	タモキシフェン
TYK134 T134	／白～微黄	サキジオール錠	クロルマジノン(酢酸)
TYK158 T158	／白	エマルック錠	タモキシフェン
TZ276	／微黄	プロスタール錠25	クロルマジノン(酢酸)
TZ316	／白	プロセキソール錠	エチニルエストラジオール
TZ326	／微黄	プロスタールL錠	クロルマジノン(酢酸)

薬の記号や数字	／本体の色	商品名	一般名
MERCK 874	／白	リン酸コデイン錠5mg「メルク」	コデイン(リン酸)
MPI401	／白	ミフロール錠	カルモフール
MS P18	／白	フェノルルン錠	タモキシフェン
n967	／白～微黄	レコルク錠	クロルマジノン(酢酸)
NK7014	／淡橙	ラステットS25(カプセル)	エトポシド
NK7015	／淡橙	ラステットS50(カプセル)	エトポシド
NK7104	／白	フェアストン錠40	トレミフェン(クエン酸)
NK7106	／白	フェアストン錠60	トレミフェン(クエン酸)
NK7021	／白と赤紫	スタラシドカプセル100	シタラビンオクホスフェート
NK7025	／白と赤紫	スタラシドカプセル50	シタラビンオクホスフェート
NK7205	／淡黄	オダイン錠	フルタミド
NK7421 10	／白	ベスタチン10カプセル	ウベニメクス
NK7421 30	／白	ベスタチン30カプセル	ウベニメクス
NN101	／微黄	プラクサン錠25	クロルマジノン(酢酸)
NR421	／ピンクと白	フルツロンカプセル100	ドキシフルリジン
NR422	／ピンクと白	フルツロンカプセル200	ドキシフルリジン
NR450	／白	ゼローダ錠300	カペシタビン
NVR S1	／橙	グリベックカプセル100mg	イマニチブ
O.S-PR	／白～微黄	プロターゲンS錠	クロルマジノン(酢酸)
P-18 MS	／白	フェノルルン錠	タモキシフェン
P187　ANP10	白～微黄	アンペック坐剤10mg	モルヒネ(塩酸)
P188　ANP20	／白～微黄	アンペック坐剤20mg	モルヒネ(塩酸)
P189　ANP30	／白～微黄	アンペック坐剤30mg	モルヒネ(塩酸)
P-287	／白と微黄	カディアンカプセル20mg	モルヒネ(硫酸)
P-288	／白と淡紅	カディアンカプセル30mg	モルヒネ(硫酸)
P-289	／白と青紫	カディアンカプセル60mg	モルヒネ(硫酸)
P-291 30mg	／黄色～淡褐	カディアンスティック	モルヒネ(硫酸)
P-292 60mg	／黄色～淡褐	カディアンスティック	モルヒネ(硫酸)
P-293 120mg	／黄色～淡褐	カディアンスティック	モルヒネ(硫酸)
PH213	／白	ミタゾーン	デキサメタゾン
RM247	／微黄	プレストロン	クロルマジノン(酢酸)
SB11	／白	カイトリル錠1mg	グラニセトロン
SB22	／白	カイトリル錠2mg	グラニセトロン
Sc227	／微黄	クロキナン錠	クロルマジノン(酢酸)
SS045	／白	アチロン坐剤	テガフール
SS046	／白	アチロン坐剤1000	テガフール
SS078	／白	アチロンE顆粒	テガフール
STR	／橙と白	ステロジン「カプセル」	テガフール
STR-G 0.4g	／青	ステロジン顆粒	テガフール

コード索引(ABC順・数字順)

コードとは、薬や包装シートについているマークやローマ字や数字のこと。
左側から順に、コード、薬(錠剤やカプセル)の色、商品名、一般名。

薬の記号や数字	／本体の色	商品名	一般名
Adx1	／白	アリミデックス錠	アナストロゾール
ANP10	白～微黄	アンペック坐剤10mg	モルヒネ(塩酸)
ANP20	白～微黄	アンペック坐剤20mg	モルヒネ(塩酸)
ANP30	白～微黄	アンペック坐剤30mg	モルヒネ(塩酸)
ATF75	／白	アフトフール坐剤	テガフール
ATF-N	／白	アフトフール坐剤N	テガフール
BMS303	／青緑と赤紫	ハイドレアカプセル500mg	ヒドロキシカルバミド
BMS304	／淡橙色	ベプシドS25	エトポシド
BMS305	／淡橙色	ベプシドS50	エトポシド
CH-PR	／白	プロエスタカプセル	エストラムスチン(リン酸)
CG506	／灰赤	アフェマ錠	ファドロゾール水和物(塩酸)
(S)EA5mg	／白	ナボバンカプセル5mg	トロピセトロン(塩酸)
EE02	／白～微黄	酢酸クロルマジノン錠25mg「EMEC」	クロルマジノン(酢酸)
FS D05	／白	デキサメサゾン錠〝フソー	デキサメタゾン
GX111	／白	ゾフラン錠2	オンダンセトロン
GX112	／白	ゾフラン錠4	オンダンセトロン
GX EH3	／白	アルケラン錠	メルファラン
IRESSA250	／褐色	イレッサ錠250	ゲフィチニブ
JTP-SR10	／白	セロトーン錠10mg	アザセトロン
KB	／白	フェンタール錠	テガフール
KH001	／白	5-FU軟膏協和	フルオロウラシル
KH002	／白	5-FUドライシロップ協和	フルオロウラシル
KH004	／乳白	5-FU坐剤100協和	フルオロウラシル
KH006	／白	5-FU錠50協和	フルオロウラシル
KH007	／白	5-FU錠100協和	フルオロウラシル
KH405	／白	ヒスロンH200	メドロキシプロゲステロン
KH801	／白	マイトマイシン錠協和	マイトマイシンC
KN408	／微黄	ゲシン錠	クロルマジノン(酢酸)
KN414	／淡黄	フルタミド錠125「KN」	フルタミド
KP-062	／白	ホンバン錠100mg	ホスフェストロール
M1	／淡黄褐色	メソトレキセート錠2.5mg	メトトレキサート
M200	／白	プロゲストン錠	メドロキシプロゲステロン(酢酸)
MD24	／白微黄	メドンサン錠25mg	クロルマジノン(酢酸)

trastuzumab トラスツズマブ ………325
tretinoin トレチノイン ………………325
tropisetron トロピセトロン …………324
TS-1 ティーエスワンカプセル→テガフール・ギメラシル・オテラシルカリウム ……………………………………328, 354
ubenimex ウベニメクス……………341
UFT（ユーエフティ）→テガフール・ウラシル…………………………（副作用）329
UFT …………………15, 32, 35, 162, 245
VePesid ベプシド→エトポシド………340
Vesanoid ベサノイド→トレチノイン 325
vinblastine ビンブラスチン …………319
vincristine ビンクリスチン …………320
vindesine ビンデシン…………………320
vinorelbine ビノレルビン……………321
Xeloda ゼローダ→カペシタビン ……338
zinostatin stimalamer ジノスタチンスチマラマー ………………………………332
Zofran Zydis ゾフランザイディス→オンダンセトロン ……………………………339
Zofran ゾフラン→オンダンセトロン ·339
Zoladex, LA ゾラデックス→ゴセレリン ……………………………………………335

■ WHOの「エッセンシャルドラッグ（必須医薬品）リスト」に載っているがん治療薬（日本で認可されている薬のみ）

アクチノマイシン（外国ではダクチノマイシン），アスパラギナーゼ，エトポシド，オキシコドン，コデイン，シクロホスファミド，シスプラチン，シタラビン，ダウノルビシン，ダカルバジン，タモキシフェン，ドキソルビシン，ビンクリスチン，ビンブラスチン，フルオロウラシル（注射薬のみ），ブレオマイシン，プレドニゾロン，注射用コハク酸プレドニゾロンナトリウム，リン酸プレドニゾロンナトリウム，プロカルバジン，メトトレキサート，メルカプトプリン，モルヒネ

ファ ……………………………345
OK-432 →ピシバニール……………322
Oncovin オンコビン→ビンクリスチン ……………………………320
ondansetron オンダンセトロン ……339
Opeprim オペプリム→ミトタン ……312
Orgadrone オルガドロン→デキサメタゾンナトリウム…………………327
oxycodone オキシコドン …………339
Oxycontin オキシコンチン→オキシコドン ……………………………339
paclitaxel パクリタキセル…………323
Paraplatin パラプラチン→カルボプラチン ……………………………338
PD(進行)……………………134, 189
pentostatin ペントスタチン ………314
Pepleo ペプレオ→ペプロマイシン …314
peplomycin ペプロマイシン ………314
Perazolin ペラゾリン→ソブゾキサン331
Photofrin フォトフリン→ポルフィマーナトリウム ……………………313
Picibanil ピシバニール……………322
Pinorubin ピノルビン→ピラルビシン ……………………………321
pirarubicin ピラルビシン …………321
Platosin プラトシン→シスプラチン ·333
porfimer sodium ポルフィマーナトリウム ……………………………313
PR(有効) ………………………134
prednisolone プレドニゾロン…315, 316
Prepenon プレペノン→モルヒネ ……310
procarbazine プロカルバジン ………314
Prosexol プロセキソール→エチニルエストラジオール…………………340
Prostal プロスタール→クロルマジノン ……………………………336
PS0～4(患者の元気度) ………187, 194
PSK クレスチン …………43, 188, 336
PSK の薬効再評価 …………143, 164
PTX パクリタキセル ………………323
QOL……22, 122, 125, 130, 184, 198, 274
ramosetron ラモセトロン …………309
Randa ランダ→シスプラチン………333
ranimustine ラニムスチン…………309
Rituxan リツキサン→リツキシマブ··309
rituximab リツキシマブ ……………309
Roferon A ロフェロンA→インターフェロンアルファ-2 a …………………344
SBA(サマリーベーシス) ………17, 183
Serotone セロトーン→アザセトロン·349
sizofiran シゾフィラン……………333
Smancs スマンクス→ジノスタチンスチマラマー ……………………………332
sobuzoxane ソブゾキサン …………331
Sonifilan ソニフィラン→シゾフィラン ……………………………333
Starasid スタラシド→シタラビンオクホスファート ………………………332
Sumiferon スミフェロン→インターフェロンアルファ ……………………345
Sunrabin サンラビン→エノシタビン 340
tamoxifen タモキシフェン …………330
TAM タモキシフェン ………………330
Taxol タキソール→パクリタキセル··323
Taxotere タキソテール→ドセタキセル水和物 ……………………………326
tegafur テガフール …………………329
tegafur·gimeracil·oteracil potassium テガフール·ギメラシル·オテラシルカリウム ……………………………328
tegafur·uracil テガフール·ウラシル 329
Tespamin テスパミン→チオテパ ····330
Therarubicin テラルビシン→ピラルビシン ……………………………321
Thioderon チオデロン→メピチオスタン ……………………………311
thiotepa チオテパ …………………330
Topotecin トポテシン→イリノテカン ……………………………346
toremifene トレミフェン …………324

Imunomax γ イムノマックス-γ→インターフェロンガンマ-1a ……343
interferon インターフェロン…342～345
Intron A イントロン→インターフェロンアルファ-2b ……344
Iressa イレッサ→ゲフィチニブ ……335
irinotecan イリノテカン ……346
ISN-F(イノシー) ……4
Kadian カディアン→モルヒネ……309
krestin クレスチン……336
Kytril カイトリル→グラニセトロン‥336
L-asparaginase L-アスパラギナーゼ ……348
L-ASP L-アスパラギナーゼ ……348
L-PAM メルファラン ……310
Lastet ラステット→エトポシド ……340
Lenacut レナカット→レンチナン ……307
lenograstim レノグラスチム ……308
Lentinan レンチナン→レンチナン …307
lentinan レンチナン ……307
Leukerin ロイケリン散→メルカプトプリン ……310
Leukoprol ロイコプロール→ミリモスチム ……312
Leunase ロイナーゼ→L-アスパラギナーゼ ……348
leuprorelin リュープロレリン ……308
Leustatin ロイスタチン→クラドリビン ……337
LH-RH アゴニスト ……308, 335
Mablin マブリン→ブスルファン ……318
MACOP-B 療法(第三世代の組合せ)‥64
M-CSF 製剤 ……312
medroxyprogesterone メドロキシプロゲステロン ……311
melphalan メルファラン……310
mepitiostane メピチオスタン ……311
mercaptopurine メルカプトプリン‥310
methotrexate メトトレキサート ……312
Mifurol ミフロール→カルモフール‥337
mirimostim ミリモスチム ……312
mitomycin C マイトマイシンC……313
mitotane ミトタン……312
mitoxantrone ミトキサントロン ……313
MMC マイトマイシンC ……313
MOPP 療法 ……37
Morphes モルペス→モルヒネ ……309
morphine モルヒネ(塩酸) ……310
morphine モルヒネ(硫酸) ……309
MPA メドロキシプロゲステロン ……311
MS Contin MS コンチン錠→モルヒネ ……309
MS-Twicelon MS ツワイスロン→モルヒネ ……309
MS コンチン →モルヒネ ……309
MS ツワイスロン→モルヒネ ……309
MTX メトトレキサート ……312
nartograstim ナルトグラスチム ……324
Nasea ナゼア→ラモセトロン ……309
Natulan ナツラン→プロカルバジン ·314
Navelbine ナベルビン→ビノレルビン ……321
Navoban ナボバン→トロピセトロン 324
NC(不変) ……134, 136, 189
nedaplatin ネダプラチン ……323
Neu-up ノイアップ→ナルトグラスチム ……324
Neutrogin ノイトロジン→レノグラスチム ……308
Nidran ニドラン→ニムスチン ……324
nimustine ニムスチン ……324
nogitecan ノギテカン ……323
Nolvadex ノルバデックス→タモキシフェン ……330
Novantron ノバントロン→ミトキサントロン ……313
Odyne オダイン→フルタミド ……317
Ogamma オーガンマ→インターフェロンガンマ-n1 ……342
OIF オーアイエフ→インターフェロンアル

Decadron デカドロン→デキサメタゾンナトリウム ……327
dexamethasone sodium phosphate デキサメタゾンナトリウム ……327
dexamethasone デキサメタゾン ……328
docetaxel hydrate ドセタキセル水和物 ……326
doxifluridine ドキシフルリジン ……327
doxorubicin ドキソルビシン ……326
durotep デュロテップ→フェンタニル318
Endoxan エンドキサン→シクロホスファミド ……334
enocitabine エノシタビン ……340
epirubicin エピルビシン ……339
Esquinon エスキノン→カルボコン ……338
Estracyt エストラサイト→エストラムスチンナトリウム ……341
estramustine phosphate sodium エストラムスチンナトリウム ……341
ethinylestradiol エチニルエストラジオール ……340
etoposide エトポシド ……340
Exal エクザール→ビンブラスチン ……319
exemestane エキセメスタン ……341
fadrozole hydrochloride hydrate ファドロゾール水和物 ……319
Fareston フェアストン→トレミフェン ……324
Farmorubicin ファルモルビシン→エピルビシン ……339
Feron フエロン→インターフェロンベータ ……342
fentanyl フェンタニル ……318
FH →テガフール ……329
Fildesin フィルデシン→ビンデシン ……320
filgrastim フィルグラスチム ……319
Fludara フルダラ→フルダラビン ……317
fludarabine フルダラビン ……317
Flutamerck フルタメルク→フルタミド ……317
flutamide フルタミド ……317
fluorouracil フルオロウラシル ……318
fosfestrol ホスフェストロール ……314
FT →テガフール ……329
Furtulon フルツロン→ドキシフルリジン ……327
Futrafur フトラフール→テガフール ·329
FU →フルオロウラシル ……318
5-FU ……3, 6, 69, 128, 144, 162
5-FU(副作用) →フルオロウラシル ……318
G-CSF製剤(副作用) ……308, 319, 324
G-CSF併用の治験の危険 ……41, 104, 283
GCP ……171, 204, 208
gefitinib ゲフィチニブ ……335
gemcitabine ゲムシタビン ……335
Gemzar ジェムザール→ゲムシタビン335
Glivec グリベック→イマチニブ ……347
Glucaron グルカロン→アセグラトン 348
goserelin ゴセレリン ……335
Gran グラン→フィルグラスチム ……319
granisetron グラニセトロン ……336
Herceptin ハーセプチン→トラスツズマブ ……325
HER2 ヒト化モノクロナール抗体 ……325
Honvan ホンバン→ホスフェストロール ……314
Hycamtin ハイカムチン ノギテカン·323
Hydrea ハイドレア→ヒドロキシカルバミド ……321
hydroxycarbamide ヒドロキシカルバミド ……321
Hysron H ヒスロンH200→メドロキシプロゲステロン ……311
Idamycin イダマイシン→イダルビシン ……347
idarubicin イダルビシン ……347
IFN インターフェロン ……342～345
Ifomide イホマイド→イホスファミド347
ifosfamide イホスファミド ……347
imatinib イマチニブ ……347

ＡＢＣ索引（頭が大文字は商品名、太字は薬の一般名）

aceglatone **アセグラトン** ……………348
Aclacinon アクラシノン→**アクラルビシン** ……………349
aclarubicin **アクラルビシン** ………349
actinomycin D **アクチノマイシンD** ·349
Adriacin アドリアシン→**ドキソルビシン** ……………326
Afema アフェマ→**ファドロゾール水和物** ……………319
Alkeran アルケラン→**メルファラン** ·310
amrubicin **アムルビシン** ……………348
anastrozole **アナストロゾール** ………348
Anpec アンペック→**モルヒネ** ………310
Aqupla アクプラ→**ネダプラチン** ……323
Arimidex アリミデックス→**アナストロゾール** ……………348
Aromasin アロマシン→**エキセメスタン** ……………341
asparaginase **アスパラギナーゼ** ……348
azasetron **アザセトロン**……………349
Bestatin ベスタチン→**ウベニメクス** ·341
bicalutamide **ビカルタミド** ………322
Biogamma ビオガンマ→**インターフェロンガンマ-1a** ……………343
Bleo ブレオ→**ブレオマイシン（塩酸）**·316
Bleo 油性ブレオ→**ブレオマイシン（硫酸）** ……………316
bleomycin **ブレオマイシン** ……………（塩酸）316，（硫酸）316
Briplatin ブリプラチン→**シスプラチン** ……………333
busulfan **ブスルファン** ……………318
Calsed カルセド→**アムルビシン** ……348
Campto カンプト→**イリノテカン** ……346
Canferon A キャンフェロンA→**インターフェロンアルファ-2a** ……………344
capecitabine **カペシタビン** …………338
carboplatin **カルボプラチン** …………338
carboquone **カルボコン** ……………338
carmofur **カルモフール** ……………337
Casodex カソデックス→**ビカルタミド** ……………322
CDDP **シスプラチン** ……………333
chlormadinone **クロルマジノン** ……336
CHOPの値段 ……………106，158
CHOP療法 …37，48，64，90，97，102，158
cisplatin **シスプラチン** ……………333
cladribine **クラドリビン** ……………337
CMF ……………48，52，54，97
codeine **コデイン** ……………334
Coforin コホリン→**ペントスタチン** ··314
Corson コルソン→**デキサメタゾン** …328
Cosmegen コスメゲン→**アクチノマイシンD** ……………349
CPA **シクロホスファミド** ……………334
CPT-11 **イリノテカン**（の治験コード） ……………346
CR（著効） ……………134
CSF剤 ……………308，312，319，324
cyclophosphamide **シクロホスファミド** ……………334
Cylocide キロサイド→**シタラビン** …333
Cymerin サイメリン→**ラニムスチン** ·309
cytarabine ocphosfate **シタラビンオクホスファート** ……………332
cytarabine **シタラビン** ……………333
dacarbazine **ダカルバジン** …………330
dactinomycin **ダクチノマイシン（アクチノマイシンD）** ……………349
Daunomycin ダウノマイシン→**ダウノルビシン** ……………331
daunorubicin **ダウノルビシン** ………331
Decadron デカドロン→**デキサメタゾン** ……………328

や行・ら行

へ

ほ

ま行

ひ

ふ

な行

は

ち

て

と

す

せ

さ

し

索引（五十音順、太字は薬の一般名）

著者●近藤　誠（こんどう・まこと）
1948年生まれ。73年、慶應義塾大学医学部卒業。83年より同大学医学部放射線科講師。がんの放射線治療が専門。悪性リンパ腫の治療成績の改善、乳房温存療法の導入、医療情報の公開等、先駆的な活動を続けている。

●三省堂で刊行している著者の本
『乳がん治療・あなたの選択』（90年）
『再発・転移の話をしよう』（03年）
『新・抗がん剤の副作用がわかる本』（04年）
『データで見る 抗がん剤のやめ方始め方』（04年）

新・抗がん剤の副作用がわかる本

2004年9月20日　第1刷発行
2014年4月2日　第4刷発行

著　者——近藤　誠
発行者——株式会社 三省堂
　　　　　代表者 北口克彦
発行所——株式会社 三省堂
　　　　　〒101-8371　東京都千代田区三崎町二丁目22番14号
　　　　　電話編集　(03) 3230-9411
　　　　　　　営業　(03) 3230-9412
　　　　　振替口座　00160-5-54300

落丁本・乱丁本はお取替えします〈新・抗がん剤の副作用、408頁〉ISBN978-4-385-35613-6
三省堂のホームページアドレス　http://www.sanseido.co.jp/

8　検査はどうするか

『作用』があれば『副作用』がある。本当にそれが自分の体に必要なのか？　検査は、見つけて治療して、それで治ってこそ意味がある。でも、治る再発・転移は少ない。役に立たない検査を頻繁にする意味があるのか？　人は検査のために生きているわけではない。

9　もし再発・転移したら

再発・転移は治せないのが原則。例外は少ない。しかし治せないまでも、苦痛を取り除く治療法は多々あるし、在宅で過ごせる。それがわかれば安心できるのでは？

10　長生きして楽に死のう

再発・転移しても、すぐ死ぬわけじゃない。今日元気なら、明日には死なない。体力を保って、1日1日を積み重ねて長生きすることが大切。そのためには、患者さんの側に、知識と努力が要求される。

11　がんで死ぬのは自然、治療で死ぬのは不条理

人は悲惨な終末期を迎えるために生きてきたのではないはずだ。それなのに、なぜ、病院に入ったがために、苦しい死を迎えなければならないのか？　患者さんにも家族の方にも、これだけはやってはいけませんよと注意しておきたい。

12　たかががん、されどがん

がんは老化現象。世代交代を図るために、自然界が用意した自爆装置。言いかえれば「運命」。運命とは、とことん闘ってはいけないのでは？

第2部　他のがんの再発・転移

1　再発・転移の対処法

再発・転移をつらぬく原理はどのがんでも同じ。対処法は似てくる。

2　がんの初発部位別、再発・転移のポイント

人間の体は、治療を受けることを予定して進化してきてはいない。だから治療に対して非常にもろい。寿命を縮めないベターな選択とは何か？

明るいがん治療3

「明るいがん講座」30話

放射線治療医
UASオンコロジーセンター（鹿児島市）長
植松　稔　著

第1章　明るいがん講座

【前立腺がん編】
①前立腺がんでも怖がらないで
②腫瘍マーカーPSA、よくある錯覚と誤解
③アメリカのPSA検診、役割を終える
④PSA検診の有効性に賛否両論
⑤腫瘍マーカーPSAの有効活用
⑥前立腺がんは治療しないとどうなるの？
⑦「手術」と「手術なし」生存率の差5％
⑧陽子線ならば…の錯覚
⑨手術よりも身体に優しい放射線治療
⑩放射線治療、ときには厄介な副作用も
⑪あわてないのが一番大切
⑫放射線治療後のPSA値の再上昇

【乳がん編】
⑬欧米の治療法に縛られず
⑭乳房温存は自然の摂理
⑮越えられない個人差の壁
⑯乳房全摘の恩恵？　錯覚と教訓
⑰大量療法は転移抑制に逆効果
⑱抗がん剤で微小な転移が消える？
⑲「抗がん剤で延命」は患者の一部
⑳新薬試験、被験者に優しく
㉑医療任せより生活改善

【脳転移編】
㉒がんの脳転移、決め手は上手な放射線

【食道がん編】
㉓手術せずに放射線化学療法

［広告C］

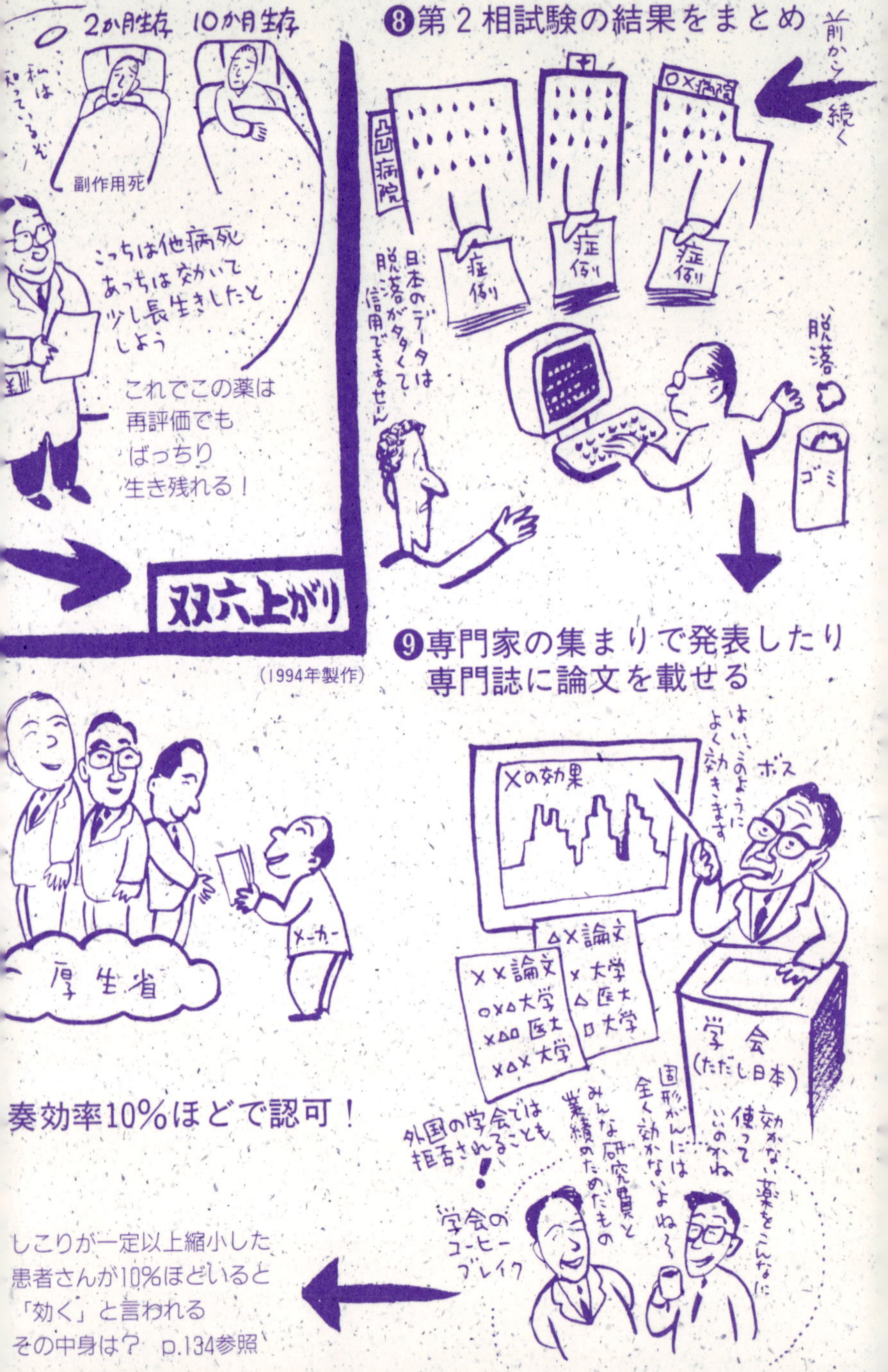
2か月生存　10か月生存
私は知っているぞ
副作用死
こっちは他病死
あっちは効いて
少し長生きしたと
しよう
これでこの薬は
再評価でも
ばっちり
生き残れる！
双六上がり
（1994年製作）
❽第2相試験の結果をまとめ
前から続く
凸凹病院
○×病院
症例
症例
症例
日本のデータは脱落が多くて信用できません
脱落
ゴミ
❾専門家の集まりで発表したり
専門誌に論文を載せる
はい、このようによく効きます
ボス
Xの効果
△X論文
X大学
△医大
□大学
XX論文
○X△大学
X△□医大
X△X大学
学会
（ただし日本）
効かない薬をこんなに使っていいのかね
固形がんには全く効かないよね〜
みんな研究費と業績のためだもの
外国の学会では拒否されることも
！
学会のコーヒーブレイク
メーカー
厚生省
奏効率10%ほどで認可！
しこりが一定以上縮小した
患者さんが10%ほどいると
「効く」と言われる
その中身は？　p.134参照